人工智能与健康服务

主　编　张秀丽　曹　毅　高文君

副主编　刘　寅　王　磊　滕树凝

清华大学出版社

北　京

内 容 简 介

本书共分为六个模块，内容涵盖人工智能基础、人工智能关键技术、人工智能在卫生健康领域的应用、智慧医疗管理、智能医疗装备、人工智能在健康产业中的发展。每个模块都配备了丰富的案例和习题，以便学生更好地理解和掌握所学知识。

本书内容结构严谨，逻辑清晰，各模块均配备了模块导学、学习目标、重点难点、典型案例、关键词汇、知识准备、任务训练、模块小结、习题与思考，旨在激发学生的学习兴趣，促进其主动探索和批判性思维能力的发展。

本书不仅适合医药卫生类院校的学生，为未来的医疗健康工作者打下坚实的人工智能基础；同时也可作为医疗从业人员继续教育和技能培训的宝贵参考资料，助力我国医疗健康事业的智能化转型与发展。

图书在版编目（CIP）数据

人工智能与健康服务 / 张秀丽, 曹毅, 高文君主编.

北京 : 清华大学出版社 , 2025. 3. -- ISBN 978-7-302
-68476-3

Ⅰ. R197.1-39

中国国家版本馆 CIP 数据核字第 2025NE3678 号

责任编辑：刘翰鹏
封面设计：常雪影
责任校对：刘　静
责任印制：宋　林

出版发行：清华大学出版社
　　　　　网　　　址：https://www.tup.com.cn，https://www.wqxuetang.com
　　　　　地　　　址：北京清华大学学研大厦A座　　　　　邮　　编：100084
　　　　　社 总 机：010-83470000　　　　　邮　　购：010-62786544
　　　　　投稿与读者服务：010-62776969，c-service@tup.tsinghua.edu.cn
　　　　　质量反馈：010-62772015，zhiliang@tup.tsinghua.edu.cn
　　　　　课件下载：https://www.tup.com.cn，010-83470410
印 装 者：三河市人民印务有限公司
经　　销：全国新华书店
开　　本：185mm×260mm　　　　　印　　张：15　　　　　字　　数：361千字
版　　次：2025年4月第1版　　　　　印　　次：2025年4月第1次印刷
定　　价：49.00元

产品编号：109145-01

本书编委会

主　编：张秀丽（天津医学高等专科学校）

　　　　曹　毅（天津市天津医院）

　　　　高文君（天津市数据发展中心）

副主编：刘　寅（南开大学）

　　　　王　磊（沧州医学高等专科学校）

　　　　滕树凝（济南护理职业学院）

主　审：王　东（清华大学）

编　委（以姓氏笔画排序）

　　　　万　振（天津市海河医院）

　　　　孙　丽（兴安职业技术学院）

　　　　孙　歆（天津市第一中心医院）

　　　　芮旭东（贵阳康养职业大学）

　　　　杜明明（天津医学高等专科学校）

　　　　李其铿（福建卫生职业技术学院）

　　　　张　源（安徽医学高等专科学校）

　　　　张淑芳（天津大学）

　　　　陈晏鹏（浪潮软件股份有限公司）

　　　　赵卫康（天津市海河医院）

　　　　郝尚永（天津医科大学肿瘤医院）

　　　　娄　悦（青海卫生职业技术学院）

　　　　贺海鹏（百度在线网络科技（北京）有限公司）

　　　　徐加庆（嘉环科技股份有限公司）

　　　　高振元（天津瀚海星云数字科技股份有限公司）

　　　　曹雅雯（天津医学高等专科学校）

　　　　常　诚（天津市医疗服务评价和指导中心）

　　　　瞿新吉（山东省青岛第二卫生学校）

党的二十大要求统筹职业教育、高等教育、继续教育协同创新，推进职普融通、产教融合、科教融汇，优化职业教育类型定位。党中央、国务院先后出台了《国家职业教育改革实施方案》(简称"职教20条")、《中国教育现代化2035》等纲领性文件，这些文件是进一步推动职业教育发展、全面提升人才培养质量的基础。

随着人工智能技术的飞速发展，大数据、云计算、物联网的应用越来越广泛，原来的知识体系需要变革，职业教育教材内容和形式需要创新，以适应职业教育转型升级的需要。人工智能技术在健康服务领域的应用日益广泛，从智能导医、智能诊断、远程医疗到健康管理、疾病预防，人工智能正逐步改变着我们的健康生活方式。围绕《新一代人工智能发展规划》及健康中国战略需求，深入实施人工智能赋能教育行动，将人工智能技术深入教育教学和管理全过程、全环节，为了培养适应健康服务领域相关岗位的高素质人才，我们编写了本书，旨在通过系统学习，使学生掌握人工智能在健康服务领域的基本原理、应用技术、应用场景及未来趋势。

1. 教材性质

本书是一本集理论性、实践性和前瞻性于一体的医工结合教材。它不仅涵盖了人工智能与健康服务的基础理论，还通过大量实际案例、应用场景、最新研究成果等，展示了人工智能技术在健康服务领域的广泛应用和未来发展。

2. 编写理念

在编写过程中，我们始终坚持以学生为中心，注重理论与实践相结合，力求通过生动有趣的案例和深入浅出的讲解，使学生能够轻松掌握所学知识。同时，我们还特别注重培养学生的创新能力、数字素养和人工智能素养，建设配套课程资源，鼓励他们在实际应用中不断探索和创新。

3. 目标受众群体

本书主要适用于医药卫生院校相关专业的学生，包括但不限于医（临床医学类）、药（药学类）、护（护理类）、技（医学技术类）、康（健康管理类）等相关专业的学生。同时，对于从事健康服务领域工作的专业人士，以及对人工智能在健康服务领域应用感兴趣的读者，本书也具有较高的参考价值。

4. 职业素养提升

在本书的编写过程中，注重将职业素养融入其中。通过选取人工智能在健康服务领域中的典型案例，强调爱国、敬业、诚信、友善等社会主义核心价值观；通过组织学生进行角色扮演活动，如模拟医生、患者、技术开发者等角色，强化保护患者隐私、确保数据安全、体现人文关怀等职业道德规范；围绕人工智能与健康服务中的职业素养，组织学生进行专题研讨，如查阅资料、小组讨论、汇报展示等，培养学生的批判性思维和团队合作精神；通过组织学生进行任务训练，培养促进医疗公平、提高医疗效率、降低医疗成本等社会责任感。

5. 配套资源

为顺应信息化教学趋势，配备完善的课程资源，制订课程标准、教学计划、授课课件、授课视频、微课、动画、案例库等，相关重要知识点均附有相应的学习资源，便于学生随时随地进行自主学习、深化理解和个性化提升。

6. 编写团队

本书由一支经验丰富的编写团队共同完成，团队成员包括来自高校、医院、大数据中心和人工智能相关科技企业的专家学者，他们不仅在人工智能和健康服务领域有着深厚的学术造诣，还具备丰富的实践经验。在本书编写中，编委团队根据各自精通领域对应各模块进行编写分工，确保专业性和深度。主编负责制定教材大纲、编写体例及整合模块内容；副主编协助主编，负责内容审核与校对，处理细节问题，确保教材符合标准。

7. 创新与特色

本书在结构、内容和形式上均有所创新。首先，在结构上，采用模块化设计、注重案例教学等，以体现教材的独特性和创新性；其次，在内容上，紧跟时代步伐，引入了最新的人工智能技术和健康服务理念，使学生能够及时了解并掌握前沿知识；最后，在形式上，我们采用了多样化的教学方法和手段，如典型案例、任务训练等，以激发学生的学习兴趣和主动性。

8. 致谢

在本书的编写过程中，我们得到了许多专家学者的指导和帮助，也得到了相关机构和企业的支持与合作。在此，我们向所有为教材编写付出辛勤努力和提供宝贵意见的同仁表示衷心的感谢！

9. 不足与展望

尽管我们在教材的编写过程中付出了大量努力，但限于编者水平，教材中难免存在一些不足之处。我们恳请广大读者在使用本书过程中提出宝贵意见和建议，以便我们不断完善和改进。同时，我们也期待未来能够与更多的专家学者和企业合作，共同推动人工智能与健康服务领域的发展和创新。

编　者

2025 年 1 月

目录

人工智能基础

模块导学

本模块旨在提供人工智能领域的基础知识，包括人工智能的基本概念、发展历程以及伦理考量。通过学习，能够理解人工智能的核心特征，了解人工智能的发展历史及当前阶段，并认识到在应用人工智能时涉及的伦理问题。

1. 学习路径建议

（1）基础概念学习：掌握人工智能的基本概念，理解其定义、核心特征。

（2）历史背景了解：通过学习人工智能的发展历程，了解其在不同阶段的研究重点、突破及里程碑事件，为深入理解当前人工智能的发展奠定基础。

（3）伦理问题思考：探讨人工智能在数据隐私、安全、偏见与歧视等方面可能带来的伦理挑战，培养批判性思维和责任感。

2. 注意事项

（1）在学习过程中，要注重理论与实践的结合，通过案例分析加深对理论知识的理解。

（2）学习时多思考、多提问，积极参与课堂讨论，培养解决问题的能力。

（3）关注人工智能领域的最新动态，保持对新技术的敏感度和好奇心。

3. 知识导图

本模块知识导图如图 1-1 所示。

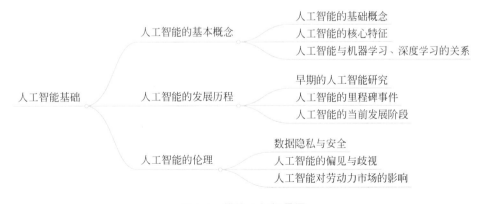

图 1-1　模块 1 知识导图

1.1 人工智能的基本概念

 学习目标

知识目标：
（1）掌握人工智能的基础概念和关键词汇；
（2）熟悉人工智能的起源与发展，明确人工智能的目标是模拟和扩展人类智能。

能力目标：
（1）能理解人工智能技术的基本原理；
（2）能讲解人工智能常用关键词的概念，了解其原理；
（3）能理解人工智能技术的发展历程和面临的挑战。

素质目标：
（1）树立科学思维，尊重事实，遵循科学规律；
（2）具有一定的创新精神，勇于尝试新技术、新方法；
（3）具备持续学习的意识，关注人工智能领域的最新动态和技术进展。

 重点难点

重点：人工智能基础概念、人工智能在医疗健康中的应用。
难点：机器学习算法、人工智能的伦理与法律问题。

音频：典
型案例 1.1

 典型案例

    智能语音助手已逐渐渗透到我们的日常生活中，包括医疗健康服务领域。这些助手能够响应用户的语音指令，完成诸如设置用药提醒、查询健康资讯、预约医生等任务。例如，一位患有慢性病的老年人可以通过智能语音助手设置每日的服药提醒，确保按时按量服药；或者，当用户感到身体不适时，可以通过语音询问智能助手相关症状的可能原因及建议的应对措施。

    针对以上案例请思考：

    （1）智能语音助手在医疗健康服务中提供了哪些便利？请列举至少三个具体应用场景。

    （2）你认为智能语音助手是如何理解和处理用户的语音指令的？这背后涉及了人工智能的哪些基本概念和技术？

⭐ 关键词汇

    人工智能 布尔代数 图灵机 数理逻辑

知识准备

1.1.1　智能机器的梦想

智能机器是人类的千年梦想，不论是国内还是国外，都流传着很多智能机器的传说。春秋时期的列御寇编写过一部《列子》，在《汤问》一章中记载了一位名叫偃师的巧匠，他制作的机械人能歌善舞，与真人无异。一天，偃师带着它拜见周穆王，却因机器人朝向周穆王的嫔妃们抛媚眼惹得周穆王大怒，将它剖开后才确信是机械人，可见其惟妙惟肖。在西方也流传着培根的铜头的故事，讲的是中世纪的一位著名哲学家罗杰·培根，他制作了一个可以预言未来的铜头，他和他的助手整夜守候，希望铜头能开口说话。然而，由于长期的劳累，他们在等待过程中睡着了，等他们睡醒的时候，铜头已经做出了预言，再也无法发声。

这些传说反映了人类对智能机器的渴望和追求。为了实现智能机器的梦想，人们制造了很多自动化的机器，例如古希腊学者阿基米德曾发明了自动提水的水车，中世纪的阿拉伯学者加扎利发明了可演奏音乐的机器人乐团（图 1-2）。在中国，有史书记载三国时魏国马钧制作了司南车，车上有一个小人，其手指的方向即为北方，是早期自动指向的工具。东汉的张衡发明的地动仪是一种自动测量地震的仪器，据《后汉书》记载，有一次地动仪测出有地震，但京师洛阳并没有震感，几日之后才有快马来报陇西发生了地震，众人才相信地动仪确实可以测量地震。

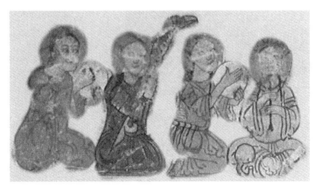

图 1-2　加扎利发明的可演奏音乐的机器人乐团

随着机械制造工艺的进步和电子电器技术的发展，人类发明了很多自动化机器，如富尔顿的蒸汽船、达盖尔的相机、福特的汽车、会打字的打印机等。这些设备虽然具有一定程度的自主性，甚至表现出一定程度的"智能"，满足了人类对智能机器的渴望。然而，这些机器是按人类设计好的流程完成特定的功能，它们可以表现得很聪明，但所有这些能力都是人赋予的，真正聪明的是设计机器的科学家和工程师，而不是机器本身。人们更希望能制造出像人那样会思考、会创造的真正的智能机器，而这正是人工智能学者们追求的目标。

1.1.2　人工智能的起源

如何能让机器像人一样聪明呢？一个直观的想法是模拟人的思维，让机器复制人的思维方式，即可实现类似人的智能。要实现这一目标，需要回答两个问题：第一，人的思维过程是什么样的？第二，如何对人的思维过程进行复制？

1. 亚里士多德和他的形式逻辑

亚里士多德第一次对人的思维过程做出了系统的研究（图1-3）。亚里士多德认识到，不是所有的说理过程都能取信于人，只有符合一定的规律的说理过程才是可信的，因此他主张认真研究什么样的思维方式是可以信赖的、可以说服人的。亚里士多德将他提出的这种新学问称为"分析学"，也就是我们熟知的逻辑学的开端。

三段论是亚里士多德逻辑学的代表性成果，也是最早被人们总结出来的思维规律。总结来说，三段论的基本结构包括三部分，如图1-4所示。

- 大前提：一个普遍的陈述或原则。
- 小前提：一个特定的陈述或实例。
- 结论：从大前提和小前提推导出的结论。

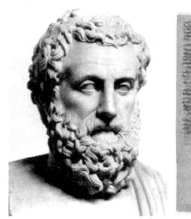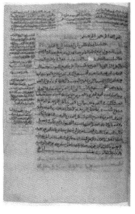

图1-3 亚里士多德与他的逻辑学著作《工具论》

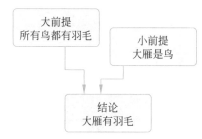

图1-4 三段论的基本结构

亚里士多德发现，如果大前提和小前提都是对的，那么结论一定是正确的。进而，如果按这个规则推理下去，不论进行了多少步，最终的结论一定是可信的。他认为，三段论是所有理性的人共同遵守的思维方式，人类之所以能够理性地思考，就是因为遵循了这样的思维过程。

值得说明的是，如果前提是错误的，按三段论进行推理得到的结论也很可能是错误的。例如大前提是"所有名称中有鱼字的都属于鱼类"，小前提是"娃娃鱼的名称里有鱼字"，依三段论可以推导出"娃娃鱼属于鱼类"，但这个结论显然是错误的。这一错误来源于"所有名称中有鱼字的都属于鱼类"这个前提本身出了问题，而不在于三段论这一思维过程。换句话说，三段论只保证思维的过程是正确的，但并不保证思维的内容是正确的。这是人类第一次将思维的内容和思维的过程进行了分离，是人类对自身思维规律的第一次系统性的总结。

亚里士多德的逻辑学成为人工智能最早的起点。首先，逻辑学总结了人的思维过程，这意味着机器只要按同样的过程进行推理，就有可能模拟人类的思维，从而制造出像人一样会思考的智能机器。其次，逻辑学对思维的内容和过程进行了区分，只要保证前提是正确的，不论推理多少步，结论都是正确的。这为机器模拟人类的思维提供了一种具体的方法：把知识教给机器，它就可以利用三段论推理出大量未知知识来，甚至构建庞大知识体系。只要教给机器的原始知识是正确的，可以保证推理出的所有结果都是正确的。这一思路成为人工智能最初的设计方案。

2. 数理逻辑的诞生

亚里士多德所开创的逻辑称为"形式逻辑"，是用自然语言来描述的，容易产生歧义。许多哲学家开始思考如何让逻辑学变得客观、严谨，最好像数学那样刚性而优美。其中，霍布斯和莱布尼茨的贡献尤为重要。

托马斯·霍布斯（图 1-5）是一位英国哲学家，他在 1651 年出版的《利维坦》一书中提出了一个观点：人类的思维可以表示为数学计算，简而言之，"推理即计算"。戈特弗里德·威廉·莱布尼茨（图 1-6）是另一位伟大的哲学家和数学家，他同样主张用数学来表达思维。莱布尼茨在 1685 年出版的《发现的艺术》中写道："如果人们发生了争执，那么很简单：来，让我们来算算，看看谁是对的。"他认为，数学运算是解决争议最客观、最公平的办法。这些哲学家都表达了将思维过程形式化为数学计算的朴素想法，但真正实现这一想法的是英国数学家乔治·布尔（图 1-7）。

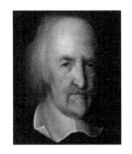 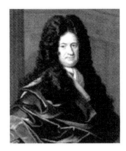 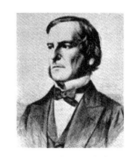

图 1-5　托马斯·霍布斯　　　图 1-6　戈特弗里德·威廉·莱布尼茨　　　图 1-7　乔治·布尔
　　　　（1588—1679）　　　　　　　　（1646—1716）　　　　　　　　　　　　（1815—1864）

乔治·布尔于 1815 年出生在英格兰的林肯市，他从小对数学和科学就抱有浓厚的兴趣。他没有接受过正式的大学教育，靠自学掌握了高等数学，并在 24 岁时发表了第一篇数学论文。这篇论文得到了数学界的关注，使他在数学领域初露头角。1847 年，布尔出版了《逻辑的数学分析》一书，对逻辑的数学化进行了探索。1854 年布尔出版《思维规律》一书，确立了用符号演算来描述思维过程的新体系，这一体系被称为布尔代数。

在这一体系中，布尔用符号表示事实，用一些运算符来表示事实之间的关系，这些符号包括现在我们熟知的"与"（×）、"或"（＋）、"非"（－）等。基于这一体系，一个推理过程可以表示成符号的演算过程。例如，用 p 表示"明天下雨"，q 表示"明天刮风"，r 表示"明天下雪"，那么推理过程"明天下雨且刮风，就会下雪"就可以表示为 $(p \times q) \rightarrow r$。

布尔代数的出现完成了思维数学化最重要的一步，它表明了人类的思维过程可以通过符号和运算规则来表达，这使逻辑推理变得精确化和系统化。布尔代数对人工智能的发展具有重要意义：正是因为有了对思维的数学表达，机器才有了模拟人类思维的可能。

在布尔创建逻辑的代数理论之后，众多科学家继承了相关研究，开创了数理逻辑这门崭新的学科。其中德国数学家和逻辑学家弗里德里希·弗雷格（图 1-8）作出的贡献尤其重要。

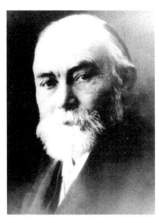

图 1-8　弗里德里希·弗雷格
（1848—1925）

弗雷格认为逻辑学更为基础，数学应建立在无可争议的逻辑语言之上。为此，他在 1879 年出版了《概念文字》一书确定了今天数理逻辑中的主要元素。弗雷格是数理逻辑史上承上启下的人物，虽然他生前并未被太多人所知，但很多哲学家和数学家受其影响，而他的重要性在他去世后被后人所铭记。

在弗雷格之后，许多数学家继续推动数理逻辑的发展。其中，怀特黑德（图 1-9）和罗素（图 1-10）进一步完善了数理逻辑的理论基础。他们在 1910—1913 年共同出版的《数学原理》是数理逻辑的经典之作。在这部著作中，怀特黑德和罗素进一步讨论了数学的逻辑基础，希望将所有数学真理表述为逻辑演算。另一位数学家希尔伯特（图 1-11）也为数理逻辑的发展作出了重要贡献，他提出的数学公理化思想以及数学系统的一致性问题都启发了后续研究。此外，奥地利裔美国数学家库尔特·哥德尔（图 1-12）于 1931 提出了不完备定理，指出了逻辑系统的缺陷，进一步加深了人类对逻辑系统的理解。经过这些数学家和哲学家的努力，20 世纪初，数理逻辑完成了奠基，也意味着霍布斯和莱布尼茨"思维计算化"的思想终于发展成了完善的理论。

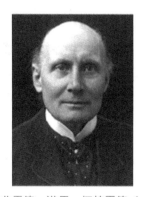

图 1-9　阿尔弗雷德·诺思·怀特黑德（1861—1947）

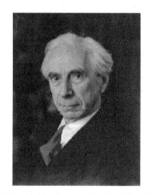

图 1-10　伯特兰·罗素（1872—1970）

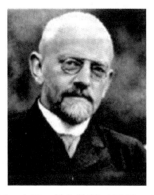

图 1-11　大卫·希尔伯特（1862—1943）

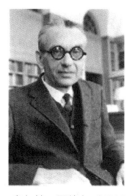

图 1-12　库尔特·哥德尔（1906—1978）

3. 计算机的诞生

数理逻辑的确立为"机器如何复制人类思维"给出了明确的答案：因为人类的思维可以用数学演算来表示，如果机器可以做这种演算，就可以复制人类的思维过程，也就可以制造出像人一样聪明的智能机器了。因此，设计制造一个拥有强大计算能力的计算机器，就成了人工智能走上历史舞台的最后一个台阶。

用机器来帮助算术可以追溯到很久以前，例如中国的算盘，可能是最早的计算机，只不过自动化程度不高，只能算是辅助性的计算工具。真正的自动化计算机是法国数学家布莱兹·帕斯卡在 1642 年发明的帕斯卡计算器（Pascaline），这是世界上第一个机械计算器。如图 1-13 所示，它利用齿轮和杠杆来进行加法和减法操作，极大地提高了计算效率。

19 世纪 20 年代，英国数学家查尔斯·巴贝奇设计了差分机（difference engine），如图 1-14 所示。差分机旨在自动计算多项式函数的值，并用这种方法来近似任意函数。

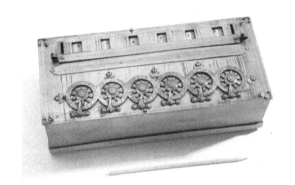

图 1-13　帕斯卡计算器

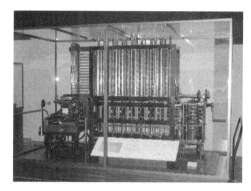

图 1-14　差分机

不论是帕斯卡计算器还是巴贝奇的差分机，都是针对特定任务设计的，不具有通用性，换一个任务还需要重新设计。另外，这些机械装置的设计也非常复杂，制造起来十分困难。那么，能不能设计一个既简单又通用的机器，可以完成所有计算任务呢？这一想法看起来有些不可思议，但英国数学家艾伦·图灵在 1936 年证明，这种机器是存在的，也就是今天我们熟知的"图灵机"模型。

图灵机模型包含一条无限长的纸带，上面可以记录符号（如 0 和 1）、一个可以在纸带上读写符号的装置、一个按设定流程来进行读写或位移操作的读写头。图灵机描述了一种计算过程，它所能完成的计算组成了一个庞大的可计算函数集合。图灵和其他研究者，包括图灵的导师，美国数学家阿隆左·邱奇相继证明，很多看似很复杂的计算过程都可以由图灵机来实现。到目前为止，人们倾向于认为任何可有效计算的函数都可以由图灵机来计算，这一结论称为"邱奇·图灵论题"。

图灵机的出现具有重要意义。一方面，它告诉人们，图灵机是一种通用的计算机器，只要把图灵机实现了，就可以完成任何计算任务，因此不必再费心去设计其他计算机器。另一方面，因为图灵机可以计算任意可计算函数，那它同样可以计算逻辑过程，这相当于为数理逻辑找到了一个强大的计算工具，人工智能的曙光已经出现在地平线上。

1946 年，ENIAC（electronic numerical integrator and computer）作为第一台通用电子数字计算机诞生，如图 1-15 所示。这一巨型机器占地 167m²，重 30t，耗电 150kW。尽管

体积庞大，功耗高，还不停出现故障，但它的出现却具有历史意义，标志着计算机时代的到来，也为人工智能的诞生铺平了道路。

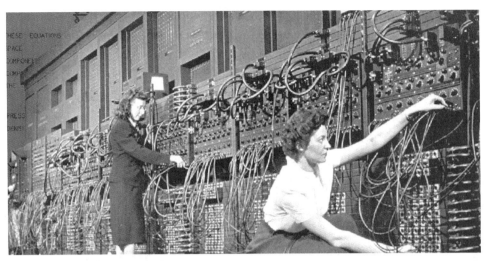

图 1-15　ENIAC

1.1.3　什么是人工智能

人工智能从开始的那一天起就是要模拟人类的思维，采用的方法是数学计算，工具是计算机。这是人工智能所选择的一条特殊之路，也是一条坎坷之路。人们在很长一段时间里并不知道如何用数学来表达思维规律，也找不到实际的计算工具，甚至直到今天人们也不清楚一些智能过程是否可以用计算来模拟，如果可能该如何模拟，如通过想象和直觉。尽管路途很迷茫，总有一些科学家坚信人类思维的规律性，坚信这些规律可以由机器复现，从而获得类似人的智能。幸运的是，人们今天发现这条路是对的，给机器一个聪明的"头脑"比设计功能强大的机器更重要。

实现人工智能一般有两种方案：一种是让机器模拟人类的智能行为，另一种是让机器模拟人类大脑的工作机理，两者都有研究。目前，模拟智能行为是研究界的主流，因此定义"人工智能（artificial intelligence，AI）是用计算机模拟人类智能行为的科学"，如图 1-16 所示。这里的"智能行为"是人们可以观察到的智能的表现，包括感知、动作、推理、学习、规划、决策、想象、创造、情感等。

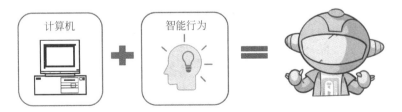

图 1-16　人工智能是用计算机模拟人类智能行为的科学

这个定义可以帮助人们厘清很多似是而非的问题。例如，一台会自动调温的冰箱是人工智能的吗？应该不是，因为它的功能很简单，还达不到需要人类那种高级思维能力的地步，也不需要用计算来完成。一台计算器呢？从功能看是人工智能的，因为数学计算确实是人类重要的智能，而且也确实是用计算的方式实现的。当然它的模拟过程和人类大脑里的实际处理过程相差甚远，很难作为典型的人工智能实例。这也说明一些智能活动对人来说比较困难，对机器来说反而很简单，类似的还有记忆能力、运动能力等。

当人工智能还处在发展初期时，研究者更多关注比较基础的智能，例如我们前面提到的识别人脸、识别声音、让机器开口说话等。随着技术的进步，人工智能更加关注高级智能，如推理、创造、决策等，例如目前以 ChatGPT、DeepSeek 为代表的大模型技术。人工智能越发展，用计算模拟人类思维的学科特点越明显。

1.2　人工智能的发展历程

 学习目标

知识目标：
（1）熟悉人工智能学科从基础研究到交叉融合的演化过程；
（2）了解人工智能从符号方法、专家系统、机器学习到深度学习的发展路径；
（3）了解计算机诞生的历史背景。

能力目标：
（1）能分析人工智能技术发展的社会、文化和技术影响；
（2）能把握人工智能技术的发展趋势，并预测其对未来的潜在影响。

素质目标：
（1）具备持续学习的能力，为未来的新知识、新技能做好准备；
（2）树立科学的探索精神和对技术进步的尊重。

 重点难点

重点：人工智能学科演化过程、计算机诞生的历史背景。
难点：人工智能技术影响、人工智能技术趋势、科学的探索精神。

典型案例

IBM Watson，作为人工智能领域的佼佼者，其发展历程与医疗健康服务紧密相连。从最初的问答系统到如今的医疗助手，Watson 经历了从基础到专业的转变。它通过学习海量医学文献，能够辅助医生进行疾病诊断、制定治疗方案，甚至参与医学研究。Watson 的进步，不仅展现了人工智能技术的飞速发展，也揭示了其在医疗健康领域的巨大潜力。

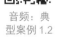
音频：典型案例 1.2

针对以上案例请思考：
（1）IBM Watson 是如何从最初的问答系统逐步发展成为医疗健康领域的重要助手的？

（2）结合 IBM Watson 的发展历程，你认为未来人工智能在医疗健康领域还有哪些可能的发展方向？

关键词汇

人工智能　神经网络　大模型　算法　机器学习　集成电路　图像识别　自然语言处理　生成式人工智能　通用人工智能

知识准备

1.2.1　人工智能的诞生

1. 图灵的贡献

计算机出现以后，科学家震惊于它强大的计算能力，希望让机器做更多事情，其中最为敏感的可能是逻辑学家。这是因为逻辑学从诞生那一天起就是为了刻画人的思维过程，而数理逻辑的根本目的也是为了用计算的方式来刻画思维。因此，当强大的计算机器出现以后，他们马上想到用计算机来模拟人的思维过程。于是，身兼逻辑学家和计算机学家的图灵很自然地开始思考关于智能机器的可能性。

1948 年，图灵发表了一篇题为《智能机器》的报告，提出了用机器实现智能的可能性，并探讨了若干实现方法。这篇报告成为人工智能登上历史舞台的号角。

图灵在他的报告中提出，机器可以像小孩子一样通过不断学习和训练来提高自己的能力。通过给机器设定任务，并在其完成任务时给予奖励或惩罚，机器能够逐渐学习如何更好地完成这些任务。

图灵强调了模仿人的大脑进行学习的重要性，他还设计了一种可学习的人工神经网络模型，探讨了这种模型的学习方法。图灵甚至还提出了模拟生物进化的思想，这为后来的演化算法奠定了基础。可以说，我们今天看到的绝大多数人工智能方法，都能在这篇报告中找到思想源头。

1950 年，图灵发表了《计算机器与智能》一文。在这篇文章中，图灵提出了后来被称为"图灵测试"的假想实验。图灵测试的核心思想是，如果一台机器能够与人类进行对话，并让人类无法辨别其身份，那么这台机器就可以被认为具有智能。图灵测试通过这种思想实验的方式定义了智能，让研究者摆脱了"智能"概念上的争执，设定了人工智能研究者努力的方向。尽管图灵测试在今天仍有争议，但它为人工智能研究提供了一个明确的目标和评判标准。

图灵测试的具体操作是：把人和计算机分别安排在不透明的房间里，由一个人类测试员通过键盘分别与人和计算机进行自然语言对话。5min 以后，如果机器可以让超过 30% 的测试者误以为它是人，则认为该机器拥有了智能。这种方法强调了智能的行为表现，而不是智能的内在机制，为人工智能研究提供了一种实用的评判标准。

图灵的工作对人工智能的诞生具有重要意义：他发明了图灵机，为计算机的诞生打下了基础，也为人工智能的诞生准备好了计算工具；他提出了机器智能实现的若干方案，这是人工智能的第一笔精神财富；他提出的图灵测试为人工智能的发展指明了方向，让研究

微课 - 图灵测试：机器能思考吗？

者不再争论"智能"的定义，把精力集中到人工智能技术本身。可以说，图灵以一己之力为人工智能奠定了现实基础和思想基础，绘制了发展蓝图，是人工智能当之无愧的开拓者和奠基人。

2012 年，在图灵百年诞辰之际，人们自发为这位伟人祭奠，《自然》杂志盛赞他是有史以来最具科学思想的人物之一。2022 年，图灵的头像被印在 50 英镑纸币上，以寄托世人对他的怀念，如图 1-17 所示。

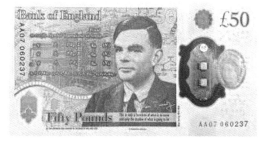

图 1-17　50 英镑纸币上的图灵头像

为了纪念这位伟人，美国计算机协会（ACM）于 1966 年设立了图灵奖，这个奖项被誉为计算机界的诺贝尔奖，颁发给在计算机领域作出杰出贡献的学者。自 1966 年到现在，共有 70 多位科学家获得了图灵奖，获奖领域包括编译原理、程序设计语言、计算复杂性理论、人工智能等。图灵奖的设立不仅是对图灵个人贡献的纪念，也激励了无数计算机科学家和工程师不断追求卓越，推动了计算机科学和技术的不断进步。2000 年，清华大学教授姚期智因在计算理论、密码学等方面的基础性贡献获得图灵奖，如图 1-18 所示。这是目前唯一获此殊荣的中国科学家。

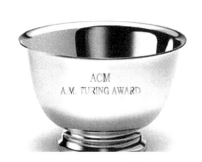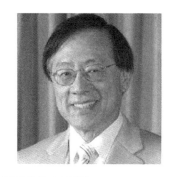

图 1-18　图灵奖和 2000 年图灵奖得主姚期智

2. 达特茅斯会议

图灵开创了"机器智能"的新思路，揭开了人工智能的历史序幕。可惜的是，图灵在 1954 年就去世了，还没来得及把实现智能机器的方案整理出来。然而，他天才的思想激励了一大批年轻的学者勇往直前，最终开创了人工智能的伟业，而达特茅斯会议就是这次革命的起点。

在达特茅斯会议之前，很多科学家已经在尝试用计算机来模拟人类智能，并在一些领域取得了初步成果，典型的包括克劳德·香农的对弈算法、赫伯特·西蒙和艾伦·纽厄尔的定理证明系统、马文·明斯基的 SNARC 神经网络学习机。这些前期工作展示了计算机在模拟人类智能方面的潜力，极大鼓舞了当时的研究者，特别是年轻的科学家，让人们看到了新科学的曙光。

1955 年，约翰·麦卡锡（图 1-19）联合克劳德·香农、马文·明斯基和纳撒尼尔·罗切斯特向洛克菲勒基金会提出申请，计划举办一次关于智能机器的讨论会。当时，麦卡锡是普林斯顿大学的数学博士，克劳德·香农是贝尔实验室的数学家，马文·明斯基是哈佛大学的数学与神经学初级研究员，纳撒尼尔·罗切斯特是 IBM 信息研究经理。他们的背景各异，但都对利用计算机实现智能抱有浓厚的兴趣。

申请中提到的讨论主题是多样的，包括"如何对计算机进行编程""如何让计算机理解和使用语言""如何用神经网络来表达概念""如何定义计算效率和复杂性""如何实现随机性和创造性"等。可以看到一些主题今天看来和人工智能并没有直接关系，但因为当时计算机刚刚出现，人工智能的研究者们不得不首先完成众多基础性的工作。

幸运的是，麦卡锡等人的申请获得了批准。会议从 1956 年 6 月 18 日开始，在美国新罕布什尔州的达特茅斯学院（图 1-20）举行，史称达特茅斯会议。

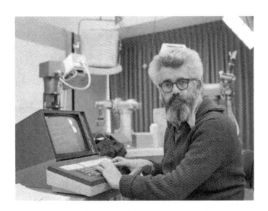

图 1-19　约翰·麦卡锡（1927—2011）

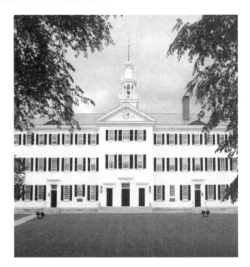

图 1-20　美国新罕布什尔州达特茅斯学院旧址

会议在达特茅斯学院数学系一座教学楼里进行，有时候会有人主讲报告成果，更多时候是自由讨论。会议氛围是宽松而自由的，前后持续了两个月之久，约有 47 人参加，包括赫伯特·西蒙、艾伦·纽厄尔、阿瑟·塞缪尔、雷·所罗门诺夫、约翰·纳什等（图 1-21）。这些人在接下来的几十年里成为人工智能领域的领军人物，推动了人工智能的

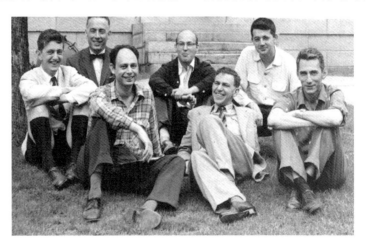

图 1-21　达特茅斯会议的部分参会者
（左数：塞费里奇、罗切斯特、纽厄尔、明斯基、西蒙、麦卡锡、香农）

不断发展。赫伯特·西蒙和艾伦·纽厄尔是卡内基 - 梅隆大学的教授，他们开发的"逻辑理论家"系统是人工智能研究的重要里程碑。阿瑟·塞缪尔是 IBM 的科学家，他开发了早期的机器学习算法，用于计算机下棋。雷·所罗门诺夫提出了贝叶斯推理的方法，为处理不确定性问题提供了理论基础。约翰·纳什是普林斯顿大学的数学家，以其在博弈论方面的贡献而闻名。在这次会议上，由麦卡锡提议的 artificial intelligence 被确定为新科学的名字，人工智能从此走上了历史舞台。

1.2.2 人工智能简史

历史的发展总是曲折的，同时也是螺旋式前进的，人工智能的发展也是如此。我们可以将人工智能的发展分为如下几个阶段。

1. 黄金十年（1956—1974）

达特茅斯会议后的十年被称为黄金十年，是人工智能的第一次高潮。当时很多人持有乐观情绪，例如赫伯特·西蒙（图 1-22）曾预言："二十年内，机器人将完成人能做到的一切工作。"马文·明斯基（图 1-23）也表示："在三到八年的时间里我们将得到一台具有人类平均智能的机器。"

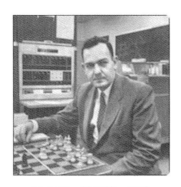

图 1-22 赫伯特·西蒙

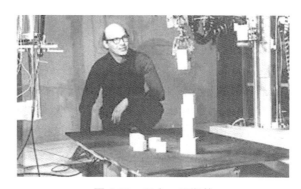

图 1-23 马文·明斯基

这一时期的研究主要采用符号方法。这一方法的基本原则是基于通用知识（如数学定理、游戏规则等）的推理，将知识表示成符号，将推理过程表示为符号演算。这一时期的代表性成果包括定理证明、基于模板的对话机器人 ELIZA 和感知器模型等。

在定理证明方面，自西蒙和纽厄尔提出"逻辑理论家"定理证明程序之后，美籍华人科学家王浩于 1959 年提出了更高效算法，能够在 9min 内证明《数学原理》中的所有定理。1965 年，罗宾逊提出了归结法，进一步拓展了定理证明的适用领域。定理证明成为人工智能研究者的第一个重要成果。

约瑟夫·维森鲍姆在 1966 年开发了一个名为 ELIZA 的对话机器人（图 1-24），这个机器人可以模仿心理学家的对话方式与人交流。尽管 ELIZA 背后

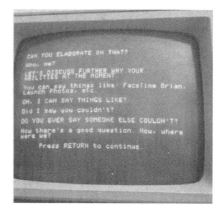

图 1-24 ELIZA 对话机器人

的原理只是一些简单的问答模板，但它给出的答案还是非常吸引人的。

弗兰克·罗森布拉特设计的感知器模型（perceptron）（图1-25）也是这一时期的重要成果。感知器是一种单层神经网络，可以通过学习神经元之间的连接权重实现简单的图像识别任务。罗森布拉特的感知机模型在当时引起了广泛关注，人们乐观地认为，通过类似的学习，许多问题都可以得到解决。

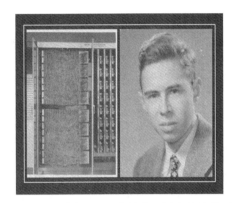 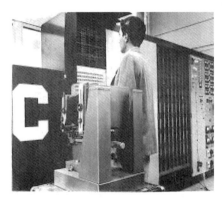

图 1-25　弗兰克·罗森布拉特（1928—1971）和 Mark I 感知机

2. 第一次低谷（1974—1980）

到了 20 世纪 70 年代，人们发现对人工智能的预期过于乐观，很多预期中的结果并没有实现，导致失望情绪开始蔓延，人工智能走入低谷。首先是加拿大计算机学家史蒂芬·亚瑟·库克（图1-26）和美国计算机学家理查德·曼宁·卡普（图1-27）对计算复杂性进行了大量研究，揭示了人工智能中的很多实际问题难以在合理的时间内找到确切的解答。换句话说，除了特别简单的情况，大部分问题在合理时间内无法完成计算。这让人们对人工智能的实用性产生了怀疑。

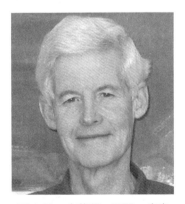 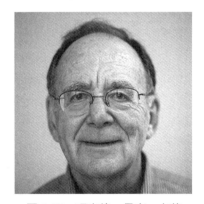

图 1-26　史蒂芬·亚瑟·库克　　　　　图 1-27　理查德·曼宁·卡普

另外，被人们寄予厚望的感知器模型受到质疑。1974 年，马文·明斯基（Marvin Minsky）和西摩·帕普特（Seymour Papert）在《感知器》一书（图1-28）中揭示了感知器模型的缺陷，发现感知器理论上只能解决线性可分问题，而现实中的大部分问题是线性不可分的。这进一步打击了人们对人工智能的信心。

3. 短暂回暖（1980—1987）

20 世纪 80 年代初，人们渐渐意识到通用人工智能过于遥远，人工智能首先应该关注受限任务。受此思潮影响，以专家系统为代表的基于经验知识的人工智能走上历史舞台，人工智能进入知识工程时代。1965 年，美国计算机学家爱德华·阿尔伯特·费根鲍姆（图 1-29）和遗传学家约书亚·莱德伯格合作，开发出了世界上第一个专家系统程序 DENDRAL。DENDRAL 中保存着化学家的知识和质谱仪的知识，可以根据给定的有机化合物的分子式和质谱图，从几千种可能的分子结构中挑选出一个正确的分子结构。

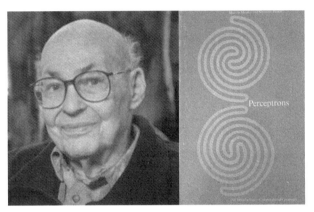
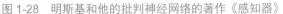
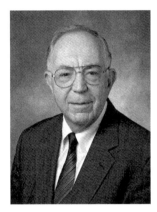

图 1-28　明斯基和他的批判神经网络的著作《感知器》　　　图 1-29　爱德华·阿尔伯特·费根鲍姆

4. 第二次低谷（1987—1993）

尽管专家系统在 20 世纪 80 年代获得了巨大成功，但也存在一些局限。专家系统的维护相当困难，新知识难以加入，老知识互相冲突。例如，由匹兹堡大学设计的疾病诊断系统 CADUCEUS，仅建立知识库就花了近十年。对人工智能的投资再次削减，人工智能又一次进入低谷。

日本第五代计算机计划的失败也是人工智能再次进入低谷的原因。1978 年，日本通产省委托时任东京大学计算机中心主任的元冈达研究下一代计算机系统。1981 年，元冈达提交报告，提出构建第五代计算机的雄伟计划。与前四代计算机（电子管、晶体管、集成电路、大规模集成电路）相比，第五代计算机的核心是智能。受日本的影响，欧美各国也相继推出了智能计算机的庞大计划。然而，轰轰烈烈的第五代计算机最终没有带来预期的产出，再次打击了人们的信心，人工智能再次进入低谷。

这一时期，科学家们进一步反思传统人工智能中的符号逻辑方法。代表人物是罗德尼·布鲁克斯（Rodney Brooks）（图 1-30），他曾写过一篇文章《大象不下棋》，认为实现感知、移动、交互等基础能力是更现实、更迫切的事，而这些任务与符号逻辑并没有必然联系，就如同大象不会下棋也生活得很好。这一思潮后来被称为"行为主义"，代表工作是大量仿生昆虫。

5. 务实与复苏（1993—2010）

经过 20 世纪 80 年代末和 90 年代初的反思，一大批脚踏实地的研究者开始认真研究特定领域内特定问题的解决方法，在语音识别、图像识别、自然语言处理等领域取得了一

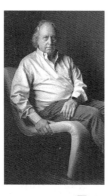
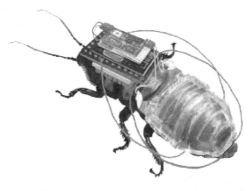

图 1-30　罗德尼·布鲁克斯和仿生昆虫

系列突破。这一时期，研究者越来越意识到数据的重要性和统计模型的价值，机器学习成为人工智能的主流方法。

1997 年，IBM 深蓝战胜了国际象棋世界冠军卡斯帕罗夫（图 1-31）。2011 年，IBM Watson 在《危险边缘》游戏中战胜人类选手（图 1-32），这些事件标志着人工智能的复苏。

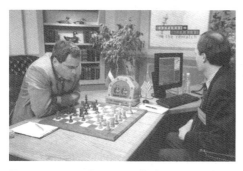

图 1-31　1997 年 IBM 深蓝战胜国际象棋世界冠军卡斯帕罗夫

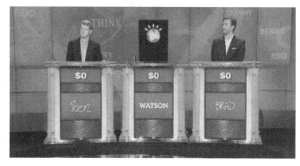

图 1-32　2011 年 IBM Watson 在《危险边缘》游戏中战胜人类选手

6. 深度学习时代（2011 年至今）

2011 年以后，得益于大数据的积累和计算能力的增长，以深度神经网络为代表的机器学习方法取得了极大成功，开启了以大数据学习为基本特征的人工智能新时代。2012 年，杰弗里·辛顿团队使用深度神经网络模型在 ImageNet 大规模图像识别任务上取得重大突破，将错误率一举降低了 10%。

2016 年，DeepMind 的 AlphaGo 在围棋对弈中取得辉煌战绩，进一步激发起人们对人工智能的关注。2017 年，AlphaGo 以 3：0 战胜柯洁（图 1-33），并被中国围棋协会授予职业围棋九段称号。

2022 年年底，OpenAI 发布 ChatGPT，将人工智能推进到大模型时代。通过学习大量人类知识，ChatGPT 拥有了对语言的理解能力，打开了通往通用人工智能的大门。今天，人工智能不仅可以与人流畅对话，还可以帮助人们设计方案、提供创新思路、理解图片内容、生成逼真的图像和视频。这些模型通过生成文字、图片和视频来解决人工智能任务，因此也称为"生成式人工智能"。2024 年，DeepSeek 公司在短时间内推出 V3、R1 等强大的大语言模型，以高效、经济、开源为特色，上线 7 天注册用户量即破亿，成为继 Chat

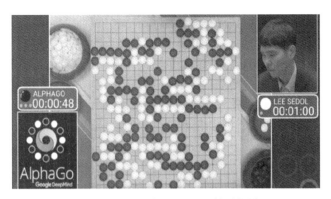

图 1-33　2017 年 AlphaGo 战胜柯洁

GPT 后又一个人工智能神话。更让人激动的是，人工智能已经渗透到物理、材料、化学、医学、天文学、地质学、生物学等各个领域，释放出了让人震惊的生产力。今天的人工智能已经不仅是一门技术，而是成为一个辅助人们进行探索自然、改造自然的基础工具。

1.2.3　人工智能的未来

从目前趋势看，人工智能必然会越来越强大，并对社会进程产生持续、深远的影响。总结起来，在可以预期的将来，人工智能将向两个方向发展：一是通用人工智能，二是与基础学科的交叉融合。

1. 通用人工智能

通用人工智能（artificial general intelligence，AGI）是指在广域任务上达到或超过人的智能。通用人工智能有时也叫"强人工智能"（注意，有些科学家把强人工智能定义为具有类似人的情感和意识的人工智能）。与通用人工智能对应的是窄人工智能（narrow artificial intelligence），即面对特定任务的人工智能。研究者对 AGI 的兴趣早在人工智能诞生之初就开始了，并认为可能很快实现。例如符号学派的代表人物，诺贝尔奖得主赫伯特·西蒙在 1965 年就说过："20 年内，机器可以做到人能做到的任何事。"另一位人工智能的创立者，马文·明斯基也曾说过："在一代人的时间里，构造人工智能这件事将基本解决。"1968 年，他还参与指导了一部科幻电影，名字叫《2001：太空漫游》（图 1-34）。电影设定的时间是 2001 年，其中有一个具有全方位智能的 HAL9000 系统，可以与人用语言自由交流，帮助人进行决策，甚至可以感知人的情绪。显然，这些人工智能的开创者过于乐观了，2001 年到来的时候，语音识别、人脸识别这些基础智能还远未达到预期，更别说交流和决策。事实上，直到 2019 年，人们还很难相信通用人工智能真的会到来。

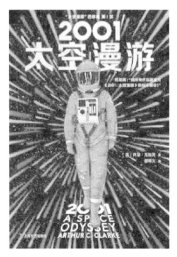

图 1-34　电影《2001：太空漫游》宣传图

以 GPT 为代表的大语言模型的出现改变了很多人的认知，特别是 ChatGPT 出现以后，人们看到了通用人工智能的曙光。第一，ChatGPT 确实可以完成多种任务，如问答聊天、文档分类、翻译、写作，而这些在以前是需要单独训练模型的。第二，ChatGPT 的任务可以由用户用自然语言定义，说明机器可以理解人的任务描述并作出合理的应对，这也说明机器具有了基础智能，而这些智能和人脑一样，是一种完成各种任务的通用能力。第三，ChatGPT 和后续的各种大模型已经具备了一定的推理能力，而且这种能力一直在增强。这种推理能力对于通用智能非常重要，因为这种能力可以脱离知识之外，是一种通用能力。第四，目前 ChatGPT 已经可以和人们自由对话，话题没有限制。这事实上已经具有了某种通用智能。

大语言模型可以在多大程度上实现 AGI 目前还很难判断。不过可以预期的是，随着大模型的能力越来越强，它可以解决的问题也会越来越多。未来人工智能解决越来越多的问题是大势所趋。

2. 人工智能与其他学科融合

人工智能发展的另一个方向是和其他学科进行学科融合。传统学科经过长时间积累，在实际应用过程中也积累了大量数据。这些数据数量庞大，结构上也非常复杂。以天文学为例，为了观察更遥远的星光，人们设计了各种望远镜，在不同光波频道上观测天空，有的还设计了大型望远镜组。这些望远镜每天接收到大量信息，已经超出了人所能处理的极限。机器处理数据的速度比人快很多，可以注意到数据中容易忽略的细节，可以基于不同望远镜得到的信息进行图像增强和图像去噪（图 1-35），放大微弱信息，可以对某一块天区进行长期跟踪监控，甚至可以对不同天文台历史上的观测结果进行综合分析，从中发现新的天文事件和天文规律。如果没有人工智能，这种分析几乎是不可能的。

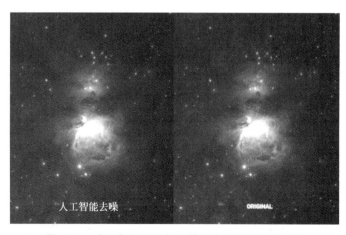

图 1-35　人工智能用于望远镜图像增强和图像去噪

类似的情况在生物学、医学、物理学、化学、材料等各个领域都存在。人工智能进入这些领域后，通过快速学习积累的数据，成为各个领域的专家级人工智能，帮助各个学科的研究者分析问题，提出建议，甚至直接代替领域专家完成工作。例如，AlphaFold 可以帮助分子生物学家预测蛋白质分子结构。随着人工智能的进一步发展，人工智能还有可能直接发现各个学科的新知识、新规律。这种趋势在数学领域已经开始显现：人工智能可以帮助数学家提出猜想，供数学家来证明，还可以证明或证伪猜想，从而获得新的数学结论。如果人工智能能够在更广阔领域里发现新知识，那将会对人类社会的发展产生巨大推动。

微课：人工智能诞生与发展

1.3　人工智能的伦理

 学习目标

知识目标：

（1）熟悉人工智能在信息伪造、泄露、垃圾信息、社会公平和法律责任等方面可能引发的问题；

（2）了解关于人工智能伦理争议，包括对人类安全的威胁和如何在实际中控制人工智能武器的开发和使用。

能力目标：

（1）能够在面对技术决策时，识别潜在的伦理问题并进行分析；

（2）能够参与到人工智能伦理的讨论中，为制定合理的政策和解决方案提出意见。

素质目标：

（1）培养对人工智能可能带来的伦理和社会问题的敏感性和责任感；

（2）具备一定的人工智能素养、创新性思维、批判性思维和终身学习的观念；

（3）具有数据安全意识、隐私保护意识和服务意识。

 重点难点

重点：人工智能的伦理风险、人工智能的安全威胁。

难点：伦理问题的识别与分析、伦理讨论与政策制定。

 典型案例

音频：典型案例 1.3

　　某医院引入了一款人工智能辅助诊断系统，该系统能够基于患者的医学影像数据，快速给出疾病诊断建议。然而，在一次实际应用中，系统对一位患者的诊断结果与资深医生的判断产生了分歧。人工智能系统建议进行进一步检查，而医生根据经验和患者情况认为无须额外检查。这一分歧引发了关于人工智能辅助诊断系统权威性与患者自主权的伦理讨论。

　　针对以上案例请思考：

（1）在这个案例中，当人工智能辅助诊断系统与医生判断不一致时，应如何平衡人工智能的决策与患者的自主权？

（2）面对人工智能在医疗健康领域的广泛应用，我们应如何建立有效的伦理监管机制，以确保技术的健康发展并保护患者权益？

关键词汇

　　批判性思维　算法　算力　人工智能伦理

知识准备

人工智能的快速发展带来了生产力的进步，必将极大改善我们的生活，同时也会引发一系列风险。这些风险有些是近期的，有些是远期的，不论哪种，都需要我们认真对待。

1.3.1 人工智能的风险

1. 信息伪造

近年来，生成式人工智能快速进步，可以生成以假乱真的图片、音视频，带来信息伪造的风险。例如，一种称为 DeepFake 的技术可以用来对图片和视频换脸，将图片或视频中的人脸替换成别人的脸，但不改变背景、衣着等（图 1-36）。虚假媒体资料可能被用于诈骗勒索等非法用途，公众人物的伪造视频还可能引发社会不安。

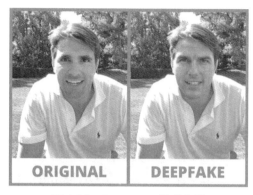

图 1-36　DeepFake 技术换脸

2. 信息泄露

人工智能的大范围使用容易造成个人信息泄露。例如，人脸识别系统的大量使用引发公众对人脸信息泄露的担心，如果有人用伪造的人脸照片或视频攻击人脸识别系统，可能会造成财产损失。基于这样的担心，一些地区已经禁止人脸识别技术的应用，如美国圣弗朗西斯科。近年来，以 GPT 为代表的大语言模型取得巨大进展。这些模型通过学习大量人类文本数据，能够与人流畅交流，回答问题，并完成复杂的任务。然而，大语言模型有可能被诱导泄露隐私数据。例如，有研究者以 200 美元的查询成本从某大语言模型的对话中恢复了一万多个训练数据集样本。研究者粗略估计，通过更多的查询可以提取超过 10 倍的（训练）数据。

3. 信息垃圾

目前，人工智能正在生成大量似是而非的垃圾信息。例如，询问大语言模型："清华大学的校歌是什么？"它可能自己编写一首校歌，或将一些错误的句子杂糅在正确的答案中，让人难辨真假。更严重的是，一些作者正在大量使用大语言模型编写书籍、撰写论文，如果不对生成的内容做仔细校对，我们的知识源将很快被这些垃圾信息所污染。

4. 信息茧房

信息茧房是一个形象的说法，用来描述人们的信息领域会被自己的兴趣所引导，从而将自己的生活局限于像蚕茧一般的狭小空间中。简单来说，就是我们只关注自己喜欢的、认同的信息，而对其他不同的信息视而不见。信息茧房就像一个透明的泡泡，把我们包裹在里面，让我们只能看到泡泡里面的世界，而不知道外面还有更广阔的天地。

信息茧房的危害不容小觑。首先，它会让我们的视野变得狭窄，只看到自己感兴趣的那一小部分世界，而忽略了其他丰富多彩的领域。其次，长期处于信息茧房中，我们会不断强化自己已有的观点，而很少接触不同的观点和思考方式。这会导致我们的思维变得固化，缺乏创新和批判性思维。最后，信息茧房还可能导致社会分裂。当不同的人群都沉浸在自己的信息茧房中，彼此之间的交流和理解就会减少，容易产生误解和冲突。

5. 社会公平

数据是人工智能学习的基础，人工智能系统通过分析大量历史数据来进行决策。然而，如果数据存在偏差，人工智能就可能做出歧视性的判断。例如，亚马逊在 2014 年左右开始开发一个人工智能招聘工具，希望通过自动化简历筛选来提高招聘效率。然而，该系统在处理简历时表现出性别偏见，尤其是在筛选女性简历时表现不佳。分析后得到的原因是训练人工智能工具所用的数据中包含系统性偏差，主要来自男性主导的技术职位（如软件开发工程师），这导致人工智能系统认为男性更符合这些职位，从而倾向于给予男性候选人更高的评价，甚至降低了女性简历的评分。发现偏见后，亚马逊尝试纠正这些问题，但未能有效解决。最终，该项目在 2018 年被取消。

6. 法律责任

人工智能的应用也带来一些法律问题。例如，自动驾驶汽车已经在很多国家和城市上路。然而，如果这些自动驾驶汽车出了事故，应该由谁来承担责任呢？到目前为止，还没有一个清楚的定论。除了自动驾驶，很多人工智能系统面临同样的责任问题。例如医生的人工智能手术工具，随着智能化越来越高，医生的可控性也会有所降低，责任判断也越来越困难。例如，在手术过程中如果人工智能工具错误地辨认了病灶位置，导致错误切除了患者的正常器官，谁应为此承担责任？

另外，生成式人工智能的作品版权问题，目前也没有明确归属。一个例子是游戏设计师 Jason Allen 使用人工智能绘图工具 Midjourney 创作了一幅名为《太空歌剧院》的艺术画（图 1-37），并在美国科罗拉多州举办的新兴数字艺术家竞赛中获得"数字艺术 / 数字修饰照片"类别一等奖。随后，Jason Allen 以该图像向美国版权局提交了登记申请，并以自己为作者。在综合考察案涉图像与两次复议申请后，美国版权局审查委员会于 2023

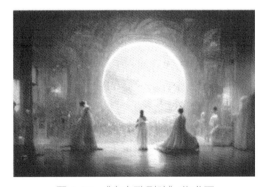

图 1-37   《太空歌剧院》艺术画

年 9 月 5 日再次拒绝了《太空歌剧院》的版权登记申请，理由是作品无法体现个体的原创性。然而，我国发生的类似一起案件，被法院判为使用人工智能工具的创作者拥有版权。究竟哪种判决更合理，目前并没有定论。

7. 人工智能武器

目前，无人机、自行火炮等人工智能驱动的人工智能武器正在用于战争，危害人类的安全。例如，联合国安理会利比亚专家组曾发布一则报告，称 2020 年 3 月在利比亚发生了一起无人机攻击人类事件。这台称为长古 -2 的四足无人机可以依靠人工智能技术自动识别人体目标，不需要人类指令即可对目标发起攻击。这是历史第一次机器攻击人类的事件。2015 年，霍金等 1000 多位学者签署公开信，对人工智能武器可能带来的后果提出警告。2017 年，马斯克等 116 位社会名人再次上书联合国要求禁止人工智能武器。2023 年 11 月，联合国安理会裁军与国际安全委员会批准了一项关于人工智能武器的决议草案，明确人工智能不能对杀伤性武器具有完全控制权。虽然制定了各种条约和协议，但是如何在实际中控制人工智能武器的开发和使用，以及如何防止人工智能武器被不法分子操纵，都是亟须解决的问题。

总之，人工智能是用计算机模拟人类智能行为的科学，它的根本目标是复现人类的思维方式，采用的手段是计算。数理逻辑的建立和计算机的诞生是人工智能的两个先决条件，达特茅斯会议是人工智能的开端。人工智能的发展是曲折的，总体上经历了 4 个阶段：基于通用知识的人工智能、基于专家知识的人工智能、基于机器学习的人工智能、深度学习和大模型时代。未来，人工智能将走向通用智能，像人的大脑一样可以完成各种任务；另外，人工智能将与基础学科加快交叉共融，成为推动科学进步的基础工具。

人工智能的这一发展历程是历史的必然，是知识、算法、数据、算力 4 个基础元素互相作用的结果。在早期，数据、算力都不足，人们只能依靠大量人为知识让机器智能起来，对应的算法也是基于知识的算法，如符号系统。随着知识的积累和硬件计算能力的增强，基于大数据学习的机器学习方法开始展现出优势。特别是近年来，互联网的普及积累了大量数据，具有极大灵活性和学习能力的神经网络算法有了用武之地，而图形计算单元（GPU）强大的并行计算能力恰好满足了神经网络大规模简单计算的要求，共同推动了人工智能进入深度学习和大模型时代。最后，开源、开放的研究氛围也是当前人工智能快速发展的重要原因之一，各国的科学家共享数据、代码、模型，共同推动人类进入人工智能的新时代。

最后，在享受人工智能带来的便利的同时，也不能忘记它给我们带来的各种风险和挑战。对这些风险和挑战应该保持足够的警惕，同时也不应裹足不前：人工智能的发展是大势所趋，对于潜在的问题要在发展中找到解决办法，不能因噎废食。

通过前述分析，我们知道未来人工智能一定会深入医疗健康领域的各个角落，对整个领域产生颠覆性影响，这一趋势是历史的必然。然而，在迎接人工智能带来的飞跃式进步的同时，也要认真思考技术的发展可能带来的伦理风险。如果这些问题不能得到很好的解决，人工智能的落地也不会顺利。

1.3.2　人工智能决策可解释性

近年来人工智能的进步主要归功于大规模神经网络的兴起。这种模型经过大数据学习，可以表现出强大的性能，然而，它天然具有"黑箱"特性，使得它们在提供诊疗建议时缺乏透明性和可解释性。这对医疗领域尤其重要，因为人工智能的决策结果要用于治病救人，任何决策都需要承担重大责任，若无法解释人工智能的诊断或治疗建议，医生就无法确认这些诊断和建议是否可以信任，因此也就无法采纳。归因于此，有调查发现，绝大多数医生认为人工智能是很重要的工具，但对其在临床中的应用仍持审慎的态度。因此，人工智能的可解释性将是未来一段时间人工智能学者必须解决的问题。事实上，可解释性在所有高决策风险的领域都是必须要解决的问题。

1.3.3　人工智能归责

人工智能应用于医疗健康领域需要解决的另一个主要问题是归责问题，即在人工智能辅助的医疗决策中，若人工智能系统出现错误或造成患者损害，责任应由谁承担？是人工智能开发者、使用人工智能的医护人员，还是提供人工智能技术的机构？这一问题尚无明确答案。特别是未来人工智能设备的智能化程度越来越高，很可能超出了所有人能控制的范围，一旦出现责任事故，不仅医生无能为力，人工智能开发人员也很难找到原因。但是，如果因为可能的责任问题就限制设备智能性的提高，也是一种因噎废食的作法。如何面对高级人工智能甚至是超级人工智能所带来伦理和法律责任，是人工智能在医疗健康领域大范围应用必须要解决的问题。

1.3.4　患者隐私与数据安全

人工智能的有效性往往依赖大量的医疗数据，包括患者的病历、基因数据等敏感信息。随着信息化的进一步完善，未来必然会有更多涉及个人的医疗数据被大量收集起来。这些数据是训练人工智能系统的粮食，然而如何保护这些数据的隐私、避免数据泄露和滥用却是需要慎重对待的问题。尽管技术上可以使用数据匿名化或加密等方法，但这仍不足以彻底防止隐私泄露。尤其在深度学习模型中，逆向推断攻击可能会通过输出反推出原始数据，从而对患者隐私造成威胁。

H5 交互 -
人工智能伦
理问题的讨
论与分析

📖 任务训练：人工智能在医疗领域的伦理审查与实践

1. 任务目标

通过任务训练，学会从医学伦理、患者隐私和医疗质量的角度评估人工智能技术的应用，形成批判性思维，能够理解人工智能在医疗领域的应用及其对人类健康的影响，增强学生的责任感，确保在未来的医疗工作中能够合理、安全地使用人工智能技术。

2. 任务准备

（1）知识准备：人工智能基础，涵盖人工智能在医疗领域的基本概念、应用场景（如辅助诊断、个性化治疗、健康管理等）以及潜在的伦理问题。

（2）物资准备：数据准备，医疗人工智能应用案例集；资料准备，如医学伦理的学术论文、研究报告、教材、视频等。

（3）学生准备：分组后，每组选择一个医疗人工智能应用进行深入分析，准备汇报材料，重点关注其伦理风险和应对策略。

3. 任务实施

（1）案例选取：选取几个典型的医疗人工智能应用案例，分析其技术原理、临床效果和可能带来的伦理挑战。

（2）小组讨论：每组选择一个医疗人工智能应用进行深入分析，准备汇报材料，重点关注其伦理风险和应对策略。

（3）角色扮演：分为两组，一组扮演医疗人工智能研发团队，另一组扮演医学伦理审查委员会，负责对该系统进行伦理审查。

（4）审查环节："医学伦理审查委员会"组根据医学伦理原则、法律法规和行业标准，对"医疗人工智能研发团队"组的设计进行审查，提出质疑、建议或改进意见。

（5）报告撰写：以小组为单位撰写任务训练报告，包括训练准备、训练过程、结果分析及改进方向等。

4. 评价考核

1）过程评价（40%）

团队合作情况：采用同伴评价和自我评价相结合的方式，评估团队合作、问题解决、伦理思维等方面的表现。

任务参与度：出勤率、课堂讨论积极性。

训练日志：记录学习过程、遇到的问题及解决方案，评估使用人工智能系统的操作技能、伦理意识和决策能力。

2）成果评价（60%）

实践报告：每组提交一份详细的设计报告，包括技术实现、伦理考量、实践效果及改进方案，重点评估内容的完整性、分析的深度与广度、逻辑清晰度。

口头汇报：各组进行口头汇报，展示设计成果和伦理审查过程，回答教师和同学的提问，重点考察表达能力与理解深度。

5. 注意事项

（1）强调医学伦理：在任务训练过程中，强调医学伦理的重要性，讨论人工智能在医疗领域的潜在风险，从患者的角度出发考虑人工智能技术的应用对患者的影响，培养职业道德意识。

（2）结合专业知识：将所学的医药卫生知识与人工智能技术相结合，思考如何在未来的医疗工作中更好地利用人工智能技术提高医疗质量和服务水平。

（3）注重实践操作：通过任务训练环节，亲身体验人工智能技术在医疗工作中的应用，加深对其的理解和掌握。

（4）鼓励创新思维：鼓励提出不同观点和创意，尊重每个人的想法，营造包容的学习氛围，共同探讨人工智能在医疗领域的未来发展趋势。

模块小结

1. 内容概述

本模块主要介绍了人工智能的基本概念、发展历程和伦理问题。通过详细阐述人工智能的概念演变、核心特征，帮助学生建立对人工智能的全面认知。同时，回顾了人工智能的发展历程，包括早期研究、里程碑事件和当前发展阶段，使学生了解人工智能的历史背景和最新进展。最后，探讨了人工智能的伦理问题，包括数据隐私与安全、人工智能的偏见与歧视以及对劳动力市场的影响，引导学生思考人工智能技术的社会影响和责任。

2. 应用场景与案例总结

（1）人工智能的基本概念：人工智能已广泛应用于各个领域，如智能家居、自动驾驶、医疗诊断等。通过具体案例，如医疗影像的自动诊断等，可以直观感受人工智能技术的实际应用和效果。

（2）人工智能的发展历程：从早期的图灵测试、专家系统到如今的深度学习、自然语言处理，人工智能技术经历了多次飞跃。这些里程碑事件不仅展示了人工智能技术的进步，也提供了学习和研究的方向。

（3）人工智能的伦理：随着人工智能技术的普及，伦理问题日益凸显。例如，数据隐私泄露、算法偏见导致的歧视等。通过案例分析，可以深刻理解这些伦理问题的严重性和复杂性，并思考如何在实际应用中避免或解决这些问题。

3. 学习思考与未来展望

（1）学习思考：通过本模块的学习，应该思考人工智能技术的本质是什么？它如何改变我们的生活和工作方式？同时，也要关注人工智能技术的局限性和挑战，如数据获取、伦理道德等，并积极寻求解决方案。

（2）未来展望：人工智能作为未来科技的核心驱动力，将在各个领域发挥重要作用。学生可以关注人工智能技术的最新动态和发展趋势，如量子计算与人工智能的结合、可解释性人工智能的研究等，为未来的学习和研究做好准备。

习题与思考

1. 单项选择题

（1）关于智能机器的传说，以下选项中描述不正确的是（　　　）。

　　A. 中国的《列子》中记载了一位名叫偃师的巧匠，他制作的机械人能歌善舞

　　B. 罗杰·培根制作了一个可以预言未来的铜头，它最终成功预言了未来

　　C. 阿基米德发明了自动提水的水车，这是一种自动化机器

　　D. 张衡发明的地动仪可以自动测量地震

　　E. 马钧制作的司南车是早期自动指向的工具

（2）以下定义中最符合"人工智能"的是（　　　）。

　　A. 用机器完成人类的所有工作　　　　B. 用计算机模拟人类的智能行为

　　C. 让机器拥有情感　　　　　　　　　D. 让机器拥有自我意识

　　E. 用机器替代人类的所有决策

（3）人工智能第一次低谷的主要原因是（　　　）。

　　A. 技术过于成熟　　　　　　　　　　B. 预期过于乐观，实际结果未达预期

　　C. 缺乏资金支持　　　　　　　　　　D. 研究方向错误

　　E. 政策限制

（4）（　　　）事件标志着人工智能进入知识工程时代。

　　A. 感知器模型的提出

　　B. 专家系统 DENDRAL 的开发

  C. ImageNet 大规模图像识别任务的突破

  D. AlphaGo 战胜围棋世界冠军

  E. ChatGPT 的发布

（5）深度学习时代开始的标志是（　　　）。

  A. IBM 深蓝战胜国际象棋世界冠军

  B. IBM Watson 在《危险边缘》游戏中战胜人类选手

  C. 杰弗里·辛顿团队在 ImageNet 任务上的突破

  D. AlphaGo 战胜围棋世界冠军

  E. ChatGPT 的发布

（6）以下选项中，不属于通用人工智能（AGI）的特点的是（　　　）。

  A. 在广域任务上达到或超过人的智能

  B. 只能完成特定任务

  C. 具有类似人的情感和意识（部分定义中）

  D. 能够理解并应对自然语言定义的任务

  E. 具备推理能力

（7）以下选项中，不是人工智能带来的风险的是（　　　）。

  A. 信息伪造　　　　　　　　　　B. 信息泄露

  C. 提高生产效率　　　　　　　　D. 社会公平问题

  E. 法律责任问题

H5 交互 - 模块 1 智能测评

2. 论述题

论述互联网对现代社会的影响，并分析其正面效应与负面效应。

人工智能关键技术

模块导学

本模块旨在深入探讨人工智能领域的两大关键技术：机器学习与深度学习。通过学习，学习者将能够掌握机器学习与深度学习的基本原理、关键技术、应用场景和未来发展趋势，为后续学习人工智能在健康服务中的应用奠定坚实基础。同时，本模块还将介绍当前常用的人工智能工具，助力提升学习和科研中的实践能力。

1. 学习路径建议

（1）机器学习基础：掌握机器学习的基本定义、原理及挑战与限制，理解其作为人工智能重要分支的核心价值。

（2）机器学习应用：通过探讨机器学习的应用领域，如图像识别、自然语言处理等，加深对其实用性的认识。

（3）深度学习入门：学习深度学习的基本概念和关键技术，如神经网络、卷积神经网络等，理解其与机器学习的区别和联系。

（4）未来趋势探索：探讨机器学习与深度学习的未来发展趋势，激发其对未来技术创新的想象与期待。

2. 注意事项

（1）在学习过程中，要注重理论与实践的结合，通过案例分析加深对理论知识的理解。

（2）多思考、多提问，积极参与课堂讨论，培养解决问题的能力。

（3）关注人工智能领域的最新动态，保持对新技术的敏感度和好奇心。

3. 知识导图

本模块知识导图如图 2-1 所示。

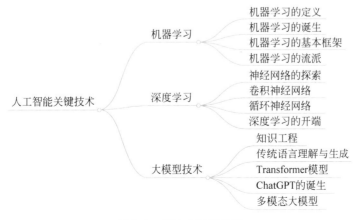

图 2-1 模块 2 知识导图

2.1　机器学习

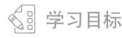 学习目标

知识目标：

（1）熟悉机器学习技术在医疗领域的常见应用场景；

（2）了解机器学习的定义、发展历程及其在现代人工智能中的核心地位；

（3）了解机器学习的四大学派：符号学派、贝叶斯学派、连接学派和进化仿生学派的基本思想、代表方法和各自的应用场景。

能力目标：

（1）能够认识机器学习在医疗健康服务中的作用，了解机器学习可能带来的风险和威胁；

（2）能够理解机器学习在医药卫生领域的应用价值，增强与医学、生物学等跨学科合作能力；

（3）能够与医学专家、数据科学家等团队成员有效沟通，共同解决医药卫生领域的实际问题。

素质目标：

（1）培养面对复杂问题时，能够运用创新思维和机器学习等方法寻找解决方案的能力；

（2）具备一定的社会责任感和伦理意识；

（3）具有一定创新意识，不断探索和尝试新的机器学习方法和技术。

 重点难点

重点：机器学习在医疗领域的应用场景、机器学习的定义与核心地位、机器学习的四大学派。

难点：机器学习风险与威胁的识别、跨学科合作与沟通能力、创新思维与机器学习方法。

音频：典
型案例2.1

典型案例

某医疗机构利用机器学习技术，开发了一款疾病预测模型。该模型通过分析患者的年龄、性别、生活习惯、家族病史等多维度数据，能够预测患者未来患某种疾病的风险。例如，在糖尿病预测方面，该模型通过分析患者的血糖水平、饮食习惯、运动情况等数据，能够提前预测患者是否可能患上糖尿病，从而为患者提供早期的预防和治疗建议。

针对以上案例请思考：

（1）在糖尿病预测案例中，模型考虑了哪些关键因素？

（2）你认为这种机器学习技术在医疗健康领域还有哪些潜在的应用场景？

关键词汇

机器学习　智能体　算法　神经网络　语音识别

知识准备

人工智能自 1956 年达特茅斯会议开端至今已经发展了将近 70 年，开发出大量方法与技术。这些方法基于不同的思想，适用的场景也有所区别。从整体上看，技术发展的总趋势是从知识驱动走向数据驱动，从人为设计到机器自主学习。本节将梳理这些技术，在保证技术发展全貌的前提下，突出和医疗领域相关的关键技术。

2.1.1　机器学习的定义

基于知识的人工智能系统是以知识为核心的，只要知识质量足够高，内容足够丰富，就可以保证得到好的性能。这一系统的另一个重要优点是可靠性强，对系统做出的决策可以追根溯源，这对一些关键任务，如医疗健康服务至关重要。然而，基于知识的人工智能方法也有两个致命缺点：

（1）知识的收集、整理、更新都极困难，为了建设一个领域的数据库可能要花费数年甚至十数年的精力；

（2）知识是人类的知识，这意味着机器不可能超出人类知识的边界，也就无法超过人类的智能。

一个解决方法是让机器具备类似人类的学习能力，通过观察和学习自主获得新的能力。这就是要探讨的主题——基于学习的智能，或称为"机器学习"。让机器自主学习是人工智能领域里程碑式的事件，从此以后，机器就不再是被人类通过程序固化的工具，而是可以通过不断学习自我完善、自主进步的智能体。本节将讨论机器学习的基本概念及基础流程。

2.1.2　机器学习的诞生

人来自出生的那一刻起，学习就开始了。婴儿通过观察和模仿，逐渐学会了如何抓握物体、如何辨认熟悉的面孔和声音。随着年龄的增长，学习的内容变得越来越复杂，从基本的语言表达到复杂的数学运算，每一项技能的掌握都依赖学习的过程。

既然学习对人类如此重要，科学家就开始思考，是否可以让机器也具备这种能力？换句话说，能否让计算机像人类一样，通过学习而变得更聪明？

1959 年，一位名叫亚瑟·塞缪尔（图 2-2）的美国科学家发表了一篇具有里程碑意义的文章。在这篇文章中，他让计算机学习下国际跳棋。一开始，计算机就像一个刚开始学下棋的小朋友，下得不太好。但是，当机器自己不断调整算法的参数后，机器的棋艺越来越高，到后来塞缪尔已经完全不是对手了。在这篇文章

微课 - 机器学习：让机器"学习"的魔法！

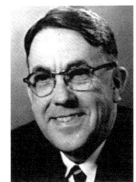

图 2-2　亚瑟·塞缪尔（1901—1990）

中，塞缪尔用"机器学习"（machine learning）来命名他所发明的新方法，因此塞缪尔也被称为是机器学习的奠基人。

机器学习的诞生具有划时代的意义。传统观念里，计算机是一种单纯的计算工具，机械地执行人类所编写的程序，人类控制计算机的方式也是通过给它编程。机器学习的出现打破了这种观念。通过机器学习，计算机可以自动地从数据中学习知识，而不需要人类程序员手动编写每一条规则。这就像人类在成长过程所经历的那样，不是机械地遵循老师的教导，而是通过自己的观察和思考自我学习、自我成长。现在看来，这种自我学习能力是人工智能最核心的内容，它让人工智能的发展有了无尽的想象空间。今天看到的各种强大的人工智能，甚至包括人工智能带来的风险和威胁，事实上都是机器学习带来的。

2.1.3　机器学习的基本框架

机器学习包含目标、模型、数据、算法、知识 5 个基本元素，这些元素共同构成了机器学习系统的基础，如图 2-3 所示。

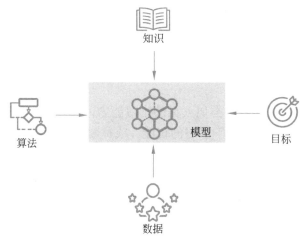

图 2-3　机器学习的基本框架

1. 目标

目标是机器学习的方向，就像我们去一个地方要有一个目的地一样，机器也需要一个学习的目的。目标决定了机器最终的能力：如果学习的目标是识别猫和狗的图片，那它最终的能力就是识别猫和狗；如果学习的目标是对猫和狗出现的地方进行标识，那它最终的能力就是把出现猫和狗的地方框出来。

在机器学习中，目标必须是具体的、可量化的，这样才能让机器理解。通常情况下，目标会被表示为一个"损失函数"（loss function），它是模型输出与实际结果之间差距的数学表达。通过最小化损失函数，模型能够逐步改进其预测能力。例如，在分类任务中，目标可能是使分类准确率达到最高；在回归任务中，目标可能是使预测值与真实值之间的误差最小。损失函数的选择直接影响模型的训练效果，因此设计合理的目标函数是成功训练机器学习模型的关键。

2. 模型

模型是指机器所学知识的存储结构，简单地说，就是学到的知识怎么表示和保存。模型是多种多样的，可能是一个产生式规则或者是一个简单的线性方程，也可能是一个复杂的神经网络。模型的选择通常取决于问题的类别、数据的特点和数量等。如图 2-4 所示，对于一个区分苹果和橘子的简单分类问题，用一条直线即可实现分类，这时就不用太复杂的模型，用一个线性模型就可以。

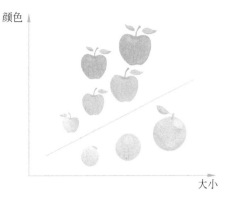

图 2-4　线性模型

3. 算法

算法是指对模型的参数进行学习和优化的步骤和方法，这一过程通常称为"训练"。算法的选择和模型有很大关系。例如，对很多连续模型，可以采用一种称为"梯度下降法"的算法来进行训练，它的基本思路是找到目标最优（损失函数下降最快）的参数调整方向（称为梯度方向），把参数在该方向上调整一小步。如此反复调整，即可慢慢实现模型优化。图 2-5 所示为一个线性分类模型的训练过程。

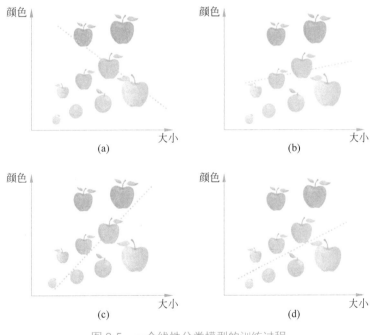

图 2-5　一个线性分类模型的训练过程

4. 数据

数据是机器学习的粮食，也是机器学习的知识源头。例如，机器要学习分类苹果和橘子，就要让机器知道它们长成什么样，因此要收集大量它们的图片。数据的质量和数量直接影响模型的效果。在选择数据时，通常需要考虑数据的多样性和覆盖性，以确保模型能够适应不同的场景。在数据准备过程中，还需要对数据进行清洗和处理，以去除噪声和有害信息。例如在训练语言模型时，就要把那些低质的、有偏见和歧视的文本过滤掉。

5. 知识

知识在机器学习中扮演着引导的角色。通过利用先验知识，设计者可以选择合适的模型及算法，使学习更有效地完成。例如，在语音识别任务中，关于声音的先验知识（如声音是连续信号、具有可叠加性等）可以帮助我们设计可以处理这种数据的模型（如神经网络），并选择合适的算法（如梯度下降）对模型进行学习。

在实际应用中，知识还能帮助模型避免常见的错误，改进模型性能。例如，在医学图像分析中，医生的专业知识可以用来对模型的结果进行校验，以便及时预告风险。

2.1.4 机器学习的流派

从数据中自我学习以获得强大的能力，这是现代人工智能的基本思路。历史上，很多研究者对如何实现机器学习进行了深入的探索，并提出了各种有趣的思路和方法。总结起来，这些方法可以被归纳为四大学派，分别是符号学派、贝叶斯学派、连接学派和进化仿生学派。每个学派都有其独特的核心思想和代表方法，如图 2-6 所示。本小节将逐一对这四大学派的基础思想做简要介绍。

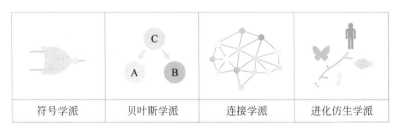

| 符号学派 | 贝叶斯学派 | 连接学派 | 进化仿生学派 |

图 2-6　机器学习四大学派

1. 符号学派

符号学派是机器学习中最古老的流派，它认为人类认知和思维的基本单元是符号，认知过程就是在符号表示上进行的一种运算。既然如此，通过符号演算就应该可以模拟人的思考过程。

艾伦·纽厄尔和赫伯特·西蒙是早期符号学派的代表人物，他们设计的"逻辑理论家"程序可以证明数学定理，是早期人工智能领域的重要成果。专家系统也是符号主义的代表成果，它在 20 世纪 80 年代被广泛应用于医疗诊断、金融风险评估、故障诊断等领域。

符号系统中的知识大多是人为预定义的，但并不拒绝学习。这是因为在真实场景中可能会出现一些未知情况，这时就需要对这些新情况进行学习，总结出新知识。例如，"天空有云"和"湿度大"时，往往会伴随"降雨"。符号学派根据这些观察，总结出一条新的规律，用于后续的推理和预测。

符号学派以推理为主，学习能力相对较弱，一般不允许对知识主体做大规模改动，否则容易产生混乱。近年来，随着连接主义和深度学习的崛起，符号学派受到了挑战，但它在知识表示、推理、决策等方面的一些思路依然非常重要，特别是在一些知识密集和需要高可靠性的领域，如医疗、航天、金融等领域，符号学派的一些方法依然重要。

2. 贝叶斯学派

贝叶斯学派是机器学习中的另一大流派。它以事件为骨架，建立事件之间的概率相关性，这样就构造了一个概率系统。有了这个概率系统，就可以基于概率原则进行推理，来预测事件发生的可能性，或事件产生的原因。

例如，地震发生时，井水有 2/3 的可能性会变浑浊。假设已经知道地震 50 年一次，而井水变浑浊的可能性只有万分之一。如果某一天井水真的变浑浊了，那么地震发生的可能性有多大？

如何解这个问题呢？来仔细思考一下。首先，地震 50 年一次，按天算的话，就是 365×50，则一天里发生地震的可能性为 P（地震）= 1/（365×50）。其次，井水变浑浊的可能性只有万分之一，即 P（井水变浑浊）=1/10000。地震发生时，井水 2/3 的可能性变浑浊，这事实上是一个条件概率，记为 P（井水变浑浊 | 地震）=2/3。依乘法原则可知：

P（井水变浑浊 | 地震）$\times P$（地震）$= P$（地震 | 井水变浑浊）$\times P$（井水变浑浊）

因此有

$$P（地震 | 井水变浑浊）= \frac{P（井水变浑浊 | 地震）P（地震）}{P（井水变浑浊）} = \frac{\frac{2}{3} \times \frac{1}{365 \times 50}}{\frac{1}{10000}} = 0.36$$

由这一推导的结果可知，如果有一天你发现井里的水变浑浊了，那么大约有 1/3 的可能性会发生地震。值得说明的是，上述推导过程基于乘法原则，并没有附加任何假设，因此必然是正确的。事实上，这一推导提供了一种"保真"的计算方法，让我们可以从"结果"反推出"原因"。这里的结果是指"井水变浑浊"，而"原因"则是"地震"。这一反推过程用到了什么呢？用到了我们积累的经验，包括"井水变浑浊的可能性"，"地震的可能性"以及"如果地震，井水变浑浊的可能性"。除此之外，没有任何假设引入。这一推理过程最早是由英国数学家贝叶斯发现的，因此称为"贝叶斯推理"，相应的推理公式称为"贝叶斯公式"。

贝叶斯方法在医疗领域有大量应用，因为这一领域中存在大量需要推理的场景。我们举一个简单的例子来说明。假设癌症患者某项糖类抗原指标超标的可能性为 90%，整个人群里这类指标超标的可能性为 5%。现实人群中，患该种癌症的比例为百万分之一。有一天你拿到了一张抗原超标的单子，那么你真正得癌症的可能性有多大？

大多数人拿到这样的一张化验单都会非常慌张，这可是比井水变浑浊可怕得多的事。不过，还是用贝叶斯公式来科学地计算一下到底患癌的可能性有多大。计算过程如下：

$$P（患癌 | 抗原超标）= \frac{P（抗原超标 | 患癌）P（患癌）}{P（抗原超标）} = \frac{0.9 \times 10^{-6}}{0.9 \times 10^{-6} + 0.05（1 - 10^{-6}）}$$
$$= 1.8 \times 10^{-5}$$

计算的结果是很让人震惊的，虽然拿到了一张抗原超标的化验，但真正得癌症的可能性是微乎其微的。这是什么原因呢？仔细分析一下，可以看到原因是人群中患这一癌症的可能性极低，而正常人群中也有差不多 5% 的人在这一抗原上超标。因此，一个人拿到超标单子很可能是因为自己是人群中的那 5%，而不是因为在患癌的人群中那 90%。由此可知，"癌症患者抗原超标"并不意味着"抗原超标会患癌"，这是两件完全不同的事。正因为如此，医生不会因为一两个抗原超标就轻易下结论，而会找出更多证据来排除各种可能性，从而确定真正的病因。

基于贝叶斯公式，原则上可以对非常复杂的系统进行推理。例如一个医疗诊断系统，产生某种疾病的原因有很多，如何确定一个地区集体发病是什么原因造成的呢？这时就需要用到贝叶斯推理。再如，去医院要接受很多种检查，那么做多少种检查才能确诊患了某一种疾病呢？这都需要贝叶斯推理。

当然，贝叶斯学派也有一些缺点。首先，训练贝叶斯模型需要有先验知识，这些知识需要人来设计，有可能引起偏差。另外，建立贝叶斯模型需要一些专家知识，这些知识是模型的指导，同时也会限制模型的学习能力，让它无法快速从数据中学习新知识。尽管如此，贝叶斯学派的思想和方法在机器学习领域仍然具有重要价值。

3. 连接学派

连接学派是机器学习中的另一个重要流派，它的基本思路是模仿了人类大脑的工作机制，从而让机器获得像人一样的思考能力。

人类的大脑里有上千亿个神经元，这些神经元长的都差不多，功能也很简单，但是当这些简单神经元互相连接时，就会产生感知、认知、记忆、想象等复杂的智能。特别是，这些神经元的连接不是一成不变的，当人在学习新知识或者经历新事情时，这些神经元之间的连接就会发生变化，形成新的记忆和技能。

人类神经元的这些特性启发了一些科学家，通过模拟人脑的这种工作模式来复现人的智能。简单地说，就是通过简单、同质的计算单元互相连接来实现复杂的功能，因此这一学派称为"连接学派"。如图2-7所示，用一个简单的加权求和作为神经元的输入，再将这些神经元前后连接起来，就成了连接学派的基础工具，人工神经网络。连接学派的研究者们相信，只要这个网络足够庞大，就可以模拟人的智能。

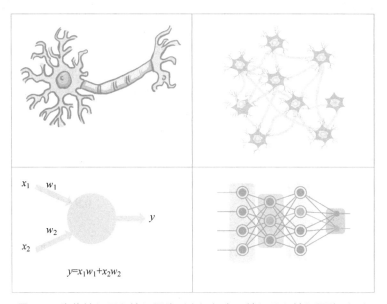

$$y=x_1w_1+x_2w_2$$

图 2-7 生物神经元和神经网络（上）与人工神经元和神经网络（下）

连接学派的思想很简单，但发展却充满了曲折，在很长一段时间处于边缘地位。这是因为人的大脑太复杂了，大多数研究者难以相信通过简单计算单元的组合可以模拟复杂的人脑。这一偏见直到 2006 年杰弗里·辛顿提出深度学习方法之后才被打破。人们意识到，足够复杂的神经网络具有强大的学习能力，当训练数据足够充分后，神经网络可以从数据学习到强大的技能，而且数据量越大，神经网络的能力越强。今天，神经网络已经被广泛应用于图像识别、语音识别、自然语言处理等领域，连接学派终于站在了人工智能的舞台中央。

总结来说，连接学派的优势在于它能够处理复杂的数据和任务，但需要大量的数据对网络进行训练，且要消耗大量的计算资源。在一些数据量不足的领域，这一方法并不适用。另外，当网络规模变大时，神经网络的行为变得难以解释，存在一些不可控的风险。

4. 进化仿生学派

进化仿生学派认为，人类的智能是生物长期进化的结果，包括繁衍过程和优胜劣汰机制。模拟这一进化过程可以实现类人的智能。遗传算法是进化仿生学派的代表性算法，它的基本思路是通过循环迭代再现进化过程，每一次迭代对新生成的个体进行选择，保留优质（智能较高的）个体进入下一轮迭代。久而久之，就可以产生强大的智能体。

目前，进化仿生学派主要用来优化模型，即模拟自然选择过程挑选质量更高的模型。这一方法可用于优化符号系统、概率模型或神经网络，也可以用于求解不具有明确模型结构的一般性问题。

2.2　深度学习

学习目标

知识目标：

（1）熟悉深度学习技术应用于医疗领域等常见应用场景；

（2）了解深度学习原理、卷积神经网络的结构特点，及其在图像识别中的应用；

（3）了解深度学习在医疗健康领域的应用，特别是医学影像识别和生化检测中的成功案例。

能力目标：

（1）能够关注医疗健康领域的实际需求，努力通过跨学科沟通将深度学习技术转化为实际成果；

（2）能够阅读和理解相关领域的科研文献，跟踪深度学习技术的最新进展。

素质目标：

（1）树立对新技术、新方法的探索精神和学习兴趣；

（2）树立创新意识和批判性思维，勇于挑战传统观念和技术。

重点难点

> 重点：深度学习在医疗领域的应用场景、深度学习原理与卷积神经网络、医学影像识别
>   成功案例。
> 难点：跨学科沟通与合作、创新意识与批判性思维。

音频：典
型案例2.2

典型案例

谷歌旗下的 DeepMind 团队研发的 AlphaGo 战胜了围棋世界冠军李世石，这一事件标志着基于机器学习的人工智能达到了前所未有的高度。AlphaGo 通过深度学习和强化学习，从海量围棋数据中提炼出高超的棋艺，实现了对人类的超越。如今，这种技术思路已被应用于医疗领域，辅助医生进行疾病诊断，提高诊疗效率和准确性。

针对以上案例请思考：

（1）什么是深度学习？

（2）在医疗领域人工智能可能会有哪些应用？

关键词汇

深度学习　神经网络　卷积神经网络　循环神经网络　电子病历

知识准备

2.2.1　神经网络的探索

人工神经网络是模拟人类神经系统构造的计算模型。最初的探索来自两位美国生理学家：沃伦·麦卡洛克（Warren McCulloch）和沃尔特·皮茨（Walter Pitts）（图 2-8）。他们把人的思维过程理解为一个逻辑演算过程，并用一个阈值网络来实现这一演算。取这两位科学家的名字，他们提出的模型经常被称为 M-P 神经元模型。

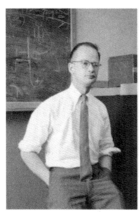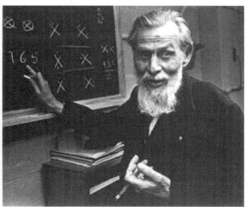

图 2-8　沃伦·麦卡洛克和沃尔特·皮茨

　　M-P 模型将神经元看作一个具有输入和输出的逻辑单元。他们假设神经元拥有多个输入，每个输入都对应着一个突触，而突触的强度则用权重来表示。神经元的输出结果取决于输入信号的总和是否能够超过一个特定的阈值：如果输入信号的总和大于这个阈值，神经元就会被瞬间激活，输出为"1"；反之，如果小于阈值，神经元就不会被激活，输出为"0"。这个模型被人们称为 M-P 神经元模型。

x_1 → θ → $y \in \{0, 1\}$ x_2 → x_3 →	$y = \begin{cases} 1, & x_1 + x_2 + x_3 \geq \theta \\ 0, & x_1 + x_2 + x_3 < \theta \end{cases}$ 与：$\theta = 3$；或：$\theta = 1$

　　M-P 神经元模型为用神经元网络模拟人的智能过程奠定了思想基础。当然，M-P 神经元模型还是非常简单和原始的，还有很多缺陷。例如，M-P 神经元模型中神经元之间的连接权重和阈值都需要人为设计，固定之后无法进行学习，这和现实的人类神经系统显然是不同的。

　　1957 年，弗兰克·罗森布拉特（Frank Rosenblatt）提出了感知器模型（图 2-9）。与 M-P 神经元模型相比，感知器模型中的连接权重是可以学习的。罗林布拉特提出了一种有效的学习方法，可以基于观察数据更新连接权重。例如，给它 100 张各种字母的图片，感知器就可以学习到识别英文字母的能力。这是个了不起的成就，证明了通过学习来实现智能是可行的。这一基于学习的方法和传统把知识灌输给机器的方法完全不同，为实现智能机器开辟了一条崭新的道路。感知器是第一个成功的人工神经元网络。

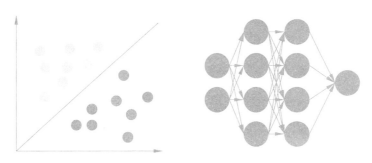

图 2-9　感知器模型

　　然而，人们很快发现感知器有一个显著的局限性：它只能处理线性可分的问题。所谓线性可分，可以简单理解成在特征空间里用一条直线进行区分的分类任务。这意味着感知器只能处理非常简单的任务，只要任务复杂一点，感知器就无能为力了。

　　1986 年由大卫·鲁梅尔哈特（David Rumelhart）、杰弗里·辛顿（Geoffrey Hinton）和罗纳德·威廉姆斯（Ronald Williams）把前人已经提出的反向传播算法（backpropagation，BP）推广到神经网络的训练中，从而将感知器扩展为多层感知器（multi-layer perception，MLP）。

　　BP 算法的核心思想是计算输出与期望输出之间的误差，这一误差代表了神经网络参数调整的大方向。如何调整呢？这就要利用神经网络的分层结构了，首先用这个误差调整最后一层的参数，再将误差往前传并相应调整前面一层的参数。如此层层回传，直到第一个隐藏层所对应的参数。这一误差传播和参数调整过程是由后向前的，因此称为反向传播算法。

多层感知器极大提高了神经网络的建模能力。事实上，人们很快发现，只要网络的隐藏层神经元足够多，哪怕只有一个隐藏层的 MLP 都可以模拟任意连续函数，这一结论称为"一般近似定理"。人们开始意识到神经网络的强大。

在 MLP 和 BP 算法的基础上，人工神经网络领域迎来了蓬勃的发展，多种类型的神经网络相继出现，为处理不同类型的数据和任务提供了更强大的工具，其中卷积神经网络（convolutional neural network，CNN）和循环神经网络（recurrent neural network，RNN）具有代表性。

2.2.2　卷积神经网络

卷积神经网络是应用最广泛的神经网络之一。与 MLP 相比，CNN 的中每个神经元只与前一层对应区域的少量神经元相连。如图 2-10 所示，第 $n+1$ 层的每个神经元只与第 n 层的 9 个神经元相连接，而不是所有神经元。另外，对 $n+1$ 层两个不同位置的神经元，它们在接收第 n 层输入时所使用的连接权重是一样的。这些"共享"的连接权重也称为卷积核。为什么要这样设计呢？这是因为图片和其他很多数据中的"模式"是局部的，也是"小范围"的，例如猫的脸、兔子的耳朵，都是在一个小区域内的。卷积核所代表的局部连接可以帮助我们发现这些局部模式，例如在图 2-10 中，可以看到第 $n+1$ 层有个激发值 8，这意味着在这个位置出现了一个模式，而这个模式就是由两层之间的那个卷积核所确定的。值得注意的是，卷积核其实是神经元之间的连接权重，是可以学习的。这意味着 CNN 可以学习数据中的典型模式，并通过神经网络的计算把这些模式提取出来。

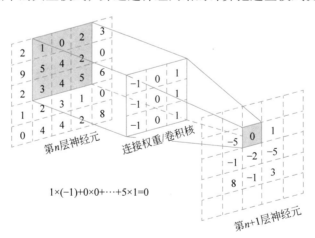

图 2-10　卷积神经网络示意图

CNN 的概念最早是由日本科学家福岛邦彦（Kunihiko Fukushima）在 1980 年提出，他设计了名为神经认知机（Neocognitron）的模型，这是一种多层神经网络，具有初步的卷积结构。随后，20 世纪 90 年代，Yann LeCun 等在此基础上进一步发展，提出了 LeNet-5 模型，并成功应用于手写数字识别，标志着 CNN 在计算机视觉领域的实际应用起步。进入 21 世纪，随着计算能力的提升和大规模数据集的出现，CNN 得到了广泛应用。

2.2.3　循环神经网络

循环神经网络是另一种常见的神经网络，主要用于处理序列数据。与标准 MLP 不同，RNN 是一种带有循环连接的网络，且可以运行多次，如图 2-11 所示，其中隐藏节点上有一个循环连接，这意味着当模型多次运行时，上一个时刻隐藏节点内容将被传递到下一个时刻，影响下一时刻的隐藏节点。

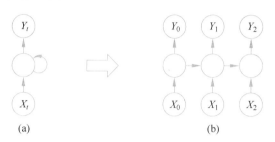

图 2-11　循环神经网络示意图

注：（a）所示带有循环连接的网络运行之后，可展开为（b）所示的链式结构。

这种信息保留与传递机制使 RNN 具有了记忆功能，从而实现对序列数据的建模和预测。比如将"特别喜欢听相声"这句话送入一个 RNN 模型，句子语义从第一个词开始累积，一直到最后一个词，就可以知道这句话是一个正面情绪，表示"喜欢""肯定"。反正，"我特别不喜欢听相声"经过 RNN 的语义积累后，就是一个负面情况，表示"不喜欢""否定"。

早在 1982 年，约翰·霍普菲尔德（John Hopfield）提出了霍普菲尔德网络（Hopfield Network），这是早期的一种递归神经网络结构，能够存储记忆并进行回忆，虽然与后来的 RNNs 有不同的机制，但它为递归结构的概念奠定了基础。在此之后，迈克尔·欧文·乔丹和杰弗里·埃尔曼（Jeffrey Elman）分别在 20 世纪 80 年代末和 20 世纪 90 年代初提出了乔丹网络和埃尔曼网络，两者都是早期的 RNN 变种，进一步探索了在递归结构中引入上下文信息的方式。1997 年，瑟普·霍克赖特（Sepp Hochreiter）和于尔根·施密德胡伯（Jürgen Schmidhuber）提出了长短期记忆网络（long short-term memory，LSTM），它通过引入门控机制解决了 RNN 中的梯度消失问题，使网络能够更好地捕捉长序列中的依赖关系。LSTM 的引入标志着 RNN 在实际应用中的一个重要转折点，广泛应用于自然语言处理、语音识别和时间序列预测等领域。

这些不同类型神经网络的出现，极大地丰富了人工神经网络的应用场景和解决问题的能力。它们在不同的领域和任务中取得了显著的成果，推动了人工智能技术的快速发展。

2.2.4　深度学习的开端

深度神经网络由多层神经元前后相连得到，如图 2-12 所示。一般称层数超过 3 层的神经网络为深度神经网络。

2006 年，杰弗里·辛顿发现了一种预训练方法，可以用来训练多层神经网络。早在辛顿和同事发明反向传播算法的时候，训练多层神经网络在理论上就不存在困难了，问题是因为训练一个好的多层神经网络很困难，有点儿像包含七八层镜片的望远镜一样，理论

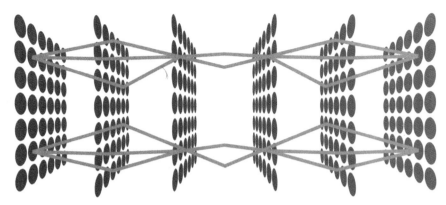

图 2-12 深度神经网络示意

上可调节的镜片多，可以得到更好的成像效果，但每调一个镜片别的镜片都得跟着调，反而变得更困难。辛顿的方法是一种逐层训练的方法，先训练一个小的两层网络，再用这个小网络的输出来训练后续的小网络，这样一层层训练下去，最后再做一个统一的微小调节，就可以训练出一个非常好的多层网络出来。类似多镜片望远镜的例子，这种方法相当于先调前面两层镜片，然后固定住，再调第三层，以此类推，最后再统一做个微调，这样比上来就各个镜片乱调一通要好很多。

辛顿的方法打开了深度学习的大门，人们发现层数变深之后，很多神奇的能力涌现出来。最重要的可能是对数据中不同层次特征的学习。如图 2-13 所示，一个多层神经网络

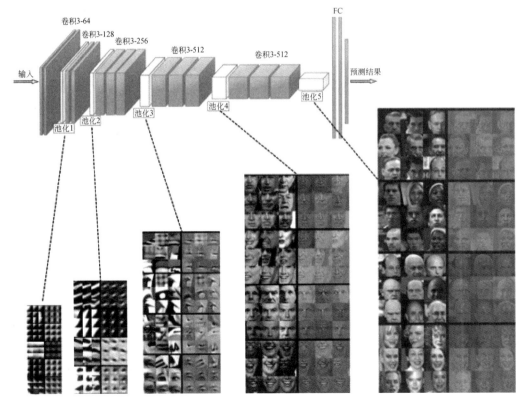

图 2-13 深度卷积神经网络的不同层次模式

在不同层次上学习到了不同尺度的特征：在前面几层学到的是一些横纹、斜框等小范围模式，在中间层学到是鼻子、眼睛等局部特征，在高层学到的是不同的人脸。这种层次性特征提取能力是深度学习的基础，表明机器通过自己的学习机制理解了数据的基础特性，这与人对自然的理解过程如出一辙。

辛顿以后，包括本杰奥、杨立昆等众多科学家进入深度学习的研究中来，深度学习成为人工智能中最重要的方向。人们发现，几乎在所有领域，深度学习方法都取得了比传统方法更好的性能。2018 年，本杰奥、辛顿和杨立昆（图 2-14）共同获得图灵奖，以表彰他们对深度学习的重要贡献。

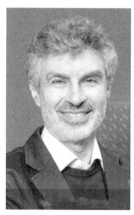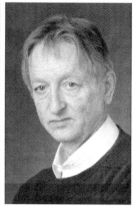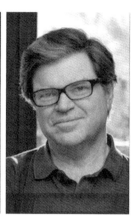

图 2-14 本杰奥、辛顿和杨立昆

深度学习的兴起对医疗健康领域产生了巨大影响。例如，在医学影像领域，基于深度学习的图像识别技术可以帮助人们读取 X 射线胸片、乳腺超声、瞳孔眼底图像等，目前已经达到相当高的精度，甚至超过大多数人类医师。

微课：深度学习的应用场景

一位 60 岁女性的乳腺超声图片中的肿块（图 2-15），人类医师将其定性为恶性，而神经网络将其判断为良性。生化检测证明神经网络是正确的。

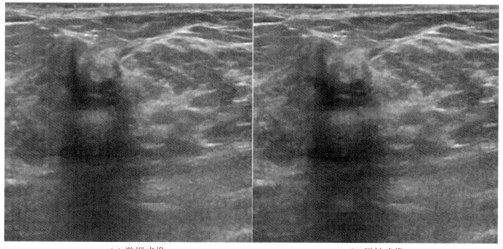

(a) 常规成像　　　　　　　　　　(b) 弹性成像

图 2-15 一位 60 岁女性的乳腺超声图

2.3 大模型技术

 学习目标

知识目标：

（1）熟悉大模型技术的基础、大模型技术的演进；

（2）了解 GPT 模型的诞生、发展历程和在语言生成和理解上的突破；

（3）了解多模态大模型（如 GPT-4、Sora 等）的基本原理和应用前景。

能力目标：

（1）能够理解大模型技术的基本原理，根据需求选择合适的多模态大模型进行应用和研究；

（2）能够跨领域合作将大模型技术与医疗技术相结合，推动医疗健康领域的发展；

（3）能够结合医疗健康领域的特点，探索大模型技术的新应用场景。

素质目标：

（1）树立科学思维和严谨态度，能够以批判性思维分析大模型技术应用中的问题；

（2）具有一定的社会责任感，能够认识大模型技术在提升医疗健康服务水平中的重要作用；

（3）具有一定创新意识，保持对新技术的好奇心和探索精神，持续关注人工智能领域的发展动态。

 重点难点

重点：GPT 模型的诞生与发展、多模态大模型的基本原理与应用前景。

难点：大模型技术的深入理解与选择应用、跨领域合作与技术创新、批判性思维与社会责任感。

音频：典型案例 2.3

典型案例

百度公司的大模型通过其强大的数据处理能力，在医疗领域实现了广泛的应用。该模型在上百家医疗机构中展开应用，显著提升了工作效率。例如，在医学影像分析领域，灵医大模型能够自动识别医学影像中的病变区域，辅助医生进行诊断。此外，在药物研发领域，大模型也发挥着重要作用，通过模拟和预测药物的分子结构、作用机制等，加速药物的设计、优化和评估。

针对以上案例请思考：

（1）在医学影像领域，大模型有哪些具体的应用场景？

（2）除了医学影像诊断，大模型在医疗领域还有哪些潜在的应用价值？

关键词汇

算法　知识图谱　专家系统　本体实例　多模态大模型　ChatGPT

知识准备

深度神经网络提供了强大的学习能力。同时，互联网和移动互联网的发展积累了大量数据，图形计算单元（GPU）的广泛使用提供了强大的计算能力。这些基础条件的完备共同推动了大模型的诞生。

2.3.1　知识工程

1. 产生式规则与专家系统

早期人工智能系统基于知识与推理：人把知识总结出来教给机器，机器再基于推理规则进行推导。这种方法首先在定理证明任务上取得了巨大成功。在这一任务中，人们只需定义好领域的公理和事实，机器就可以尝试各种推理路径来证明目标定理。可以看到，这是一种以推理为核心的人工智能方法，实际上是利用了机器的快速计算能力。

在更贴近实际的任务上情况则有所不同，在这些场景中重要的不是推理，而是知识。例如在医疗卫生领域，医生判断病情给出诊断依靠的不是多么复杂的推理，而是对疾病和医药知识的掌握。人工智能要想复现医生的这种能力，同样需要掌握大量知识，就像人类专家那样，这种系统称为"专家系统"。

简单地说，专家系统主要包括两个主要部分：知识库和推理引擎，如图 2-16 所示。知识库存储了大量的领域知识，而推理引擎则利用这些知识进行推理和决策。通过模拟人类专家解决问题的方法，专家系统能够在许多复杂的专业领域提供帮助。

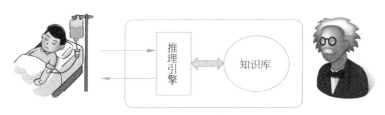

图 2-16　专家系统示意图

知识库是专家系统的核心。为了构建知识库，首要的任务是解决知识的表示问题，即如何把专家的知识表示成计算机可以理解的方式。一般来说，知识可以分为两类：陈述性知识和过程性知识。陈述性知识是对某一概念或个体的描述，如"肺炎的表现""阿莫西林的成分""一次 CT 检测的价格"等，过程性知识是在特定条件下应采取的动作，如"如果得了肺炎应该如何治疗""有过敏反应需要采用什么措施"等。

陈述性知识可以存储在一种称为"框架"（frame）的数据结构中，这一结构包括若干"槽"（slot），每个槽可以取若干"值"（value）。每个槽描述了事物的某一方面特性，综合起来就可以得到对一个事物的整体描述。例如下面的框架定义了"肺炎"这一概念：

{ 疾病名称：肺炎；
　症状：（发烧、咳嗽）；
　传染性：强；
　病因：微生物感染；}

过程性知识一般表示为"产生式规则"（production rule），即一系列"如果……那么……"这样的判断句。例如，"如果发烧，那么要吃退烧药""如果呼吸不畅，那么要马上使用呼吸机"。

产生式规则是最通用的知识表示方式。1972 年，纽厄尔和西蒙在研究人类的认知模型时意识到，人经过学习，可能在头脑中存储了一系列类似"如果……那么……"这样的规则，这些规则可以从经验中学习，并被人类用于推理并指导自己的行动。产生式规则的基本形式是 $P \rightarrow Q$，或者"IF P THEN Q"，其中 P 是产生式的前提，表示该产生式执行的先决条件；Q 是一组结论或操作，表示当前提 P 满足时，应该推出的结论或应该执行的动作。

有了合理的知识表示，把专家的知识收集起来组成一个知识库，机器就可以利用这些知识进行推理了，这是推理引擎的工作。以一个辅助医疗的专家系统为例，一个病人来就诊，表现为"发烧、咳嗽"。通过查找知识库，发现如下产生式规则：

IF 发烧并且咳嗽 THEN 诊断疑似肺炎
IF 疑似肺炎 THEN 应拍 X 光胸片

于是指导病人去拍胸片。拍过胸片后，发现确有阴影，再次查找知识库，发现如下产生式规则：

IF 疑似肺炎且胸片有阴影 THEN 确诊为肺炎

于是给出肺炎的确诊意见，并可根据其他知识给出进一步诊疗意见。当然，实际的专家系统要复杂得多，例如需要解决知识冲突问题，需要处理不确定性问题，需要对决策给出人能读懂的解释。要解决好这些问题需要非常精心的设计。

最早的专家系统是 1968 年由计算机科学家费根鲍姆和化学家莱德伯格开发的用于分析化学分子结构的 DENDRAL 系统。当时，莱德伯格提出了一种可以根据质谱仪的数据预测可能的分子结构的算法，他将这一成果与费根鲍姆进行了分享和讨论，二人开始合作用计算机来设计一个模拟人类专家的人工智能系统，并于 3 年后研制成功。DENDRAL 的成功开启了人工智能的新时代，从此以后专家系统在各个领域获得成功，人们设计制造了数百个专家系统，在一些领域甚至超过了人类专家。一个典型的例子是 1972 年开始建设的 MYCIN 医疗辅助系统，它历时 6 年，于 1978 年完工，是一个性能较高、功能全面的医疗专家系统，可帮助内科医生诊治感染性疾病。直到现在，基于知识的专家系统也是人工智能应用于医疗领域的重要方向。

专家系统的出现使人工智能进入知识工程时代，采集更多专家知识让机器更智能是这一时代的共识。正如费根鲍姆所说，"智能系统的力量来自它们所拥有的知识，而不是来自它们使用的特定形式和推理方案"。

2. 本体论与知识图谱

知识是专家系统的核心，虽然框架和产生式规则提供了描述知识的工具，但这些工具对知识的描述是松散的。当体系越来越庞大以后，越来越需要对知识有合理的组织，而不是散乱地写成一堆无序的框架和产生式规则。特别是对医疗健康领域，知识不仅复杂、庞大，而且极为严格，特别需要一种全面的、系统的、刚性的知识组织和管理方式。本体论（ontology）的应用解决了这一问题。

本体论是哲学的一个分支，与形而上学、认识论和语言哲学等领域相交，探讨显现之后的根本存在（being）问题。计算机领域中的本体论借鉴了哲学中的概念，但更侧重对一个领域里基础概念及其关系的形式化定义。更简单地说，明确定义一个领域中的基础概念及概念之间的关系，从而建立该领域中基础的知识框架。

1）本体实例

定义一个简单的医疗领域的本体，这一领域只包含疾病（disease）、症状（symptom）、治疗（treatment）、医生（doctor）4 个概念。

这个简单的本体可用图形化方式表示出来。

```
Disease-HasSymptom：疾病和症状之间的关系，如"感冒"与"咳嗽"。
Disease-HasTreatment：疾病和治疗的关系，如"糖尿病"与"胰岛素"。
Doctor-SpecializesIn：医生的专科领域，如"内科医生"专注于"心脏病"。
```

基于这一本体，可对领域知识进行整理，如图 2-17 所示。

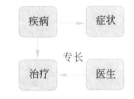

图 2-17　简单的医疗领域本体示意图

- 疾病：感冒。
  - 症状（Disease-HasSymptom）：咳嗽、流鼻涕、发烧。
  - 治疗（Disease-HasTreatment）：休息、药物（如对乙酰氨基酚）。
- 医生：内科医生。

  专长（Doctor-SpecializesIn）：感冒、糖尿病等。

可以看到，本体定义的是领域的基础概念和基本关系。基于本体论，知识得以被层次性地组织起来，最基础的知识框架由本体定义，由本体中的概念衍生出来的实体（entity）可以具有独特的属性，实体间也可以定义更明确的关系。这一方案使知识的组织既保持系统和严谨，也具有充分的灵活性。

2）本体描述语言

本体一般用本体描述语言来定义，如 Ontolingua、CycL 和 LOOM。下面是以 LOOM 语言描述的上述医疗本体及知识。近年来，随着语义网络（semantic web）的普及，基于语义网络的本体定义语言 OWL（web ontology language）成为主要的本体描述语言。事实上，用哪种语言来描述并不是关键，关键的是本体对知识系统严格而强大的表达能力。

```
(in-knowledge-base medical-ontology)
;; 定义概念
(defconcept Disease)
(defconcept Symptom)
(defconcept Treatment)
(defconcept Doctor)
;; 定义关系
(defrelation HasSymptom :dom 人工智能 n Disease :range Symptom)
(defrelation HasTreatment :domain Disease :range Treatment)
```

```
(defrelation SpecializesIn :domain Doctor :range Disease)
;; 实例化
(definstance cold Disease)
(definstance cough Symptom)
(definstance paracetamol Treatment)
(definstance internist Doctor)
;; 设置关系
(tellm (:about cold (HasSymptom cough) (HasTreatment paracetamol)))
(tellm (:about internist (SpecializesIn cold)))
```

3）实际使用的本体

实际应用的本体可能非常复杂。图 2-18 所示是一个用于医疗健康系统的本体，定义了整个医疗健康系统中的参与者和他们之间的相互关系。

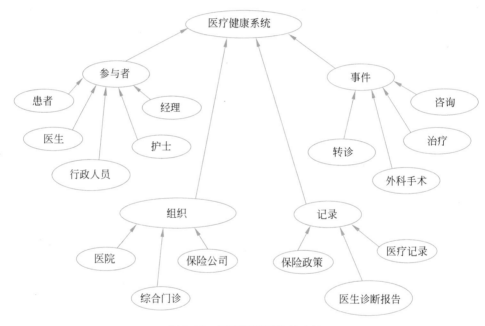

图 2-18　医疗健康系统的本体

图 2-19 所示是一个用于中医领域关于"症候"的本体。

4）知识图谱

值得说明的是，一些文献中对"本体"一词的用法并不严格，并不是指严格的概念体系，而是泛指领域中的实体及其之间的关系。严格来说，这种"本体"应该称为"知识图谱"，目的是存储和表示知识，而不是定义知识体系。

具体来说，知识图谱是一种基于图的知识表示方式，包括一组节点和节点之间的边。节点称为实体，包括概念性的类实体（如科学）和具体的实例实体（计算机科学），结点之间的边表示实体之间的关系，如从属关系、同类关系等。节点和边也可以设置属性，以提高知识表示能力。知识图谱并不像本体那样有严格的结构，但可以更灵活地表示各种复杂的知识。例如图 2-20 中关于药品和疾病的知识图谱，是通过检索大量论文和报告生成的，图谱中的实体种类多种多样，实体间的关系也有复杂性和多样性。

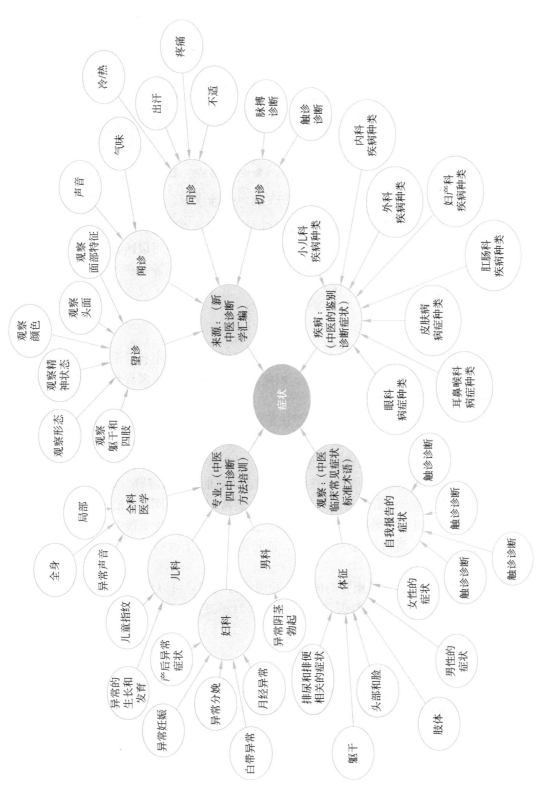

图 2-19　中医关于"症候"的本体

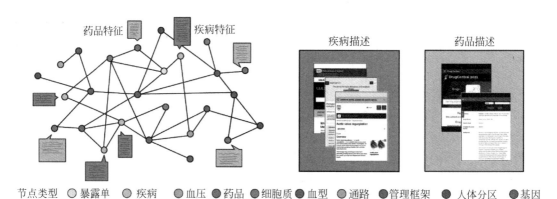

节点类型 ◯暴露单 ◯疾病 ●血压 ●药品 ●细胞质 ●血型 ●通路 ●管理框架 ●人体分区 ●基因

图 2-20 PrimeKG：关于药品和疾病的知识图谱

有了本体或知识图谱所表示的知识，就可以支持若干推理任务。例如，知识图谱上标明"古特雷斯"和"联合国秘书长"之间具有"职位"关系，就可以回答"古特雷斯的工作是什么"或"联合国秘书长是谁"之类的问题。更复杂的问题涉及在本体或知识图谱中进行多步推理的问题，目前科学家还在研究之中。

2.3.2 传统语言理解与生成

语言是人类和其他动物显著的区别之一。语言很复杂，同时也非常重要。人类几千年来积累的知识，都以语言的形式保存下来。因此，从人工智能诞生那天起，理解人类语言就被学者列为重点要攻克的目标。

那么，如何理解语言呢？一个直观的想法是通过语法和语义分析，将句子拆分成主语、谓语、宾语等各种成分，再看每个成分说了什么事，再把不同成分组合起来。这种方法并不陌生，在学英语的时候经常这样做。但是，语言是非常复杂多变的，几乎不可能找到一种语言是完全符合语法规则的。因此，在深度学习出现之前，语言理解一直没有太大进展。

如何生成句子是语言研究的另一分支。早期人们常用基于规则的方法。这种方法和语言理解类似，都是先设定好语法规则，再按规则生成。这种方法生成能力有限，而且很难解决语义上的合理性。例如"我要吃月亮"，这句话在语法上没有问题，但在语义上就很不合理。

后来人们提出用"语言模型"的概念。所谓语言模型，可以理解为一种词语接龙游戏，例如"妈妈去菜市场给我们买了＿＿＿＿"（图 2-21），后边可以加"西瓜"或"水果"，而不是"太阳""西北风"或"毛茸茸"。

图 2-21 语言模型是一个词语接龙游戏

语言模型的任务就是判断一句话的可能性，或称为"概率"。例如，通过在大量文本中进行统计，发现"我想吃苹果"比"我想吃椅子"在过去的文章中出现的更频繁，概率

分别为 0.7 和 0.1，表示成语言模型为

P（苹果 | 我，想，吃）=0.7
P（椅子 | 我，想，吃）=0.1

这意味着"我想吃苹果"更符合人类的语言习惯，因此更加合理。传统语言模型直接统计 $N-1$ 个词后接某一个词的概率，这种语言模型称为"N 元文法"。计算机的输入法会给你提示词、搜索框里会自动补全你的问题，用的都是这种 N 元文法语言模型。

值得说明的是，语言模型可以从历史文字不断预测下一个词，因此有能力生成一个段落、一篇文章或一本书。只不过因为预测的历史不能太长（一般不会超过 5 个词），生成的效果不尽如人意。因此，在 ChatGPT 出现之前，大语言模型仅用于后续词提示等简单场景。

2.3.3　Transformer 模型

2017 年，Google 的研究者发表了一篇历史性的论文 *Attention Is All You Need*，介绍了一种称为 Transformer 的神经网络结构，这一结构具有超长序列的建模能力，可以刻画一长串序列里每个元素之间的相关性。

要理解 Transformer，还要从词向量说起。所谓词向量，是给每个单词设定一个连续向量，如把葡萄表示成 [2.1，3.2]，把桃子表示成 [1.2，2.1]，把太阳表示成 [4.2，0.8]。学习的目标是使得语义相关的单词距离更近，不相关的单词距离更远。如图 2-22 所示，葡萄和桃子都是水果，因此离得比较近，但它们都和太阳离得比较远，因为后者是天体，与水果关系不大。

有了词向量，词与词之间的语义距离就可以明确计算出来，这是用计算机理解语言非常重要的一步。然而，词向量还是有很大局限性，这是因为同一个词在不同上下文环境中的语义可能截然不同。例如，"苹果"既有可能是吃的苹果，也有可能是一个手机的品牌。要想精确地理解一个词的语义，必须将它的上下文考虑进来。Transformer 引入了一种自注意力机制来实现这一目的。如图 2-23 所示，将"你吃苹果吗？"这句话的词向量作为输入（下层），这时词的语义是模糊的，我们并不知道"苹果"究竟是什么。将这些词向量送入第二层（上层），这时"苹果"对应的向量不仅从下一层的"苹果"那里获得语义，还从"吃"获得语义。因为这个"苹果"是"可吃"的，所以明确了这个"苹果"是一种水果，而不是一种电子设备。

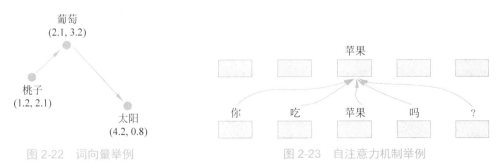

图 2-22　词向量举例　　　　　　　　　　图 2-23　自注意力机制举例

具体而言，自注意力机制的输入向量序列为 X，对 X 进行三种线性变换，得到三个向量序列，分别称为 Key（K）、Query（Q）和 Value（V），用这三个向量序列进行计算，得

到下一层的输出 X'。

$$X' = \mathrm{softmax}\left(\frac{QK^{\mathrm{T}}}{\sqrt{d}}\right)V$$

更直观地解释，Q 相当于一个待配对模式，K 相当于同一序列里待配对的模式，Q 和 K 相乘，相当于计算序列中的任意一个元素 x_i 和其他所有元素 $\{x_j\}$ 的相关性 w_{ij}，即

$$w_{ij} = q_i k_j^{\mathrm{T}}$$

softmax 函数对 w_{ij} 进行归一化得到 w'_{ij}，即

$$w'_{ij} = \frac{\mathrm{e}^{w_{ij}}}{\sum\limits_{k} \mathrm{e}^{w_{ik}}}$$

注意：$\sum\limits_{j} w'_{ij} = 1$，每个 w'_{ij} 可以理解为 x_i 从 x_j 处所收集到信息在所有上下文信息中的比例。基于 w'_{ij}，即可得到第 i 个元素的"上下文相关"表示：

$$x'_i = \sum\limits_{j} w'_{ij} v_j$$

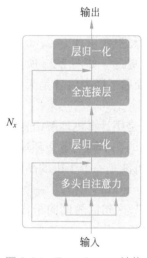

图 2-24　Transformer 结构

值得强调的是，对于 x_i，它可以从任意位置的 x_j 获得上下文信息，不受两者之间距离的限制，这就相当于可以对无限长的序列进行建模，从而打破了 N 元文法对上下文语义建模的长度限制，为精确的语义理解打开了大门。

Google 将自注意力机制与全连接映射组合在一起，组成了称为 Transformer 的结构。如图 2-24 所示，这一结构包含 N 个 Transformer 模块，每个模块中包含一个多头自注意力机制（即映射出多个 K、Q、V 来计算 X'）、一个全连接层，并引入一种称为"层归一化"的机制来约束第一层输出的取值范围。这种 Transformer 结构通过多次引入上下文信息，可以实现非常精确的语义提取，同时可以对无限长上下文进行建模，因而具有强大的信息处理能力。

2.3.4　ChatGPT 的诞生

Google 发表了 Transformer 模型之后，立即引起了 OpenAI 公司研究人员的注意，他们快速把 Transformer 应用到语言模型上，并将新模型取名 GPT。这是一个标准的语言模型，即通过历史词序列来预测下一个词，序测模型的主干就是 Transformer。

在引入 Transformer 以前，语言模型只能往回看不超过 10 个词，引入 Transformer 以后，GPT 的第一个版本可以往回看超过 1000 个词。让人震惊的是，仅仅是增加了回看视野，GPT 似乎一下子获得了超强的语言生成能力：只要告诉它目标任务是什么，就会生成相应的答案，如翻译、续写、判断情绪等。例如给出的一句话："请背诵机器人第一定律"，GPT 就用接龙的方式一个词一个词地生成，首先生成"机"，再生成"器"，以此类推，直到生成"机器人不得伤害人类"这个完整的答案，如图 2-25 所示。值得强调的是，

GPT 的回答在形式上是对问题的词语接龙，但展示给人的却是理解了人提出的问题，并做出了合理的回答。这意味着 GPT 以一种生成的方式体现了它对语言的理解。语言理解被生成模型解决，这恐怕是语言研究的学者从未想过的事。

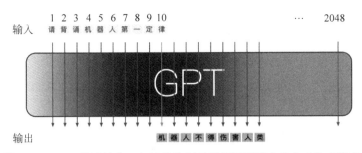

图 2-25   GPT 模型接收一句话作为提示并以词语接龙的方式生成答案

GPT 的出现是一个重要的里程碑，它表明基于词语接龙这种很简单的训练准则，只要学习的数据足够丰富，神经网络就可以表现出理解人类语言的能力。沿着这个方向，OpenAI 将其主要精力定位在大模型上，从 GPT-2、GPT-3 到引起轰动的 ChatGPT，以及后来具有图文理解能力的 GPT-4，这个创建仅 8 年多的公司在人工智能领域一骑绝尘。

大语言模型之所以如此强大，一个重要的原因是它通过理解人的语言掌握了人类所积累的知识。以 ChatGPT 为例，它的训练数据在处理前达到 45TB，包括图书、论文、论坛、社交媒体中的各种文本资源。这些文中不仅包含人类遣词造句的习惯和方式，更重要的是包含了人类几千年积累下来的知识。通过学习这些数据，大语言模型开始可能只是学会了如何生成流畅的句子，就像传统语言模型一样，只不过生成的更顺畅些；随着学习的深入，它不仅学会了如何说话，还学会了各种知识。这有点儿像从小学到初中再到高中，刚开始只是写一些作文，但随着阅读的增加，知识也在积累，慢慢地锻炼出了分析、理解等各种强大的能力。

2.3.5   多模态大模型

大语言模型本质上是学习了人类语言中的前后顺序性，通过对这种顺序性的掌握理解了语言。这给科学家很大的启发，因为顺序性是自然界的普遍规律，不论是一幅图像的空间布局还是一段视频的前后连贯，都是有顺序的。如果可以学习到这些顺序性，同样可以理解和生成图像或音视频。

2023 年，OpenAI 发布 GPT-4，不仅可以接受文本输入，还可以接受图像输入，以"看图说话"的方式与人交流，如图 2-26 所示。

2024 年初，OpenAI 发布视频生成系统 Sora，可以生成非常流畅的视频，例如大象从远处走过来的场景，后面有雪山和树林，地面上有积雪，大象走过来扬起的雪沫在天空中飞扬，整个场景非常自然，如图 2-27 所示。之所以能达到这样的效果，就是因为它通过大量视频数据学习到了其中的时空顺序性。

2015 年 1 月 20 日，DeepSeek 公司发布推理模型 DeepSeek-R1 正式版，使用较低的训练成本训练了不输 OpenAI 推理模型 o1 的性能，而且完全免费开源，引发全球关注。

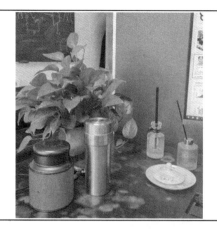
用户：桌上摆着哪些物品？
GPT-4：一盆绿色植物、一个保温瓶、一个红色罐子、一个盖碗茶、两个香水瓶、一台显示器。
桌面上的物品组合给人一种忙碌且有生活品位的感觉，可能属于一个经常需要长时间工作并欣赏舒适环境的人。

图 2-26　GPT-4"看图说话"

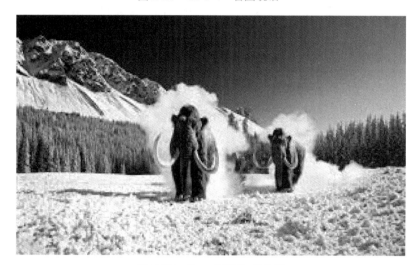

图 2-27　Sora 视频生成举例

目前，大语言模型在医疗健康领域得到广泛应用。例如在临床实验上，ChatGPT 正在帮助医生做出治疗决策、优化治疗方案，还可以作为病人的用药咨询师，甚至直接作为心理治疗师和病人聊天。Sora 等视频生成系统还被用于医师的培训，用生动的图片和视频让医生感受到更真实的场景。同时，大语言模型还可以作为大脑，指挥各种工具完成新药的研发与验证。

📖 **任务训练：常用人工智能工具的应用认知与岗位实践**

1. 任务目标

通过任务训练，全面了解当前主流人工智能工具（包括但不限于文心一言、讯飞星火、Kimi、夸克、豆包、DeepSeek 等）的基本功能与特点，掌握这些人工智能工具在学术研究、日常学习及未来工作岗位上的应用场景，能够熟练使用至少三种人工智能工具，完成信息检索、数据分析、内容创作等任务，提升利用人工智能工具解决实际问题的能力，培养学生的创新思维和批判性思维。

H5 交互 -
人工智能
关键技术
智能测评

2. 任务准备

（1）知识准备：人工智能基础，包括各类人工智能工具的基本原理、发展历程及行业应用案例。

（2）物资准备：资料准备，提供人工智能工具官方教程、操作手册或在线学习资源链接；数据准备，准备实践所需的数据集、案例材料或模拟环境。

（3）学生准备：根据兴趣和能力进行分组，每组 4 人或 5 人，确保每组能覆盖到不同的人工智能工具。

3. 任务实施

子任务设定：根据所讲授的学生对象教师设定子任务，以智能按摩机器人应用案例研究为例。

设问：请从以下选项中选出体现按摩机器人所涉及的人工智能关键技术的 5 个选项（提供 5 个正确答案及若干干扰项）。

分组讨论：分析智能按摩机器人的工作原理、技术难点及市场应用。

使用文心一言等人工智能工具进行相关资料搜集，加深对关键技术的理解。

小组汇报：分享研究成果，并就选择题进行讨论和解答。

其他人工智能工具实践如下。

信息检索：使用百度文库、夸克等工具，快速查找并整理特定领域的文献资料。

内容创作：利用文心一言进行文章撰写、摘要生成或创意激发。

数据分析：通过 Kimi 等工具处理和分析数据，制作图表，提炼洞察。

项目管理：应用豆包或其他项目管理软件，规划团队任务，跟踪进度。

成果展示：每组准备 PPT 或视频，展示人工智能工具在各自领域的应用成果，包括遇到的问题、解决方案及心得体会。

4. 评价考核

1）过程评价（40%）

（1）团队合作情况：评价团队成员间的沟通效率、分工合理性及问题解决能力。

（2）任务参与度：出勤率、课堂讨论积极性。

（3）训练日志：记录学习过程、遇到的问题及解决方案，考察对人工智能工具操作技能的掌握程度。

2）成果评价（60%）

（1）实践报告：评估报告的完整性、创新性和实用性，包括案例分析深度、数据准确性、解决方案的有效性等。

（2）口头汇报：各组进行口头汇报，特别关注智能按摩机器人应用案例选择题的正确率及解析深度。

5. 注意事项

（1）强调医学伦理：在任务训练过程中，强调医学伦理的重要性，讨论人工智能在医疗领域的潜在风险，从患者的角度出发，考虑人工智能技术的应用对患者的影响，培养职业道德意识。

（2）结合专业知识：将所学的医药卫生知识与人工智能技术相结合，思考如何在未来的医疗工作中更好地使用人工智能技术提高医疗质量和服务水平。

（3）注重实践操作：通过任务训练环节，亲身体验人工智能技术在医疗工作中的应用，加深对其的理解和掌握。

（4）批判性思维：提出不同观点，科学、安全地使用人工智能工具。

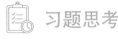 模块小结

1. 内容概述

本模块详细介绍了人工智能领域的两大关键技术——机器学习和深度学习。机器学习部分涵盖了其基本定义、原理、挑战与限制，以及应用领域和未来发展趋势。深度学习部分深入探讨了其基本概念、关键技术、应用场景以及发展趋势。通过学习这些内容，能够全面了解人工智能关键技术的核心思想和最新进展，为后续的健康服务应用奠定坚实基础。

2. 应用场景与案例总结

（1）机器学习：在医疗领域，机器学习被广泛应用于疾病预测、辅助诊断、患者分群等方面。例如，通过机器学习算法分析患者的病历数据，可以预测疾病的发展趋势，为医生提供个性化的治疗方案。此外，机器学习还在医学影像分析、药物研发等方面发挥着重要作用。

（2）深度学习：深度学习在医学图像处理、自然语言处理、语音识别等领域取得了显著成果。例如，深度学习模型能够自动识别医学影像中的病变区域，提高诊断的准确性和效率。同时，深度学习技术也被应用于医疗机器人、智能健康监测等方面，为患者提供更加便捷、高效的医疗服务。

3. 学习思考与未来展望

（1）学习思考：通过本模块的学习，思考如何将机器学习和深度学习技术应用于健康服务领域，解决实际问题。同时，也要关注这些技术的局限性和挑战，如数据隐私保护、模型可解释性等，并积极寻求解决方案。

（2）未来展望：随着人工智能技术的不断发展，机器学习和深度学习将在健康服务领域发挥更加重要的作用。未来，可以期待这些技术能够进一步提升医疗服务的智能化水平，为患者提供更加精准、个性化的治疗方案。同时，也需要不断学习和探索新的技术和方法，以适应这个快速发展的时代。

习题思考

1. 单项选择题

（1）基于知识的人工智能系统的核心是（　　　）。

　A. 数据处理　　　　B. 知识质量　　　　C. 算法优化　　　　D. 模型设计
　E. 系统集成

（2）下列选项中，不是基于知识的人工智能方法的缺点是（　　　）。

    A. 知识收集困难　　B. 知识更新缓慢　　C. 知识边界受限　　D. 系统可靠性差

    E. 需要大量人力投入

（3）下列选项中不是机器学习的基本元素的是（　　　）。

    A. 目标　　　　　　B. 模型　　　　　　C. 算法　　　　　　D. 编程语言

    E. 数据

（4）下列学派中，认为人类认知和思维的基本单元是符号的是（　　　）。

    A. 连接学派　　　　B. 贝叶斯学派　　　C. 符号学派　　　　D. 进化仿生学派

    E. 行为学派

（5）贝叶斯学派的核心思想是（　　　）。

    A. 通过符号演算模拟人的思考过程　　　　B. 建立事件之间的概率相关性进行推理

    C. 模仿人类大脑的工作机制　　　　　　　D. 模拟生物进化过程实现智能

    E. 通过逻辑推理优化模型

（6）卷积神经网络（CNN）的主要特点是（　　　）。

    A. 具有循环连接

    B. 使用全连接层进行特征提取

    C. 通过卷积核实现局部连接和权重共享

    D. 专门用于处理序列数据

    E. 只有一个隐藏层

（7）循环神经网络（RNN）主要用于处理（　　　）。

    A. 图像数据　　　　B. 序列数据　　　　C. 文本数据　　　　D. 音频数据

    E. 静态数据

（8）Transformer 模型的核心机制是（　　　）。

    A. 卷积机制　　　　B. 循环机制　　　　C. 自注意力机制　　D. 反向传播机制

    E. 感知器机制

（9）ChatGPT 是基于（　　　）模型发展而来的。

    A. M-P 神经元　　　　　　　　　　　B. 感知器

    C. Transformer　　　　　　　　　　　D. 卷积神经网络

    E. 霍普菲尔德网络

（10）大语言模型（如 ChatGPT）的强大能力主要来源于（　　　）。

    A. 复杂的网络结构　　　　　　　　　B. 大量的训练数据

    C. 先进的硬件支持　　　　　　　　　D. 特殊的优化算法

    E. 人类的直接指导

2. 论述题

（1）论述人工智能中深度学习与计算机视觉的关系，并举例说明深度学习在计算机视觉领域的应用。

（2）论述人工智能中自然语言处理（NLP）的关键技术及其应用，并探讨 NLP 未来的发展趋势。

H5交互 -
模块2智
能测评

人工智能在卫生健康领域的应用

模块导学

本模块旨在深入了解人工智能在卫生健康领域的多元化应用，包括临床医学、生物医药、护理康养和医学技术等多个方面。通过学习，将掌握人工智能如何助力疾病诊断、手术操作、药物研发、护理监测及医学装备维修等具体环节，从而认识到人工智能技术在提升医疗服务质量、效率及个性化水平方面的重要作用。

1. 学习路径建议

（1）基础理解：通过阅读教材和相关文献，对人工智能在卫生健康领域的整体应用情况有初步的认识。

（2）案例分析：选取典型应用案例进行深入剖析，如人工智能辅助诊断的成功案例、人工智能机器人在手术中的应用实例等，以加深对理论知识的理解。

（3）反思总结：对所学内容进行梳理和总结，思考人工智能在卫生健康领域的应用前景及可能面临的挑战。

2. 注意事项

（1）在学习过程中，要注重理论与实践相结合，避免纸上谈兵。

（2）多思考、多提问，培养批判性思维和解决问题的能力。

（3）注意保护患者隐私和数据安全，在涉及医疗数据时严格遵守相关法律法规。

3. 知识导图

本模块知识导图如图 3-1 所示。

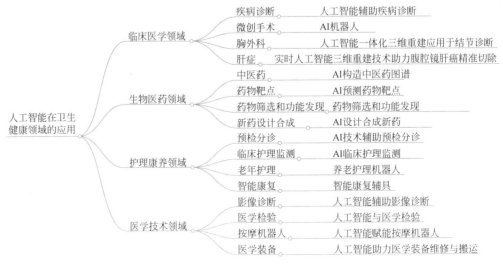

图 3-1　模块 3 知识导图

3.1　人工智能在临床医学领域中的应用

学习目标

知识目标：
（1）了解微创手术中人工智能机器人的操作和优势；
（2）熟悉人工智能辅助疾病诊断的流程和技术；
（3）熟悉人工智能在三维重建技术中的应用及其在胸外科结节诊断中的作用；
（4）熟悉实时人工智能三维重建技术在腹腔镜肝癌切除中的应用。

能力目标：
（1）能够客观分析和评估人工智能在临床诊断中的准确性和效率；
（2）能够理解人工智能算法在疾病诊断、辅助三维模型建立过程中的作用；
（3）理解人工智能如何辅助疾病诊断和手术过程。

素质目标：
（1）培养对人工智能技术在医学领域应用的敏感性和创新意识；
（2）强化伦理意识，确保人工智能技术在临床应用中的安全性和合规性；
（3）增强批判性思维，对人工智能技术在医学领域的局限性有清晰的认识。

重点难点

重点：人工智能辅助疾病诊断的原理和实际案例、微创手术中人工智能机器人的操作机制、人工智能一体化三维重建技术。
难点：人工智能技术的复杂性、跨学科知识的整合。

典型案例

音频：典型案例 3.1

　　患者李女士因持续咳嗽并伴有呼吸困难来到医院，经过一系列检查后，医生利用人工智能辅助疾病诊断系统对她的肺部 CT 扫描图像进行了深度分析。该系统通过先进的图像识别算法，迅速识别出了李女士肺部的一处早期肿瘤，这是传统方法可能难以发现的。随后，医生团队使用三维重建技术，根据李女士的 CT 数据创建了一个精确的三维模型，用于规划微创手术方案。这个模型帮助医生详细理解了肿瘤的位置和周围组织结构，为手术提供了宝贵的参考。

　　手术当天，医生采用了人工智能手术机器人在三维重建技术的辅助下，精确地避开了重要的血管和支气管，成功切除了肿瘤。整个手术过程中，人工智能系统还提供了实时的反馈和调整建议，确保了手术的安全性和有效性。李女士的术后状态良好，不久便能恢复正常生活。

　　针对以上案例请思考：

（1）在李女士的案例中，人工智能辅助疾病诊断系统如何改变了传统诊断流程？

（2）考虑到李女士手术中使用的人工智能手术机器人和三维重建技术，讨论这些技术在手术规划和执行中的作用？

★ 关键词汇

人工智能　手术机器人　临床诊断　三维重建　疾病诊断

知识准备

3.1.1　人工智能辅助疾病诊断

疾病诊断是通过对患者症状、体征及其他表现的识别与分析，判断疾病的程序和方法。"临床医学，首重诊断"，诊断是医疗活动的基石，它直接影响着治疗方案的制定和患者的治疗效果。在传统的医疗模式中，医生依赖自己的专业知识和临床经验，通过采集病史、体格检查、辅助检查等手段进行综合诊断。为了确保诊断的准确，一方面，医生需要根据最近的医学研究和临床指南不断更新自己的知识库，逐步累积临床经验；另一方面，实验室检查、影像检查、内镜检查、病理学检查等辅助检查的技术不断发展，检查设备的精度不断提高，为诊断提供了丰富的参考依据。

人工智能作为一门新兴技术，为精准诊断提供了新的可能性。人工智能通俗地讲就是让机器像人一样去思考和行动。因此，研究人工智能辅助疾病诊断的目标，就是研发出一套计算机系统，让它能够像医生那样给患者看病，做出正确的诊断，给予恰当的治疗。

早在20世纪70年代，斯坦福大学的研究人员就研发了一套帮助医生对血液感染患者进行诊断并选用抗生素药物进行治疗的人工智能系统。这是一种早期的专家系统，采用医疗知识库和基于规则的推理模型，由于其吸收了相关领域专家的大量经验知识，因而在某些方面甚至超过了人类专家。但事实上，此类专家系统在本质上都还处于信息检索系统的范畴，远不具备自动识别、学习、思考等人类专家的能力。因此，这些早期的医学人工智能系统始终停留在实验室研究阶段，迟迟无法被广泛应用于真正的医疗活动中。

近年来，计算机硬件水平的大幅度提升，为人工智能提供了充足的算力支持。大数据处理、深度学习、大模型等人工智能技术的不断发展，为人工智能提供了先进的技术支撑。同时，国内外医疗机构信息化水平不断提高，临床文本数据、影像数据、病理数据逐步实现数字化，为人工智能提供了充足的数据储备。因此，充分的算力、算法和数据支持带动了人工智能在医疗领域应用的井喷式发展，人工智能辅助疾病诊断已成为目前人工智能在医疗领域重要且核心的研究领域和应用场景。

1. 发展现状

疾病诊断过程一般包括问诊、体格检查、实验室和其他辅助检查等环节，医生根据在各环节中获取的信息识别出患者的疾病。目前，人工智能已经融入诊断活动的全流程中。

1）智能辅助问诊

问诊是诊疗活动的开始，问诊的目的是了解患者的基本信息、现病史、既往史及历史检查结果。实际上，现在的日常问诊往往并不充分。有的医生不想多问或不知道该问什么，而只依赖于实验室及其他辅助检查；有的患者既听不懂医生的提问，也不知道如何回答或答非所问。最终，整个问诊过程草草收场。这不仅增加了误诊和漏诊的风险，还降低了患者的问诊体验，在一定程度上恶化了医患关系。智能辅助问诊系统的出现，正是为了解决这个问题，规范问诊过程，辅助医生诊断。

（1）病历实时转写：自动识别问诊过程中医生和患者的对话语音，并生成问诊记录。医生便可解放出双手，用来同步进行体格检查，这样既可以如实记录问诊过程，又可以提高问诊效率。例如，某公司的智能语音产品"云医声"语音转录准确率已超过 97%，并推出 22 种方言版本，已在北京、上海等 20 多家医院落地使用。

（2）即席问诊助手：自动提取问诊记录中的关键信息，关联检查结果，生成结构化的电子病历，并自动向医生推荐可能的疾病、相关治疗方案等。此外，助手还能根据患者的电子健康记录和本次问诊内容，即席分析病情，提示医生进一步提问或检查的方向，辅助医生做出诊断。

2）智能辅助检查

深度学习模型已经在计算机视觉、自然语言处理等领域取得了显著的成效，其技术同样适用于临床检查领域。研究人员使用大量的病历、医学影像、实验室结果等数据训练模型，将其应用于疾病的发展预测、合理的检查推荐、病灶的定位与识别、多维度综合研判等。例如，X 射线、CT、MRI 等影像的诊断通常由影像放射科医生完成阅片并出具诊断报告，患者的个体差异和医生长时间的工作疲劳程度，都会影响医学影像诊断结果。人工智能技术在医学影像辅助诊断中的应用，帮助医生发现那些细微或隐蔽异常，协助医生做出诊断，提高工作效率，降低工作强度。此外，一些疾病不存在特异性检查指标，需要根据多项检查的结果进行综合研判。这就可以使用大模型强大的语义理解能力"读懂"检查结果，再基于完善的医学知识图谱找出与之匹配的疾病。

3）综合辅助决策

人工智能可以为医生提供基于最近的医学研究和临床指南的智能辅助决策支持。通过对大量的临床文献、病例数据库和治疗方案进行挖掘分析，人工智能可以为医生提供相似病例的经验参考、广泛推荐的治疗方案和药物选择等信息。

2. 实现原理

人工智能、机器学习、深度学习、大模型是层层递进的关系，即机器学习是人工智能的一种实现方式，深度学习是机器学习的一类算法模型，大模型是一种参数量大、层级多的深度学习模型。

在疾病诊断领域，常用的人工智能模型包括分类、图像识别、自然语言处理和大模型。任何一种模型的实现，都需要经过数据处理、模型训练、模型测评、部署运行 4 个基本步骤。

（1）数据处理：在机器学习模型训练之前，需要先处理数据，包括数据采集、清洗、转换、特征选择、标注等。数据处理是所有机器学习过程的起点，数据的数量与质量直接决定了模型的性能。

（2）模型训练：机器学习模型的训练是一个复杂的系统化过程，在训练之前，首要任务是精准定义问题，清晰界定待解问题的类型及预期目标，同时确立具体的性能评估指标，随后使用经过严格清洗与整理的优质数据开始训练。

（3）模型评测：机器学习模型评测是验证其性能和泛化能力的关键环节，包括交叉验证、自助法等评估方法，以及准确率、精确率、召回率、F1分数、ROC曲线/AUC值等性能指标。数据均衡时，准确率有效；不均衡时，精确率、召回率、F1分数更重要。合理选用评估方法和指标，可全面评估模型表现，确保其性能优异。

（4）部署运行：模型测评结果达到预期标准后，它才能用于辅助诊断决策。此后，还需要对模型的运行情况进行监控，观察模型的负载压力、诊断准确率，同时向用户提供快速反馈的渠道，帮助研发人员及时了解模型的实际性能，为模型优化提供参考。

3. 应用案例

（1）辅助早癌筛查。人工智能在辅助早癌筛查方面展现出了巨大的潜力和价值。例如，乳腺癌筛查方面开发了"人工智能乳腺全周期健康管理系统"，通过深度学习模型，提高乳腺癌筛查的检测精度和效率。宫颈癌方面开发了宫颈癌AI云诊断平台，通过大规模数据训练和深度学习技术，实现了宫颈癌的高效、准确筛查。肺癌筛查方面，人工智能可以辅助医生进行肺结节识别，提高诊断效率与准确度，如图3-2所示。

（2）辅助整形美容。人工智能系统可以辅助医生进行病变或组织检测、分割和分类，可以帮助医生分析图像，识别结构，辅助外科医生进行术前规划、术中诊疗和术后效果评价等。在整形美容领域，人工智能系统精准分析患者CT数据，三维重建关节形态，如图3-3所示，辅助医生设计手术方案，确保手术精准度与安全性，术后患者恢复良好，面部轮廓更加和谐。

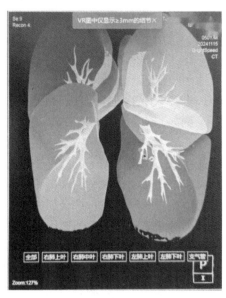

图 3-2 人工智能辅助肺结节诊断

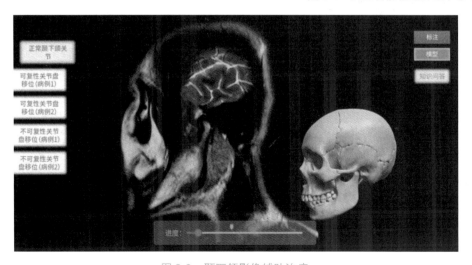

图 3-3 颞下颌影像辅助治疗

（3）辅助罕见病诊断。罕见病由于特异性症状复杂、临床认知度低等原因面临"诊断难"的挑战，这是一项世界性难题，罕见病平均确诊时间长达 5~30 年，且误诊现象频发。罕见病难确诊除医生经验不足外，其特异性检查也往往较复杂和昂贵。诊断时如果优先考虑罕见病，那可能需要消耗大量的医疗资源去验证，同时给患者带来较大的心理和经济负担，这也与"优先考虑常见病、多发病"的临床诊断基本原则相违背。对此，基于大量罕见病病例资料训练而成的人工智能模型，能从患者体征、常规检查结果中探寻蛛丝马迹，提示医生罕见病发生的概率。例如，2019 年，科学家团队利用深度学习识别遗传性疾病的面部表现型的研究成果，提出一种通过面部特征识别罕见遗传病的人工智能方法 DeepGestalt。该方法依赖机器学习算法和类脑神经网络，可根据先天发育障碍患者的面部照片识别多种罕见遗传病并进行分类，在发现安格曼（Angelman）综合征和德朗热（Cornelia de Lange）综合征患者方面的表现都优于医生。

（4）辅助脊柱手术。①脊柱手术：通过术前的三维重建和手术规划，人工智能能够精确定位手术入点，辅助医生进行微创手术，显著降低手术风险并缩短手术时间。②肺穿刺活检术：在肺穿刺活检术中，机器人辅助系统可以集结光学导航、人工智能、机械臂辅助定位等多项先进技术。通过光学定位导航技术，医生能够在 CT 图像三维重建的基础上，配合患者呼吸运动进行穿刺规划。机器人辅助系统可以显著提高穿刺效能，如图 3-4 所示，缩短操作时间，减少辐射暴露面并降低手术难度。

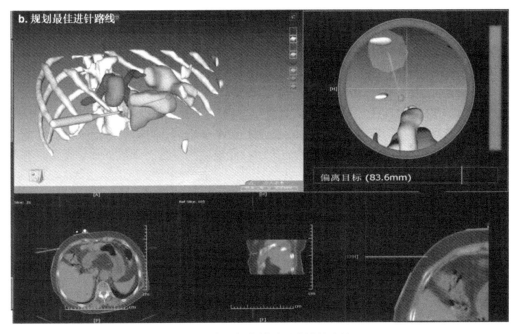

图 3-4　人工智能辅助手术进针路线

4. 优势与挑战

1）人工智能带来的影响

正如人工智能融入其他行业那样，人工智能在临床诊断上的应用，对医生、患者及整个医疗体系都产生了一系列影响。

（1）对医生工作流程的影响：人工智能系统可以自动完成大量的图像分析和数据整理等重复性工作，让医生有更多的时间与患者交流和进行临床决策。例如，在一项研究中，研究人员调查了人工智能辅助诊断系统对放射科医生工作的影响，结果显示，使用人工智能系统的医生在诊断肺结节时的速度提高了20%，而且诊断的一致性也有所提高。

（2）对患者诊疗体验的影响：对患者而言，人工智能辅助诊断可以缩短等待时间，规范诊断过程，提高诊断的准确性，从而改善整体的诊疗体验。例如，人工智能系统可以在短时间内自动分析各类检查数据，为患者提供快速的诊断结果。

（3）对医疗资源分配的影响：人工智能辅助诊断可以提高医疗资源的使用率，通过更准确的诊断建议减少不必要的检查和治疗，从而优化资源分配。同时，我国的区域医疗资源不均衡，基层医院医疗水平有限，囿于医生经验不足和检查设备落后，患者难以得到准确、高效的诊断，从而贻误治疗时机。为此，基层医疗机构可与大型三甲医院建立医疗联盟，在原先共享资源的基础上，进一步共享人工智能辅助诊断资源，实现云上远程智能问诊，让患者在"家门口"就能得到高质量医疗服务。

2）人工智能面临的挑战

尽管人工智能在某些场景上已经取得了接近甚至超越人类医生的性能，但这并不意味着现阶段人工智能就可以取代医学专家。整体来看，人工智能还需要更多的试验论证才能得到医学界和社会的广泛认可。目前在实际临床场景中，人工智能仍面临着训练数据匮乏、模型泛化能力弱、模型可解释性差、数据隐私保护要求高、临床应用的伦理风险等挑战。

（1）训练数据匮乏：医疗数据专业性很强，一般人工智能研发人员难以直接参与医疗数据的采集和处理过程。例如，医学影像的标注，需要在大量影像图像上标记出病灶的位置、边界并给出分类和分期，这项工作只能依靠医学影像科的专业医生才能完成。同时，医疗数据包含大量患者隐私信息，文本类数据更甚，医疗机构为了规避隐私泄露风险，不愿共享数据，这也是目前公开的医学数据集十分稀少的主要原因之一。此外，如前所述，诊断是根据多维度信息综合研判的结果，医生是这么分析的，计算机亦是如此。因此，构建涵盖多个视角、正负样本平衡、数量庞大、标注准确的完备医学数据集，无疑是有效提升智能诊断效果的重要突破口。

（2）模型的泛化能力弱：不同医疗机构、不同科室面对的患者群体不同，数据的存储格式、检查项目、疾病诊断标准均有所差异，使建立在单一数据集上的模型难以应用于其他机构和科室。为此，有研究团队正试图利用多机构、跨科室的数据建立模型，同时使用联邦学习、迁移学习等技术在保证数据隐私的前提下提升模型的泛化能力。

（3）模型可解释性差：许多现代人工智能模型，尤其是深度学习模型，是一个典型的黑箱系统，人们无法解释它内部的运行机理。可解释性人工智能（explainable artificial intelligence，XAI）是目前人工智能研究的一个新兴分支，旨在解释人工智能模型输入／输出之间的因果关系，使模型与使用者之间达成清晰有效的沟通，以取得人类的信任。由于医疗领域的特殊性，可解释性人工智能模型可以让医生了解智能辅助诊断系统是如何根据患者的数据给出诊断结果的，从而更好地判断系统的建议并做出决策。例如，用于诊断皮肤癌的可解释性人工智能系统，不仅提供诊断结果，还展示模型推理的关键过程，包括它如何分析皮肤病变的图像特征、发现哪些检查结果异常、确定疾病的理论依据等。这种透明性有助于医生和患者理解人工智能系统的决策过程，提高了他们对系统的信任。

（4）数据隐私保护要求高：医疗是一个高度专业且隐私敏感的领域，隐私保护是人工智能模型被医生和患者接纳的首要前提。在单一医疗机构内部，参与模型训练的数据要做好脱敏处理，严格控制涉及患者隐私数据的访问权限。在不同医疗机构之间合作时，可采用隐私计算方法进行安全可信计算，确保数据安全。

（5）临床应用的伦理风险：人工智能应用于临床诊断还涉及诸多伦理和法律问题。人工智能无法确保诊断的 100% 准确，当人工智能系统的诊断建议与医生不一致时，到底听谁的？不一致的诊断建议是否会影响医生的正常判断？如果由此导致了误诊或治疗失败，责任应由谁来承担？为回答这一系列问题，还需要进一步制定明确的法律法规和指导原则，划清诊疗过程中各参与方的责任归属。同时，从技术层面提升人工智能模型的可解释性及决策透明度，有助于降低人工智能辅助诊断系统临床应用的伦理风险。

5. 未来展望

随着人工智能技术的蓬勃发展，人工智能必将进一步融入临床医疗过程之中，对传统的医疗方式产生创新性变革。

（1）人机协同。在未来一段时间里，人机协同将是人工智能在医疗领域发展的主要方向。未来的人工智能系统会更加注重与医生的协作，将医生从日常烦琐的重复性任务中解放出来。借助人工智能，系统可以完成病历编写、病史分析和初步建议等工作，从而使医生能够将精力集中在问诊和体格检查上，并审慎评估系统提出的建议。最终，医生将综合这些信息，做出疾病诊断并采取适当的治疗。

（2）远程医疗。近年来，我国远程医疗呈现出扩张式发展的态势，远程医疗系统不仅有效缓解了医疗资源分布不均的问题，还极大提升了医疗服务效率与质量。以往，远程医疗主要依靠 5G、互联网等通信技术搭建起医生与医生之间桥梁。未来，依托人工智能，远程医疗不仅可以为基层医生提供智能辅助诊断服务，还能为患者提供常见病初诊、慢性病管理指导、远程体征监控等远程诊疗服务。

（3）人才培养。人工智能辅助诊断是"人工智能 + 医疗"的典型应用场景，其发展需要高校、科研院所、科技企业、医院的共同参与，需要大量的人工智能和医学类交叉复合型人才。目前，国内已有多所大学开设智能医学工程专业，致力于培养高端医工复合型人才。相信在不远的将来，会有更多的专业人才加入人工智能辅助诊断的研究中来，开发出更加完善的智能系统，为医生和患者服务。

疾病诊断是每名医生的必修课，而人工智能将成为医生的得力助手。它的高效分析能力和智能决策支持将使医生有更多时间考虑患者的利益，提供人性的关怀，让患者在医生这里得到生理和心理的双重修复，最终提升医疗服务的整体质量，让更多的人享受到高质量的智慧医疗服务。

3.1.2　微创手术中的人工智能机器人

微创手术是利用腹腔镜、胸腔镜等现代医疗器械及相关设备进行的手术，因其创伤小、疼痛轻、恢复快的特性，已被广泛应用于各类外科手术中。微创手术颠覆了传统手术中直接接触和观察人体病变组织区域的模式，变为通过内窥镜等设备在人体内施行手术，从而实现了创伤更小和恢复更快。

微创手术中的 AI 机器人

虽然微创手术创伤小、出血少、恢复快的特点尤为突出，但其依旧存在一定的局限性。例如，对于伤口范围特别广、病情特别重的患者，如多节段椎间盘突出继发椎管狭窄等，就无法进行微创手术。此外，微创手术对仪器设备要求较高，对操作医生的技能要求也较高，依赖性较强。

人工智能机器人技术的出现是微创手术应用的一个新的里程碑。人工智能机器人，如达芬奇手术系统，通过高级的计算机辅助技术和机器人手臂，为手术提供了前所未有的精确度和灵活性。这些机器人系统通常由经验丰富的外科医生远程控制，能够在狭小的空间内进行复杂的手术操作，同时减少手部颤抖和医生疲劳对手术的影响。

1. 发展现状

目前，人工智能机器人在微创手术中的应用已经取得了显著的成果。例如，首例5G+人工智能超远程国产机器人微创手术已经顺利完成，这标志着在5G和人工智能技术的支持下，远程微创手术已经成为可能。此外，国产手术机器人在穿刺手术中解决了传统手术中看不清、穿不准、测不到等诸多问题。

然而，人工智能机器人在微创手术中的应用也面临一些挑战。数据的特异性和多样性、数据的准确标注、实时处理与响应、数据隐私与安全，以及与现有系统的集成度都是技术开发的难点。此外，人工智能机器人的成本较高，对操作医生的技能要求也较高，这些因素可能限制了其在某些医疗环境中的广泛应用。

2. 实现原理

微创手术中的AI机器人主要通过高精度的机械臂、先进的传感器和智能图像识别技术等实现。它们能够根据医生的操作指令，精确执行复杂的手术任务。图像识别技术辅助识别解剖结构，确保操作的精确性。同时，AI算法优化手术路径，减少手术风险，提高手术效率。

3. 应用案例

（1）腔镜手术机器人：应用范围广泛，能够覆盖泌尿外科、普通外科、胸外科、妇科等多科室的微创手术需求。该机器人系统通过腹腔镜为医生提供高清晰的立体手术视野，直观灵敏的主从式远程操作，以及高度灵活的手术器械，简化了手术操作，缩短了手术时间。例如，在泌尿外科手术中，显示出较高的临床优势。它能够协助外科医生在狭窄的解剖空间内完成复杂手术，如机器人辅助的根治性前列腺切除术、肾脏部分切除术和肾切除术等。

（2）骨科手术机器人：主要适用于全膝关节置换术和全髋关节置换术。术前，该系统能够根据患者CT扫描数据建立三维模型，并制定个性化的假体植入方案；术中，机器人利用高灵巧、轻量化的机械臂，精确执行截骨和假体安装等关键步骤，从而提高手术的精准度和效率。此外，骨科手术机器人还具备远程手术的能力，这使得专家能够跨越地理障碍，为偏远地区的患者提供高质量的医疗服务。

（3）血管介入机器人：通过结合人工智能和机器人技术，辅助医生进行更精细的心血管支架植入术。该款机器人能够复现人手操作，使得通过迂曲血管和复杂病变变得更加容易。此外，血管介入机器人的精确的步进能力提高了器械释放的精度，一键锁定解锁功能则允许单人完成器械交换，从而提高手术效率。

（4）肿瘤微创介入手术机器人：该机器人的应用主要集中于肿瘤的微创介入治疗，包括活检和消融手术。与传统的手术方法相比，机器人系统能够提供更为精确的病灶定位和实时导航，从而减少了对周围健康组织的损伤，并且能够实时评估消融效果，有效避免肿瘤残留风险。

（5）智能脊柱导航手术机器人：该机器人适用于脊柱胸腰骶节段的开放和微创椎弓根螺钉置入、椎体成形术和创伤领域。它能够辅助确定病灶位置，辅助术前设计置钉规划路径，帮助医生降低手术风险，减少辐射伤害，提高手术成功率，减少后遗症发生的可能性。

4. 优势与挑战

人工智能机器人应用于微创手术具有诸多优势，同时也存在一些不足，由此也为人工智能机器人在微创手术中的进一步应用带来了一定挑战。

1）优势

（1）手术精确度提高。通过高清成像系统和精确的机械臂控制，能够提供亚毫米级别的精准定位和操作，减少手术过程中的人为误差。

（2）手术安全性增强。能够过滤掉医生手部的微颤，确保手术操作的稳定性，同时减少对周围组织的损伤，降低手术风险。

（3）手术效率提升。可以减少手术时间，提高手术室的流转效率。

（4）具备远程手术能力。结合 5G 技术，能够实现远程手术，使专家能够跨越地理障碍，为偏远地区的患者提供高质量的医疗服务。

（5）医生负担降低。通过自动化和智能化的操作，减轻了医生在手术过程中的体力和心理压力，同时提供了更好的手术视野和操作便利性。

2）挑战

（1）设备成本高。人工智能机器人系统的购置和维护成本较高，这可能限制了其在一些资源有限的医疗机构中的应用。

（2）技术复杂。人工智能机器人系统的集成和操作需要高度的技术知识和专业培训，这对医生和医疗团队提出了更高的要求。

（3）伦理与法律风险。人工智能机器人在手术中的应用涉及如责任归属、医疗事故处理等一系列伦理与法律风险，需要相应的法律法规进行规范和指导。

5. 未来展望

微创手术中的人工智能机器人技术是一项集多种高新技术于一体的医疗辅助手段，它通过结合先进的成像技术、人工智能算法、机械臂技术以及计算机视觉等，为医生提供了更精准、更安全、更高效的手术辅助工具。

第一，在提高手术精确度方面具有显著优势。然而，目前的技术在数据的特异性和多样性、数据的准确标注、实时处理与响应等方面还存在挑战。未来，人工智能机器人需要通过更高级的机器学习算法和更大量的数据训练，提高对不同患者解剖结构的适应性和手术策略的个性化。

第二，在手术安全性方面具有很大潜力。目前许多手术机器人缺乏触觉反馈，这限制了医生在手术中的感知能力。未来的发展方向之一是开发具有触觉反馈的机器人系统，为医生提供更真实的手术感受，提高手术的安全性和效果。

第三，人工智能机器人能够明显提升手术效率。然而，目前的技术在成本控制、技术复杂性、数据安全和隐私保护等方面还存在不足。未来，随着技术的不断进步和成本的降低，预计人工智能机器人将在未来的微创手术中发挥更大的作用，推动医疗服务的质量和效率的提升。

第四，手术中的应用中面临的伦理和法律问题有待进一步明确，如责任归属、医疗事故处理等，需要相应的法律法规进行规范和指导。未来的发展方向包括建立更完善的法律框架和伦理指导原则，确保人工智能机器人技术的负责任使用。

微创手术中的人工智能机器人通过自动化和智能化的操作，可以帮助医生减少手术准备和执行时间。例如，它们可以快速精确地定位病灶，减少手动操作的误差和时间。

3.1.3 人工智能一体化三维重建应用于胸外科结节诊断

微课：人工
智能一体化
三维重建应
用于胸外科
结节诊断

三维重建（3D）技术是一种通过数学与计算机技术，从二维图像或数据中复原物体或场景三维结构的过程。该技术的核心在于运用先进的算法与模型，整合来自多个视角或时间点的二维图像信息，以重建出物体的三维几何形状及表面纹理。

在医学领域，通过从患者的医学影像数据中提取关键信息，如骨骼结构、器官形态和血管网络等，构建出对应的三维模型。这些模型不仅展示了身体部位的几何形状，还包含了表面纹理与内部细节，为医生提供了直观且精确的可视化工具，帮助他们更深入地理解患者的解剖结构与病理变化，从而做出更准确的诊断。

在传统的胸外科结节诊断中，医生主要依赖二维影像资料，如 X 射线、CT 和 MRI 图像等。然而，这些二维图像在结节诊断中面临着一系列挑战。

第一，二维图像难以全面、直观地展示结节的三维形态和与周围组织的关系。结节在三维空间中的形态可能远比在二维图像上展示的更为复杂，而医生仅凭二维图像难以准确判断其真实大小和形状，以及是否对周围组织造成了压迫或浸润。

第二，二维图像的解读存在主观性。不同医生在解读同一份二维影像资料时，可能会因为个人经验、技能和认知差异而得出不同的结论。这种主观性不仅影响了诊断的准确性，还可能导致治疗方案的差异。

第三，传统诊断方法在结节的随访和疗效评估方面也存在局限性。由于二维图像难以准确反映结节的变化情况，医生在判断结节是否增大、缩小或消失时可能面临困难。这不仅影响了治疗效果的评估，还可能延误了患者的治疗时机。

随着人工智能技术的快速发展，三维重建技术与人工智能的结合为胸外科结节诊断带来了前所未有的机遇。人工智能技术通过深度学习、机器学习和图像识别等算法，能够自动从大量的医学影像数据中提取关键信息，进而实现结节的自动检测和三维重建。这不仅大大提高了诊断的准确性和效率，还减少了人为因素带来的不确定性，在当今人工智能技术的推动下，三维重建技术已经成为胸外科结节诊断领域中一个关键且核心的研究焦点与实际应用场景。

1. 发展现状

在胸外科结节诊断中，三维重建技术的应用已经取得了显著成果。一方面，三维重建技术能够更直观、全面地展示结节的三维形态和与周围组织的关系，帮助医生更准确地判断结节的性质、大小和位置。这不仅可以提高诊断的准确性，还可以为手术规划和模拟提供强有力的支持。另一方面，三维重建技术还可以与其他先进技术相结合，如电磁导航支气管镜技术、达芬奇手术机器人等，实现更加精准、安全的手术治疗。例如，在手术前，医生可以利用三维重建技术进行手术模拟和规划，确定较优的手术路径和切除范围；在手术中，医生可以实时追踪手术器械的位置和角度，确保手术操作的准确性和稳定性；在手术后，医生还可以利用三维重建技术进行并发症的监测和随访，及时发现并处理可能出现的问题。

此外，三维重建技术还在胸外科其他疾病诊治中展现出广泛应用前景。例如，在胸腔大肿瘤手术评估中，三维重建技术可以更加精准、高效地识别肿瘤毗邻结构和滋养血管，有助于减少术中出血、降低手术风险；在胸壁肿物、胸壁畸形等疾病的诊治中，三维重建技术也可以提供重要的形态判定和手术指导。

2. 实现原理

人工智能一体化三维重建在胸外科结节诊断中的应用结合了人工智能的深度学习算法与三维重建技术，能够实现对胸部 CT 影像数据的自动化、高精度分割和三维模型构建，为医生提供更直观、全面的病灶信息，有助于制定更准确的诊断和治疗方案。

3. 应用案例

在胸外科领域，三维重建技术已成为一种重要的诊断工具。这些技术通常以多层螺旋 CT 为基础，尤其在结节的诊治中得到了广泛应用。

（1）三维重建辅助乳腺结节良恶性判别：三维重建技术在乳腺结节诊断中发挥着关键作用。它能够清晰地展示结节的内部结构特征，如形态、密度和回声等，这些特征是判断结节良恶性的重要依据。此外，三维重建技术还能直观观察结节内部的血管分布和数量，评估血流灌注情况，从而间接判断结节性质。同时，该技术还能清晰显示结节与周围组织的关系，包括与乳腺小叶、乳管、胸大肌等的毗邻情况，有助于医生判断结节的浸润程度和手术难度。

（2）三维重建辅助肺结节良恶性判别：三维重建技术能够真实地展现结节的解剖结构，清晰显示结节内部的密度变化、边缘特征、周边及内部的小血管、细支气管影和结节周边胸膜的牵拉程度。某医院的研究表明，在同时性多原发肺癌的外科治疗中，三维重建打印模型能够快速准确定位切除标本中的多个肺结节。病变的病理结果与术前 CT 检查结果能够一一对应，这对于进一步研究多发性肺结节的临床病理特征和放射组学具有重要意义。

（3）三维重建辅助肺结节术式规划：在胸外科肺部手术领域，胸部 CT 三维重建技术在术前规划中发挥了重要作用。该技术能够精确定位肺部结节，并清晰展示结节周边肺支气管、血管的分型及变异情况，为手术方案的制定提供有力依据。此外，三维重建技术还具备全角度自由旋转与交互式展示肺结构（包括血管、支气管及病灶）的能力，这种三维观感与手术实际操作过程高度契合，有助于医生提高手术操作的精确度，进一步降低手术风险。

（4）三维重建辅助胸腔大肿瘤手术评估：对于胸腔巨大肿瘤而言，术前精准评估其位置、起源及与周围结构的关系至关重要。然而，这一任务往往依赖外科医生丰富的临床经验和卓越的空间想象力。手术切除是治疗胸腔巨大肿瘤的主要手段，但由于病理类型复杂、瘤体巨大、肿瘤与邻近结构关系不明确等因素，手术风险较高，切除难度也相对较大。三维重建影像技术为胸腔巨大肿瘤的术前评估提供重要辅助。通过三维重建，医生可以根据三维影像，全面评估肿瘤与周围结构的关系，更加精准、高效地识别肿瘤毗邻的结构和滋养血管，从而有助于减少术中出血量，制定出更加精准、全面的术前评估，降低手术风险，为手术的成功实施奠定坚实基础。

4. 优势与挑战

1）优势

（1）提升诊断准确性与效率。三维重建技术通过构建逼真的三维模型，使医生能够全方位、多角度地观察结节的形态、大小、位置及其与周围血管、支气管等结构的关系，还可以观察结节内部的密度变化、边缘特征以及周边胸膜的牵拉程度等细节，从而做出更准确的诊断。

（2）辅助手术规划与导航。通过三维模型，医生可以模拟手术过程，评估手术难度和风险，制定个性化的手术方案。这不仅有助于医生在术前做好充分的准备，还能够在术中实时导航，确保手术的精确性和安全性。

（3）促进医患沟通与理解。通过直观的三维模型，医生可以向患者和家属展示结节的位置、形态和手术方案，帮助他们更好地理解病情和手术过程，从而减轻焦虑和恐惧，提高治疗依从性。

（4）推动科研与教学发展。通过三维模型，研究人员可以更深入地分析结节的影像学特征，探索其病理机制和生物学行为，为疾病的诊断和治疗提供新的思路和方法。同时，三维模型还可以作为教学工具，辅助理解和掌握胸外科疾病的诊断与治疗技术。

2）挑战

（1）技术局限性与准确性问题。尽管人工智能一体化三维重建技术在胸外科结节诊断中取得了显著成效，但仍存在一些技术局限性和准确性问题。对于某些复杂的胸部病变，如小血管、淋巴结等细微结构的分割和重建可能不够准确。此外，由于不同患者的解剖结构存在差异，且受到呼吸运动等因素的影响，三维模型的构建和匹配也面临一定的挑战。

（2）数据获取与处理难度。数据获取与处理是人工智能一体化三维重建技术面临的另一个挑战。高质量的影像数据是构建准确三维模型的基础，但在实际应用中，往往难以获得足够数量和质量的影像数据。此外，数据的处理和标注也需要大量的时间和人力成本。

（3）临床应用与推广难度。一方面，该技术需要专业的设备和软件支持，且操作复杂，需要具备一定的专业知识和技能。另一方面，由于该技术尚处于发展阶段，其临床效果和安全性还需要进一步的验证和评估。

（4）经济成本问题。由于该技术需要专业的设备和软件支持，且操作复杂，因此其成本相对较高。这在一定程度上限制了该技术的普及和应用范围。

5. 未来展望

1）技术进步与革新

（1）更高精度的三维重建：随着深度学习算法的不断优化和计算能力的提升，未来的三维重建技术将能够实现更高精度的肺部结节重建，甚至能够识别并重建出更细微的血管和淋巴结构，为胸外科医生提供更详尽的术前规划信息。

（2）实时动态三维重建：现有的三维重建技术主要基于静态的 CT 或 MRI 影像数据。未来，随着影像技术的革新，实时重建肺部及其周围组织的三维模型，为术中导航和实时评估提供强有力的支持。

（3）多模态影像融合：未来的人工智能三维重建技术将能够融合多种模态的影像数据（如 CT、MRI、PET CT 等），从而提供更全面、更准确的肺部结节诊断信息。

2）跨学科融合与创新

（1）与机器人手术的深度融合：未来，人工智能三维重建技术将与机器人手术技术更加紧密地融合，实现更精准、更安全的手术操作。例如，通过三维重建模型进行手术路径规划和导航，结合机器人手术系统的灵活性和稳定性，将能够进一步提高手术的成功率和患者的满意度。

（2）与虚拟现实技术的结合：虚拟现实技术将为胸外科医生提供一个更加直观、真实的手术模拟环境。通过结合人工智能三维重建技术，医生可以在虚拟环境中进行手术预演和风险评估，从而提高手术的安全性和成功率。

3）临床应用拓展

（1）早期筛查与预防：随着人工智能三维重建技术的不断发展，其在肺部结节的早期筛查和预防中将发挥更大的作用。通过定期的肺部三维重建检查，医生能够更早地发现潜在的结节病变，从而采取及时的干预措施。

（2）个性化治疗方案：基于高精度的三维重建模型，胸外科医生可以制定更加个性化的治疗方案，包括手术路径的选择、切除范围的确定等，从而最大程度地保护患者的肺功能和生活质量。

（3）术后康复与随访：人工智能三维重建技术还可以用于术后康复和随访。通过对比术前和术后的三维模型，医生可以评估手术效果，及时发现并处理可能的并发症，为患者提供个性化的康复指导和随访计划。

4）教育和培训

未来，人工智能三维重建技术将成为胸外科医生必备的技能之一。因此，医学院校和医疗机构需要加强教育和培训，使医生能够熟练掌握这项技术，并在临床实践中灵活运用。

3.1.4　实时人工智能三维重建技术助力腹腔镜肝癌精准切除

手术切除是治疗肝癌的主要手段之一。根据肿瘤的大小、位置和数量，医生可能会选择局部切除、肝段切除或肝叶切除等不同的手术方式。在传统的开放手术中，医生需要通过较大的切口直接观察和操作肝脏。而在腹腔镜下进行肝癌切除手术时，医生则需要通过屏幕上的二维图像来判断肿瘤的位置和周围结构，这对医生的空间想象力和手术技巧提出了更高的要求。常规肝癌切除手术面临的主要挑战包括准确定位肿瘤、控制出血、避免损伤重要血管和胆管结构、确保切缘阴性（即完全切除肿瘤）等。由于医生无法直接用手触摸和感知肝脏组织，这些挑战在腹腔镜手术中变得更加突出。

微课：实时人工智能三维重建技术助力腹腔镜肝癌精准切除

1. 发展现状

实时人工智能三维重建技术的引入，为解决这些挑战提供了新的方法。它能够在手术过程中为医生提供直观、立体的肝脏解剖结构图像，包括肿瘤的精确位置、血管走向和胆管分布。这不仅有助于医生更好地理解手术区域的复杂解剖结构，还能实时指导手术操作，提高手术的精确性和安全性。

在临床应用方面，这项技术已经在多家大型医院的复杂肝癌手术中得到了应用。初步的临床数据显示，采用该技术辅助的腹腔镜肝癌切除手术，其精确性和安全性都有显著提高。例如，有研究报告显示，使用这项技术后，手术的肿瘤切除率明显提高，术中出血量大幅减少，手术时间也明显缩短。

然而，这项技术仍然面临一些挑战。例如，在复杂的手术环境中保持系统的稳定性，进一步提高重建的精度，以及如何更好地将这项技术推广到更多的医院。

2. 应用案例

1）复杂肝癌病灶的精准定位与切除

复杂肝癌病灶的精准定位与切除技术展现了三维重建技术在处理深部位置肝癌方面的显著优势。面对肝右后叶深部肝癌这一挑战，由于肿瘤位置深且紧邻重要血管结构，传统腹腔镜手术难以确保安全有效的切除。为此，术前采用CT/MRI影像数据，结合三维重建技术，精准构建了揭示了肿瘤的位置、大小及其与周边血管结构复杂关系的三维模型。手术中，三维重建系统进一步将腹腔镜实时影像与术前模型精确配准，为医生提供了"透视"般的手术视野，从而能够在不损伤主要血管的前提下，精准完成肿瘤切除。这一技术的应用不仅使手术时间比预期明显缩短，还使出血量大大减少，显著提升了手术的安全性和效率，充分验证了复杂肝癌病灶精准定位与切除技术的临床价值。

2）多发性肝癌的精准导航手术

在面对多发性肝癌时，三维重建技术为医生提供了一种高效的精准导航手段。该技术能够生成一个动态更新的肝脏三维模型，该模型清晰地展示了所有病灶的精确位置，并计算每个切除区域的体积。更重要的是，系统还能模拟不同切除方案对剩余肝功能的影响，从而帮助医生在术前就能制订出较优的手术计划。在手术过程中，实时导航功能确保了医生能够精确控制切除范围，最大限度地保护了健康肝组织，同时成功切除了所有病灶。这一技术的应用，使患者术后肝功能保持良好，恢复速度也超过了预期，充分展示了多发性肝癌精准导航手术的卓越效果。

3）肝门部胆管癌的精准切除

在三维重建系统的辅助下，肝门部胆管癌的精准切除术成功破解了肝门部复杂解剖结构给手术带来的重重难关。该系统在手术中实时呈现血管和胆管结构的精细图像，精准地识别并标记出肝动脉、门静脉及胆管等至关重要的解剖结构。更先进的是，它内置的智能警告功能仿佛为手术操作装上了"雷达"，一旦手术器械接近这些关键结构，系统便会立即发出预警，有效防止了误伤的发生。得益于这一技术的革新应用，医生在手术过程中能够游刃有余地保护这些关键血管和胆管结构，同时精准完成肿瘤的根治性切除，手术并发症的风险因此大幅降低。患者术后胆道重建效果令人满意，未出现胆漏等常见并发症，这无疑是对肝门部胆管癌精准切除技术先进性和安全性的有力证明。

4）肝癌射频消融的精准定位

肝癌射频消融技术，在三维重建与增强现实技术的强强联合下，实现了对肿瘤治疗的"精准制导"。同时，该技术还能实时模拟消融区域的范围，确保消融过程的完整性和安全性。借助直观的增强现实显示，医生仿佛拥有了一双"透视眼"，能够轻松地将消融针准确地插入肿瘤中心，并在系统的智能指导下完成消融治疗。

3. 优势与挑战

1）优势

第一，该技术能够基于患者的 CT、MRI 等影像数据，构建出高精度的肝脏及肿瘤三维模型。这一模型不仅详细展示了肝脏的解剖结构，还能够精确描绘出肿瘤的位置、形态和大小，为医生提供了直观、全面的术前评估工具，有助于医生制定更精确、个性化的手术方案。

第二，三维重建技术能够与腹腔镜系统相结合，为医生提供实时的手术导航。在手术过程中，医生可以通过三维模型直观地观察到肿瘤与周围血管、胆管等重要结构的关系，从而更加精准地定位肿瘤，避免损伤重要组织。同时，该技术还能够预测手术风险，为医生提供即时的反馈，有助于医生在手术中做出更准确的决策。

第三，三维重建技术还能够提高手术的效率和安全性。通过精确的三维模型，医生可以更加快速地找到肿瘤位置，减少手术时间和创伤，降低手术并发症的风险，如胆管损伤、出血等，从而提高患者的术后恢复质量和生存率。

第四，随着技术的不断发展，该技术有望与其他医疗技术相结合，如虚拟现实、增强现实等，为医生提供更加丰富的手术辅助手段。同时，该技术还可以应用于其他类型的肿瘤手术，为更多患者带来福音。

2）挑战

三维重建技术在助力腹腔镜肝癌精准切除方面虽然带来了革命性的进步，但也面临着多方面的挑战。

第一，肝脏是人体内最大的实质性器官，其解剖结构复杂，血管网络交错，加之不同患者的肝脏形态各异，这为三维重建的精确性提出了极高的要求。医生需要在术前通过患者的 CT 和 MRI 影像数据，利用人工智能技术构建出精确反映患者肝脏及肿瘤实际状况的三维模型，这一过程要求算法具备高度的准确性和鲁棒性，以应对影像数据中的噪声、伪影和不同患者肝脏形态的差异。

第二，在手术过程中，三维重建系统需要将腹腔镜图像与术前模型进行实时配准，为医生提供动态的手术导航。然而，由于腹腔镜手术中视野受限，且肝脏在手术过程中可能因操作而发生形变，这增加了实时配准的难度。此外，三维重建系统还需要具备快速响应的能力，以在手术过程中为医生提供即时的导航信息，这对于系统的计算性能和稳定性都提出了很高的要求。

第三，虽然三维重建技术为医生提供了精确的手术导航，但手术的成功还取决于医生对技术的掌握程度。医生需要熟悉三维重建模型的理解、手术导航系统的操作以及如何利用这些信息进行精准切除，这需要经过专门的培训和长期的实践。

第四，三维重建技术在腹腔镜肝癌精准切除中的应用还面临着伦理和法律方面的挑战。

随着技术的不断发展，如何确保患者的隐私和数据安全，如何界定医生和人工智能在手术过程中的责任，以及如何制定相关的技术标准和操作规范，都是亟待解决的问题。

4. 未来展望

（1）技术融合与创新将成为推动该领域发展的关键。三维重建技术有望与虚拟现实、增强现实等前沿技术深度融合，为医生提供更加沉浸式和直观的手术指导。这将极大地提升手术的精准度和安全性，使医生能够在虚拟环境中进行手术模拟和规划，从而在实际手术中更加游刃有余。

（2）智能化与自动化水平的提升将进一步简化手术流程。未来的实时人工智能三维重建技术将更加注重算法的智能化和自动化，能够自动识别和标记关键解剖结构，预测手术风险，甚至在某些情况下辅助医生进行手术操作。这将极大地减轻医生的工作负担，提高手术效率，同时降低人为错误的风险。

（3）个性化与精准医疗将成为该领域的重要趋势。随着大数据和人工智能技术的不断发展，可以期待未来能够基于患者的个体差异和肿瘤特征，构建更加个性化的三维模型和手术方案。这将使治疗更加精准，有助于提高患者的治疗效果和生存率。

（4）跨学科合作与技术创新将推动该领域的持续发展。三维重建技术涉及医学、计算机科学、工程学等多个学科领域的知识和技术。未来，随着跨学科合作的不断加强和技术创新的不断推进，可以期待该领域将涌现出更多具有颠覆性的技术和应用，为腹腔镜肝癌精准切除提供更加全面和高效的解决方案。

3.2 人工智能在生物医药领域中的应用

 学习目标

知识目标：

（1）掌握人工智能在中医药图谱构建、药物靶点预测、药物筛选和功能发现、新药设计合成等领域的基本原理和应用场景；

（2）了解人工智能在生物医药领域的应用现状和潜力；

（3）了解人工智能在生物医药领域中的新研究进展和未来发展趋势。

能力目标：

（1）能够与医学、药学、生物信息学等不同领域的专业人员有效沟通协作和人机协作能力；

（2）能够正确评估、有效使用人工智能工具，智能化解决生物医药研发中的复杂问题。

素质目标：

（1）树立尊重生命、严谨求实、勇于创新的职业精神；

（2）具备一定的人工智能素养、创新性思维、批判性思维和终身学习的观念；

（3）具有数据安全意识、伦理意识和服务沟通意识。

重点难点

重点：人工智能在生物医药领域的应用场景，机器学习、深度学习等关键技术在药物研发流程中的关键作用。

难点：人工智能技术的复杂性和在生物医药领域的具体实施，人工智能技术的跨学科融合。

典型案例

音频：典型案例 3.2

某生物医药公司与一家人工智能头部企业合作，成功建立了基于深度学习的药物筛选平台，该平台通过整合海量的生物分子数据，如基因序列、蛋白质结构、代谢途径等，能够运用深度学习算法对这些复杂数据进行深度挖掘，从而快速识别出具有潜在药效的化合物。这一过程不仅极大地提高了筛选效率，还使新药研发的方向更加明确，减少了盲目试错的成本和时间。另外，该平台还具备预测药物与靶点相互作用的能力。在传统的药物研发过程中，确定药物与靶点的相互作用往往需要大量的实验验证，不仅耗时耗力，还可能导致研发周期的延长。该平台通过模拟计算，能够在短时间内预测出药物与靶点的结合模式、亲和力等关键参数，为后续的实验验证提供了有力的数据支持。这一功能的实现，无疑为新药研发注入了新的活力。

针对以上案例请思考：

（1）该案例中主要涉及人工智能的哪些关键技术？

（2）上述关键技术在生物医药领域的其他环节还有哪些应用？

（3）人工智能技术对生物医药行业发展有哪些影响？

关键词汇

人工智能　深度学习　机器学习　生物信息学　药物筛选　药物靶点　中医药图谱新药合成　分子模拟

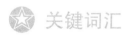 **知识准备**

3.2.1　人工智能构造中医药图谱

中医药图谱是指利用现代信息技术手段，对中医药相关的知识进行系统化整理和可视化展示，包括中药材、方剂、治疗法则、临床案例等多个方面。中医药图谱的构建是实现中医药知识数字化、标准化的关键步骤，对于促进中医药的科学研究、临床应用和文化传播具有重要意义。

借助人工智能技术构造中医药图谱，可以实现以下几个方面的目标。

（1）知识整合：将分散在不同文献、数据库中的中医药知识整合起来，形成一个统一的知识体系。

（2）智能分析：利用人工智能技术对中医药数据进行深度分析，发现潜在的规律和联系，为中医药的研究和应用提供新的思路。

（3）辅助决策：为医生和研究人员提供决策支持，帮助他们更有效地进行中医药的临床应用和新药研发。

（4）文化传播：通过图谱的形式，使中医药知识更加直观易懂，便于传播和教育。

人工智能在中医药图谱构建中的应用，不仅能够提高中医药知识的利用效率，还能够推动中医药与现代科技的融合，为中医药的创新发展提供新的动力。

1. 基本步骤

1）数据采集与预处理

构建中医药图谱首先需要从各种来源收集中医药相关的数据，包括古籍文献、现代研究论文、临床案例、药材数据库等多个渠道，涵盖了中医药理论、诊疗方法、药材信息、方剂组成等方面。然而，这些数据往往存在着格式不一、质量参差不齐的问题，需要进行一系列的预处理工作，才能确保后续分析的准确性和有效性。

数据预处理主要包括以下步骤。

（1）数据清洗，其主要目的是去除错误、重复、不完整的数据记录，确保数据的准确性和完整性。例如，古籍文献中的文字可能存在错别字、漏字等现象，需要进行校对和修正；现代研究论文中的数据可能存在缺失或异常值，需要进行填充或剔除。

（2）数据标准化，其主要目的是统一术语、计量单位和分类体系，消除数据之间的差异，方便后续分析和比较。例如，不同文献中对同一药材的名称可能存在差异，需要进行统一；不同研究对同一指标的计量单位可能存在不同，需要进行转换。

（3）数据融合，其主要目的是整合来自不同来源的数据，形成统一的数据集，以便进行更全面、深入的分析。例如，可以将古籍文献中的中医药理论与现代研究论文中的实验结果进行融合，以验证和补充中医理论；可以将临床案例中的诊疗信息与药材数据库中的药材信息进行融合，以分析药材的功效和应用。

数据采集与预处理是构建中医药图谱的基础工作，其质量直接影响到后续分析的准确性和有效性。因此，在进行数据采集与预处理时，需要认真细致，确保数据的准确性和完整性，为构建高质量的中医药图谱奠定坚实的基础。

2）特征提取与分析

进一步挖掘中医药数据中的潜在信息，并将其转化为可供分析的结构化数据的过程，称为特征提取与分析，是构建中医药图谱的核心步骤。

中医药数据包含着丰富的信息，例如药材的性味归经、功效主治、方剂的配伍规律、病症的辨证分型等。然而，这些信息往往以非结构化的文本形式存在，难以直接进行量化分析。因此，需要借助人工智能技术中的特征提取技术，将这些非结构化数据转化为结构化数据，以便进行后续的分析和应用。

自然语言处理技术可以帮助我们理解和分析文本数据，包括分词、词性标注、实体识别、关系抽取等子任务。信息抽取技术可以帮助从文本中抽取关键信息，包括命名实体识别、关系抽取、事件抽取等子任务。

至此，可以将中医药数据中的关键信息提取出来，并将其转化为图谱中的节点和边。节点代表中医药数据中的实体，如药材、病症、方剂等；边代表实体之间的关系，如药材与功效之间的关系、方剂与病症之间的关系等。这样，就将中医药数据中的非结构化信息转化为结构化信息，为后续的分析和应用奠定了基础。

3）图谱构建与可视化

中医药知识图谱是一个结构化的知识表示模型，它将中医药知识中的实体、关系和属性以图的形式进行表示，从而揭示中医药知识之间的内在联系。

图谱构建利用图数据库或图计算框架，将中医药知识中的实体、关系和属性以图的形式进行表示。实体可以是中药材、中药方剂、中医病症等实际事物或概念，关系可以是药材与功效之间的关系、方剂与病症之间的关系、病症与症状之间的关系等，属性可以是药材的性味归经、功效主治、方剂的组成、病症的辨证分型等。通过图谱构建，可以将中医药知识中的实体、关系和属性以直观、清晰的方式进行表示，方便用户理解和分析。

可视化展示是中医药知识图谱构建的重要环节，它通过图形化界面展示图谱，便于用户理解和分析。可视化展示可以采用多种形式，如节点-链接图、力导向图、时间线图等。通过可视化展示，可以将中医药知识图谱中的实体、关系和属性以直观、清晰的方式进行展示，方便用户进行探索和分析。

4）智能更新与维护

中医药知识是不断发展的，新的研究成果、临床经验、药材信息等不断涌现，因此中医药知识图谱需要定期更新和维护，以保证其准确性和可靠性。智能更新与维护是中医药知识图谱构建的重要环节，它需要多种技术的支持，包括增量学习、用户反馈机制和版本控制等。

增量学习是指对新数据进行学习，并将其更新到图谱中，帮助及时更新图谱内容，使其能够反映新的中医药知识。

用户反馈机制是指允许用户对图谱内容提出修改建议，提升图谱的准确性和可靠性，帮助发现图谱中存在的问题和不足，并进行相应的改进和优化，提升图谱的准确性。

版本控制是指管理图谱的不同版本，记录知识演化过程，追踪知识的演化过程，并进行相应的版本管理和回溯，帮助更好地管理图谱的更新和维护，保证图谱的可靠性。

5）知识推理

知识推理是中医药知识图谱应用的重要方面，通过知识推理，可以发现图谱中隐含的联系，如发现某些药材与特定病症之间、某些方剂与特定症状之间、某些病症与特定治疗方法之间的潜在关联。知识推理可以帮助更好地理解中医药知识，发现中医药知识中的潜在规律，为中医药的传承、发展和应用提供有力支持。

2. 应用案例

1）中医药智能推荐系统

中医药智能推荐 App：该 App 基于中医药知识图谱和深度学习模型，可以为用户提供个性化的中医药服务，用户只需输入自己的症状、体质等信息，App 就可以推荐合适的方剂、药物、治疗方案等。

中药方剂分析软件：该软件基于中医药知识图谱和深度学习模型，可以帮助中医师分析中方剂，识别潜在的配伍禁忌。例如，当输入一个包含"半夏"和"瓜蒌"的方剂时，软件会提示这两种药物存在配伍禁忌，建议调整方剂。

H5 交互 - 中草药植株识别虚拟仿真实训系统

2）中药材真伪鉴别

中药材真伪鉴别 App 利用计算机视觉技术和深度学习模型，为用户提供中药材真伪鉴别服务，用户只需上传中药材的图片，便可以判断其是否为真品。

3）中医药临床决策支持系统

该系统利用 NLP 技术、知识图谱推理技术和深度学习模型，可以为医生提供临床决策支持。例如，医生可以输入患者的病历信息，系统可以推荐可能的中医诊断和治疗方案，并预测疾病发展趋势。

3. 优势与挑战

1）优势

人工智能技术在中医药图谱构造领域展现出巨大的优势，为中医药现代化提供了强有力的支撑。

（1）知识整合与关联：人工智能技术可以自动地从海量中医药文献、临床数据、实验数据中提取知识，并将其整合到知识图谱中，实现知识的关联和推理，构建起中医药知识体系。

（2）智能推理与预测：基于知识图谱，人工智能可以进行智能推理和预测。例如，根据患者的症状和体征，推荐合适的治疗方案；根据中药的成分和药效，预测中药的相互作用等。

（3）辅助临床决策：人工智能可以辅助医生进行临床决策。例如，根据患者的症状、体征、实验室指标等数据，结合知识图谱中的知识，为医生提供诊断建议和治疗方案。

（4）促进中医药传承与创新：人工智能可以帮助中医药专家将他们的经验和知识传承下来，并通过知识图谱进行知识管理和共享，促进中医药的创新发展。

（5）提升中医药研究效率：人工智能技术可以自动地从中医药文献中提取知识，并进行统计分析，为中医药研究提供数据支持和知识服务，提升研究效率。

2）挑战

同时，人工智能技术在中医药图谱构造领域也面临着一些挑战。

（1）数据质量与标注问题：中医药数据来源多样，数据质量参差不齐，缺乏标准化和规范化，而高质量的标注数据往往难以获得，这限制了人工智能模型的训练效果。

（2）模型可解释性：现有的知识图谱构建模型往往被认为是"黑箱"，缺乏可解释性，这导致中医药专家对人工智能结果的信任度降低，也限制了人工智能在中医药领域的应用。

（3）知识表示与推理能力：现有的知识图谱构建模型在知识表示和推理能力方面仍然存在局限性，难以有效地表达中医药知识的复杂性和语义关系。

（4）伦理问题：知识图谱构建过程中可能涉及患者隐私保护、数据安全、算法公平性等伦理问题，需要建立完善的伦理规范体系来确保人工智能技术的合理应用。

（5）技术局限性：现有的人工智能技术在处理中医药知识图谱构建的复杂性和动态性方面仍然存在局限性，需要不断进行技术创新和突破。

4. 未来发展

人工智能技术在中医药图谱构造领域的应用还处于初级阶段，未来还有很长的路要走。需要不断探索和创新，克服现有技术的不足，才能充分发挥人工智能技术在中医药图谱构造领域的应用价值，推动中医药现代化发展。以下是一些具体的发展方向。

（1）开发可解释的知识图谱构建模型。例如，基于图神经网络的可解释知识图谱构建模型，可以清晰地展示模型如何根据中医药知识进行推理和预测。

（2）利用多模态数据。将中医药的文本数据、图像数据、语音数据等多模态数据融合起来，构建更加全面的中医药知识图谱。

（3）开发智能推理引擎。基于知识图谱，开发智能推理引擎。例如，基于案例推理的智能推理引擎，可以更好地辅助医生进行临床决策。

（4）建立中医药知识图谱共享平台。建立中医药知识图谱共享平台，促进中医药知识的传播和共享。

（5）探索中医药图谱与人工智能技术的融合。将中医药图谱与人工智能技术融合起来。例如，将中医药图谱应用于智能医疗、智能药物研发等领域。

相信随着技术的不断发展和完善，人工智能技术在中医药图谱构造领域的应用将会越来越广泛，为中医药现代化和人类健康事业做出更大的贡献。

3.2.2 人工智能预测药物靶点

药物研发是医学领域的重要任务，旨在发现和开发新的治疗方法，改善人类健康状况。药物靶点预测是药物研发的关键步骤，它决定了药物的设计和开发方向。传统的药物靶点预测方法主要依靠体外实验和动物实验，这些方法效率低、成本高、成功率低。

人工智能助力药物研发

随着人工智能技术在药物靶点预测领域的应用逐渐兴起，利用海量数据和强大的计算能力，人工智能可以高效、准确地预测药物靶点，缩短药物研发周期，降低研发成本，提高研发成功率。

1. 主要方法

1）基于生物信息学的方法

生物信息学是研究生物数据的采集、存储、分析、解释和应用的学科，为药物靶点预测提供了重要的理论基础和方法工具。基于生物信息学的方法主要利用蛋白质序列、结构和功能信息，通过计算机算法预测药物靶点。

（1）蛋白质序列分析：蛋白质序列是蛋白质功能的基础，不同的序列决定了蛋白质的结构和功能。例如，可以利用 BLAST（basic local alignment search tool）将候选药物的序列与已知靶点的序列进行比对，如果两者序列相似度较高，则可以预测候选药物可能作用于该靶点。

（2）蛋白质结构分析：蛋白质结构是蛋白质功能的直接体现，不同的结构决定了蛋白质的相互作用和功能。例如，可以利用蛋白质结构比对工具将候选药物的结构与已知靶点的结构进行比对，如果两者结构相似度较高，则可以预测候选药物可能作用于该靶点。

（3）蛋白质功能分析：蛋白质功能是蛋白质在细胞中的具体作用，不同的功能决定了蛋白质的生物学过程。例如，可以利用 GO（gene ontology）注释分析候选药物的功能，如果候选药物的功能与已知靶点的功能相似，则可以预测候选药物可能作用于该靶点。

2）基于机器学习的方法

基于机器学习的方法在药物靶点预测中取得了显著的成果，成为当前研究的热点。使用支持向量机算法区分药物的靶点与非靶点，使用卷积神经网络模型学习蛋白质结构的局部特征，使用循环神经网络模型学习蛋白质序列的时序特征，使用图神经网络学习蛋白质互作网络的拓扑结构。

2. 应用案例

1）基于人工智能的罕见病药物研发

由于罕见病患者数量有限，罕见病治疗药物的研发面临着巨大的挑战。传统药物研发方法难以满足罕见病药物的研发需求，而人工智能技术可以帮助研究人员快速筛选出具有潜力的药物靶点，加速罕见病药物的研发进程。

某制药公司利用人工智能技术，针对一种罕见遗传病进行药物研发。该疾病由一个基因突变引起，导致患者体内缺乏一种重要的酶，从而引发一系列症状。该公司利用人工智能技术成功预测了与该罕见病相关的潜在药物靶点，并筛选出具有高结合亲和力的候选药物。

2）药物再定位

药物再定位是指将已上市的药物用于治疗其他疾病，这可以缩短药物研发周期，降低药物研发成本，并提高药物研发成功率。人工智能技术可以帮助研究人员预测药物再定位的潜力，从而实现药物再利用。

某制药公司利用人工智能技术，针对一种慢性炎症性疾病进行药物再定位研究，成功预测了一种已上市药物用于治疗该慢性炎症性疾病的潜力。

3）药物副作用预测

药物副作用是药物研发和使用过程中的一大难题，它不仅会影响患者的治疗效果，还会降低患者对药物的依赖性。人工智能技术可以帮助研究人员预测药物的副作用，从而提高药物的安全性。

某制药公司利用人工智能技术，针对一种新开发的抗癌药物进行副作用预测研究，成功预测了该抗癌药物的潜在副作用，并提前进行了针对性的临床试验，验证了预测结果的准确性。该研究结果帮助研究人员改进了该抗癌药物的设计和开发策略，提高了药物的安全性。

4）疫苗研发

疫苗研发是医药领域的重要方向，旨在预防和控制传染病的发生和传播。

（1）COVID-19 疫苗研发：人工智能技术加速了 COVID-19 疫苗的研发进程。例如，使用深度学习模型预测新冠病毒变异趋势，为疫苗设计和更新提供依据；使用计算机辅助设计技术设计疫苗抗原和佐剂，提高疫苗的免疫效果和安全性。

（2）流感疫苗研发：人工智能技术可以帮助预测流感病毒变异趋势，为流感疫苗的更新提供依据；使用计算机辅助设计技术设计流感疫苗抗原，提高疫苗的针对性和有效性。

5）蛋白质工程

蛋白质是生命活动的基础，参与细胞的各种功能。蛋白质工程是利用基因工程和分子生物学技术，对蛋白质进行改造和设计，使其具有新的功能和特性。

（1）酶工程：使用人工智能技术设计具有更高催化效率和更高特异性的酶，例如用于生物燃料生产的酶、用于药物合成的酶等。

（2）抗体工程：使用人工智能技术设计具有更高亲和力和更高特异性的抗体，例如用于治疗癌症的抗体、用于诊断疾病的抗体等。

（3）生物材料设计：使用人工智能技术设计具有特定功能和特性的生物材料，例如组织工程支架、生物传感器等。

3. 优势与挑战

人工智能技术在药物靶点预测中展现出巨大的优势，为药物研发提供了强大的支持，主要体现在以下几个方面。

（1）提高药物靶点预测效率。人工智能模型可以快速分析海量数据，筛选出潜在的药物靶点，缩短药物靶点发现周期，并实现药物靶点预测的自动化分析，减少人工操作，提高预测效率。

（2）提高药物靶点预测准确性。人工智能模型可以融合蛋白质序列、结构、功能、相互作用等多维度数据，提高预测的准确性和可靠性。

（3）推动药物研发的创新发展。人工智能技术可以帮助发现传统方法难以发现的潜在药物靶点，为药物研发提供新的思路。

（4）降低药物研发成本。人工智能技术的应用可以减少实验动物的使用，同时提高药物筛选的效率，缩短药物研发周期，降低药物研发的综合成本。

（5）促进个性化医疗发展。人工智能技术可以精准预测药物靶点，辅助研发精准治疗药物，提高治疗效果，降低不良反应。

与此同时，人工智能技术在药物靶点预测中仍面临一些挑战。现有的药物靶点预测模型在知识表示方面存在局限性，难以有效地表达药物靶点知识的复杂性和语义关系，进而无法更准确预测出药物的靶点。此外，预测模型需要大量算力支撑，算力不足限制了人工智能模型的训练和应用。药物靶点预测还在一定程度上涉及患者的隐私保护与数据安全等问题，需要同步建立完善的数据安全机制予以保障。

4. 未来发展

为了克服现有技术的不足，充分发挥人工智能技术在药物靶点预测领域的应用价值，推动药物研发的创新发展，未来需要着力发展以下几个方面。

（1）提高模型训练数据质量和标注水平，建立药物靶点数据的标准和规范，开发自动化标注工具，提高数据标注效率和质量。

（2）构建药物靶点知识图谱，提高知识表示和推理能力，更有效地表达出药物靶点知识的复杂性和语义关系。

（3）探索多模态数据融合，将蛋白质序列、结构、功能、相互作用等文本数据进行融合，提高药物靶点预测的准确性。

（4）探索人工智能与生物信息学、化学信息学的融合，更好地理解药物靶点与药物之间的关系。

相信随着技术的不断发展和完善，人工智能技术在药物靶点预测领域的应用将会更加广泛，并为药物研发工作的创新发展作出更大的贡献。

3.2.3　药物筛选和功能发现

如何高效地筛选出具有潜在治疗作用的药物，成为推动医学研究和药物开发的重要议题。传统的药物筛选往往依赖实验室中的大量筛查试验，耗时费力，且成功率较低。而人工智能技术能够在海量生物数据中快速识别出可能具有治疗效果的化合物，为药物筛选和功能发现提供了全新的方法。

药物筛选是指通过一定的手段从候选化合物中挑选出具有生物活性或特定治疗效果的药物分子。功能发现则是指通过生物信息学手段，挖掘药物与生物靶点之间的关系，揭示药物的潜在治疗机制，为新药研发和疾病治疗提供科学依据。人工智能技术在药物筛选和功能发现中的应用，主要体现在利用人工智能技术，对药物的化学结构、药理作用、代谢路径等进行智能分析，从而加速候选药物的筛选过程。

1. 基本步骤

人工智能辅助药物筛选和功能发现一般可以分为数据采集与预处理、特征提取与建模、虚拟筛选、功能预测与验证等基本步骤。

（1）数据采集与预处理。需要从公开的药物数据库（如 PubChem、ChEMBL、DrugBank等）获取化学结构、分子靶点、药物反应、基因组数据、疾病相关的生物标志物等信息。然后进行清洗、转换，使数据标准化。

（2）特征提取与建模。药物筛选中常用的特征包括分子结构、理化性质、与靶点的相互作用等，这些特征能够帮助模型识别出药物分子潜在的活性和功能。通过机器学习模型，从药物的化学结构中提取具有代表性的特征，并对其进行数值化处理。基于提取的特征，根据分析的目的，选择监督学习或无监督学习方式进行模型训练和推理。

（3）虚拟筛选。通过构建分子对接模型，人工智能可以模拟药物分子与靶标蛋白的相互作用，筛选出与特定靶点具有高结合力的候选药物。结合了分子动力学、量子化学等多种计算技术，在短时间内分析成千上万种化合物的作用效果。不仅大大加快了药物筛选的速度，还能够发现传统实验中难以察觉的化合物功能。

（4）功能预测与验证。筛选出潜在药物后，下一步是预测其功能及治疗效果。人工智能能够通过分析药物与多种生物靶标的关联，预测其可能的生物功能及副作用。同时，通过对疾病相关基因的功能注释，人工智能可以发现药物对不同疾病的潜在疗效。最后，通过生物实验对人工智能筛选出的候选药物进行验证，进一步确认其功能及有效性。人工智能技术的引入，使功能验证环节更加有针对性，减少无效筛选带来的成本浪费。

2. 应用案例

1）人工智能在抗病毒药物筛选中的应用

抗病毒药物的开发历来是药物研发中的一个关键领域。随着全球卫生事件的频发，快速、精准的抗病毒药物筛选变得更加重要。人工智能技术在该领域的应用，显著提高了药物筛选的效率和准确性。

药物筛选应用：在新冠病毒爆发期间，人工智能技术被广泛应用于筛选可能有效的抗病毒药物，通过机器学习模型和大规模化合物数据库，新冠病毒治疗药物筛选应用能够快速筛选出与病毒蛋白酶具有高亲和力的现有药物，并预测其临床效果。例如，瑞德西韦、氯喹等药物的早期筛选均得益于人工智能的快速筛选能力。

2）人工智能在药物成瘾治疗中的辅助筛选

药物成瘾是一种复杂的神经精神疾病，涉及多种生物、心理和社会因素。药物成瘾的治疗一直是医学界的难点，尤其是在药物筛选和治疗方法上。近年来，人工智能技术在药物成瘾治疗的药物筛选和治疗设计中展现出了强大的潜力，帮助研究人员识别潜在的治疗药物并优化治疗方案。

（1）尼古丁成瘾的药物筛选：人工智能技术在尼古丁成瘾治疗中的应用包括通过分析大脑神经递质变化，预测哪些药物可以调节与尼古丁成瘾相关的多巴胺和乙酰胆碱受体，通过虚拟筛选，人工智能帮助发现了某些抗抑郁药物可以抑制尼古丁的依赖性，从而被用于成瘾治疗的再利用策略中。

（2）阿片类成瘾药物筛选与优化：阿片类药物的成瘾性已成为全球性的公共卫生问题，人工智能结合神经影像数据和药理学数据，帮助研究人员识别出特定受体通路（如 μ-阿片受体）与成瘾性相关的靶点，通过机器学习算法，人工智能筛选出对这些靶点具有特异性作用的药物分子，并预测其成瘾潜力和戒断效果。此外，人工智能还能帮助识别合适的剂量水平，最大限度地减少副作用。

（3）酒精依赖的个性化治疗：人工智能结合患者的遗传数据、酒精摄入量、行为特征等信息，推荐个性化的药物治疗方案。例如，人工智能能够预测哪些患者对抗酒精药物（如阿坎酸）反应较好，哪些患者更适合通过行为疗法或心理干预来戒酒，这种个性化治疗策略显著提高了治疗的成功率。

3）人工智能在中药毒性预测中的应用

由于中药成分复杂，可能存在药物间相互作用或不良反应，因此中药的毒性问题一直是其临床应用中的一个难点。人工智能技术提供了一种高效的中药毒性预测手段，极大提升了中药安全评估的准确性和效率。

（1）肝毒性预测：肝脏是中药毒性反应的主要靶器官之一，通过人工智能模型分析，中药中的某些成分（如雷公藤的生物碱类成分）可能对肝细胞产生毒性作用，人工智能结合毒性数据库和分子对接技术，能够预测这些成分与肝细胞代谢酶的相互作用，评估其引发肝毒性的可能性。

（2）复方药物毒性评估：传统中药方剂往往由多种药材组成，各成分间的相互作用可能引发不良反应，人工智能通过分析复方药物中不同成分的相互作用，可以预测潜在的毒性反应。例如，某些复方药物在高剂量时可能引发心脏毒性，人工智能能够帮助临床医生调节药物的配伍比例，降低不良反应的发生率。

4）人工智能在多肽药物发现与设计中的应用

多肽药物因其在调节生物体信号传导、免疫反应等方面的独特优势，逐渐成为新药研发的重要方向。然而，多肽的设计与发现往往面临分子复杂性、稳定性等挑战。人工智能技术在多肽药物发现与设计中的应用，为解决这些难题提供了新的突破，极大提升了研发效率和药物优化的精准度。

（1）抗癌多肽药物设计平台：基于人工智能的多肽药物设计平台，能够针对癌症中的特定靶点，设计出与之结合的多肽药物，通过深度学习与分子动力学模拟，该平台筛选出高效的抗癌多肽，具有更高的特异性和生物活性，同时，平台还能预测这些多肽在体内的代谢过程，为后续的临床实验提供依据。

（2）抗菌肽的人工智能设计与筛选：抗菌肽是多肽药物中的一个重要分支，人工智能结合大数据分析和序列学习模型，能够从天然抗菌肽中提取出具有抗菌活性的核心序列，并设计出更优化的抗菌多肽，这类多肽能够对抗耐药性细菌，已成为抗生素替代品研发中的重要方向。

（3）多肽疫苗的开发：在疫苗研发中，多肽疫苗因其能够诱导特异性免疫反应而备受关注，人工智能技术通过分析病原体的蛋白质结构和免疫系统的应答机制，设计出具有良好免疫原性和稳定性的多肽疫苗候选物。例如，针对新冠病毒的多肽疫苗开发中，人工智能技术帮助设计了针对病毒刺突蛋白特定区域的多肽，增强了疫苗的免疫效果。

3. 优势与挑战

人工智能技术在药物筛选和功能发现领域的应用推动了药物研发效率和精度的极大提升，为现代医学和制药行业带来了深远的变革。

（1）高通量筛选与精准识别：人工智能能够处理和分析大量化合物数据，并快速识别具有潜在药效的分子；同时，人工智能可以模拟药物与靶点的相互作用，快速筛选出具有较好疗效的化合物，极大缩短了药物筛选的时间。

（2）功能发现与新用途挖掘：人工智能可以通过分析已知药物的多种生物作用，发现药物的潜在新用途，预测药物在不同疾病中的潜在疗效，从而为现有药物赋予新的功能。

（3）加速药物发现与研发流程：传统药物研发周期长、成本高，而人工智能通过虚拟筛选和药物自动设计，显著加快了药物发现的流程。并能够模拟药物在体内的药代动力学特性，预测药物的毒性、代谢途径等，为研发人员提供早期指导，减少临床试验阶段的失败风险。

此外，人工智能药物筛选和功能发现的挑战性依旧存在。药物筛选和功能发现领域所需的生物数据复杂且昂贵，许多药物研究数据是私有的，难以获取。在数据缺乏的情况下，人工智能模型将难以进行准确的预测。尽管人工智能在模拟药物-靶点相互作用方面取得了一定进展，但生物系统的复杂性远超现有的模型能力。人工智能难以完全理解复杂的细胞网络、基因调控系统、代谢途径等生物过程，从而难以准确预测药物在体内的全部功能表现，特别是长期作用和潜在副作用。同时，人工智能模拟无法取代试验验证，人工智能预测出的候选药物在实验室和临床环境中的实际表现可能会与预期存在差距，导致许多潜在药物需要重新评估。药物筛选的成功率仍然依赖生物实验和临床试验的配合。

4. 未来发展

未来，人工智能技术应致力于构建更加复杂的多尺度生物模拟模型，能够整合基因组、蛋白质组、代谢组等多维度数据，涵盖从分子层次到系统生物学层次的分析。这些模型将帮助研究人员更加全面地理解药物在生物系统中的复杂反应，有助于提高药物筛选的精确性。

同时，进一步推动生物数据的标准化与共享，通过建立高质量、标准化的公共数据集，让科研人员能够获得更多可靠的数据进行模型训练。结合药物化学数据、实验结果、临床数据等多源信息，研发多模态人工智能模型，动态调整预测结果，应对实验数据中的不确定性。

3.2.4　人工智能设计合成新药

微课：人工智能助力药物研发

新药开发需要消耗大量的时间和资金，且成功率较低。人工智能通过其强大的数据处理与学习能力，能够在新药的分子设计、结构优化和化合物合成路径规划中发挥重要作用。

1. 基本步骤

人工智能在新药设计与合成的应用过程是一个系统性、智能化的工程，涵盖从分子生成到合成路径规划的多个环节。以下是人工智能在该领域的基本步骤。

（1）靶点识别与验证。新药设计的第一步是确定适合的生物靶点。人工智能能够通过分析基因组、蛋白质组、化学反应网络等多组学数据，识别与疾病相关的潜在药物靶点，并评估这些靶点的可药性（drugability），机器学习算法能够结合大规模临床数据与实验数据，快速筛选出靶点并进行初步验证，从而确保后续药物设计的精准性。

（2）虚拟筛选与分子生成。靶点确定后，人工智能通过虚拟筛选方法，筛选出能够与靶点发生有效相互作用的化合物，或使用 GAN、强化学习等技术，基于已有的化合物库或靶点的特性，生成全新的候选分子，为后续实验验证提供高潜力的候选药物。

（3）分子结构优化。人工智能不仅能够生成候选分子，还可以通过反复迭代优化这些分子的结构，使其具备更强的靶点亲和力和更好的药理特性，并预测分子修饰对化合物药效、选择性和毒性的影响，进而优化分子的疗效、代谢特性和副作用。

（4）ADMET（吸收、分布、代谢、排泄和毒性）预测与毒性评估。在药物筛选过程中，人工智能能够基于已有药物的实验数据和临床数据，预测新化合物在体内的药物代谢动力学行为和毒性，帮助药物开发人员早期排除不具备良好 ADMET 特性的分子，降低临床试验失败的风险。

（5）合成路径规划。通过分析已有的化学反应数据和合成策略，人工智能能够为新药分子生成高效、低成本的合成路径，减少试验合成的时间和资源消耗，提升生产效率。

（6）实验验证与优化迭代。人工智能生成的候选分子需要通过实验验证。通过结合实验结果与模型预测，人工智能能够快速学习实验数据，实现人工智能模型在药物研发中的自我进化。

2. 应用案例

1）抗纤维化药物开发

人工智能技术在抗纤维化药物的研发中通过分析大量与纤维化相关的分子数据，优化了药物设计和开发的全过程。

某团队使用其自主开发的人工智能平台，通过分析成千上万的化合物及其对纤维化靶点的影响，生成了一系列新的分子结构；再在这些分子中，筛选并优化了有潜力的候选化合物，确保其具备较好的生物活性和靶点亲和性。

2）抗癌药物研发

人工智能技术在抗癌药物研发中扮演了核心角色，尤其是在靶向治疗药物的设计与筛选方面，人工智能通过对海量生物数据进行分析，优化了药物的发现与开发过程。

某公司通过人工智能技术开发出了一种抗癌药物候选物。这一过程首先从癌症患者的基因组数据中发现了与特定癌症类型相关的基因突变，并选择了相关蛋白作为药物的靶点。随后，使用人工智能进行分子生成，设计出多种与该靶点结合的潜在抗癌分子。人工智能进一步通过虚拟筛选技术筛选并优化这些化合物，以提高其靶向性和降低毒性。最初设计的药物分子结构经过多轮人工智能优化，成功缩短了从分子设计到临床前实验的时间，仅用了不到 12 个月。

3）免疫抑制剂开发

在免疫抑制剂开发中，人工智能技术为分子设计、靶点筛选和药物优化提供了关键支持，帮助研究人员加快研发速度并提升药物的有效性和安全性。

某研究团队使用人工智能平台，成功开发出了一款用于治疗类风湿性关节炎的免疫抑制剂候选物。人工智能首先通过对免疫系统中的 T 细胞活性进行建模，预测与 T 细胞相互作用的分子，并模拟了这些分子与特定靶点的结合情况。通过人工智能生成多种免疫抑制剂的化合物结构后，研究团队使用人工智能虚拟筛选和优化算法，选择了药效较优、毒性较低的化合物进行进一步测试。最终，这款免疫抑制剂在临床前测试中展现了显著的疗效，并且副作用较小。

3. 优势与挑战

人工智能通过对大量生物医学数据的分析、学习和优化，能够在分子设计、药物筛选、毒性预测等方面为研究人员提供全方位的支持。

（1）提高药物研发效率。与通常耗时数年的传统药物研发周期相比，人工智能能够通过高通量数据处理和虚拟筛选技术，快速分析成千上万的化合物，大幅缩短了初期筛选所需的时间，使药物开发从传统的"实验室试验"转向更高效的"虚拟试验"。

（2）降低开发成本。药物研发的高成本部分源于实验中的重复试错过程。人工智能通过精准预测候选分子的活性、毒性和代谢特性，减少了研发中的失败次数和实验次数。这使研发过程更加集中、高效，从而降低了临床前和临床试验的总体成本。

（3）提升分子设计精准度。人工智能能够基于已有药物分子数据库，生成全新结构的化合物，并对其进行优化。在分子设计中，人工智能可以模拟药物与靶点的相互作用，确保分子具备更高的靶向性和有效性，减少副作用，确保候选药物在早期阶段就具有较好的临床表现潜力。

（4）预测药物毒性和副作用。药物的毒性和副作用是研发过程中导致失败的重要因素。人工智能通过对已有化合物数据的学习，能够建立精确的毒性预测模型。在药物研发早期，人工智能就可以提前预测候选药物的毒性特征，减少后期临床试验中的不确定性。

（5）支持个性化药物开发。人工智能还能够基于患者的基因组、代谢组和免疫组学数据，设计出针对个体或特定人群的个性化药物。个性化药物开发的核心在于根据不同患者的生物特征，设计出专属的药物方案，从而提高疗效，减少副作用。这对于复杂疾病（如癌症或免疫系统疾病）具有特别的意义。

（6）加速抗药性问题的解决。人工智能能够通过大规模数据分析，识别出病原体产生抗药性的机制，并预测新型药物对抗药性病原体的疗效。这对于快速变异且易产生抗药性的疾病（如疟疾、结核病、细菌感染等）尤为重要。人工智能的应用使研究人员能够更迅速地应对抗药性问题，开发出能够有效克服抗药性的药物。

　　人工智能设计合成新药同样面临着训练数据不足、生物系统的复杂性高、模型泛化能力弱等人工智能模型的通常挑战，亟须科研人员进一步研究解决。

4. 未来发展

　　未来的人工智能药物设计将朝着更具可解释性的方向发展。研究人员正在开发能够揭示人工智能模型内部机制的工具，以便更清晰地了解药物分子与靶点的相互作用，更好地预测药物在复杂生物系统中的行为，尤其是在多靶点药物设计和个性化治疗方面。通过建立闭环的研发流程，人工智能可以从试验反馈中不断学习，优化模型性能，提高人工智能设计的准确性，进一步缩短新药从虚拟筛选到实际应用的时间。

3.3　人工智能在护理康养领域中的应用

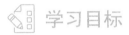 学习目标

知识目标
　　（1）掌握护理康养领域中人工智能技术的应用现状和发展趋势；
　　（2）熟悉人工智能技术在预检分诊、临床护理监测、养老护理和智能康复辅具中的关键技术和应用场景；
　　（3）了解人工智能在护理康养领域面临的伦理和法律挑战。
能力目标
　　（1）具备评估与选择适宜人工智能技术，以提升护理康养服务质量和效率的能力；
　　（2）具备运用人工智能技术解决护理康养实践中复杂问题的能力；
　　（3）具备与跨学科团队合作能力。
素质目标
　　（1）培养对人工智能技术的敏感性和适应性，积极拥抱技术变革；
　　（2）树立以患者为中心、尊重生命的职业精神，利用人工智能技术提升护理质量；
　　（3）强化数据安全意识和隐私保护意识，在护理康养服务中妥善处理患者数据。

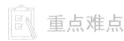 重点难点

重点：人工智能在护理康养领域的应用场景，机器学习、自然语言处理、机器人技术等关键技术。
难点：医工结合跨学科知识的融合，人工智能技术在护理康养领域应用的复杂性和挑战性。

音频:典型案例3.3

典型案例

山东某养老院引入了一款养老护理机器人,该机器人不仅能够协助老年人进行日常活动,如喂食、移动等,还能通过内置的传感器实时监测老年人的生命体征,并在异常情况发生时及时通知医护人员。此外,该机器人还具备情感陪伴功能,能够与老年人进行简单的对话和交流,有效缓解了老年人的孤独感。

针对以上案例请思考:

(1)养老护理机器人在护理康养中的主要作用是什么?

(2)养老护理机器人主要涉及人工智能的哪种关键技术?

(3)如何确保养老护理机器人在使用过程中的安全性和可靠性?

 ## 关键词汇

人工智能　护理康养　预检分诊　临床护理监测　智能康复辅具　数据安全　人文关怀

知识准备

微课:人工智能技术辅助预检分诊

3.3.1　人工智能辅助预检分诊

随着医疗技术的不断发展和患者需求的日益增长,医疗机构面临着日益严峻的挑战。急诊预检分诊作为医院急诊流程中的重要环节,直接关系到患者的救治效率和医疗资源的分配。传统的预检分诊主要依赖医护人员的个人经验和判断,但这种方式存在主观性强、效率低、易出错等问题。特别是在急诊高峰期,医护人员工作负荷大,难以对每位患者进行全面、准确的预检分诊。

人工智能技术的快速发展为预检分诊带来了新的解决方案。人工智能技术辅助预检分诊主要利用自然语言处理、机器学习和深度学习等算法,对患者的症状描述进行智能分析。通过训练大量的医疗数据,人工智能系统能够学习到各种疾病的症状特征和诊断规律,从而实现对患者症状的快速识别和分类。同时还能根据医院的实际情况和医疗资源,给出初步的分诊建议,如推荐就诊科室、医生等。这种技术不仅可以减轻医护人员的工作负担,提高预检分诊的效率和准确性,还可以优化医疗资源的分配,提升患者的救治体验。

1. 应用实例

1)医院的"急诊预检分诊超级医学大脑"

该超级医学大脑具备强大的感知能力,可通过灵敏的传感器实时测量患者的心率、血压、体温、呼吸频率等生理参数,同时通过摄像头捕捉患者的面部表情、言语的流畅度、神志的清醒度等。采集完患者的全套信息后,掌握了4000多种多专科疾病诊断知识的人工智能超级医学大脑开始运转,实现智能快速分诊、精准诊疗,全程赋能急诊医护人员应对复杂多变的急诊挑战。

自应用以来,该系统已为45万人次患者提供深度问诊、分级、分诊服务,分诊准确率从69%提升到95%。这一显著成效不仅提高了急诊预检分诊的效率和准确性,还优化了医疗资源的分配，提升了患者的救治体验。

2）医疗智能大脑大模型

医疗智能大脑大模型是国内首个面向医疗垂直领域多场景的专业大语言模型，在分导诊、基础医学、全科医学、临床内科、临床外科、执业资格考试等多个医疗明确任务场景上的评测表现均已超过 GPT 3.5。医疗智能大脑大模型通过对超过 40 多亿份医疗记录的处理分析，沉淀了大量多维度可量化的知识图谱，为大模型的训练提供了坚实的基础。

面向大众用户，该大模型能够提供专业医学级别的个性化服务。与通用大语言模型相比，它更能够主动追问，通过多轮"问诊"收集足够的决策因素，再给出更为严谨的回答，这种交互方式更加贴近实际医疗场景，提升了用户的信任度和满意度。

在临床诊疗方面，大模型也逐步展现出其强大的应用能力。它已经被应用于病历书写、疾病特征抽取、辅助诊疗方案生成和诊疗后的随诊建议生成等各个方面，不仅提升了医生的工作效率和医疗质量，还进一步提升了患者的就医体验。可以说，当今某些科技公司自主研发的医疗垂域大模型正在为医疗行业的智能化转型注入新的活力，推动着医疗服务的全面升级。

3）人工智能问诊助手

人工智能问诊助手结合了先进的人工智能技术与丰富的医疗知识库，为用户提供便捷、高效的医疗咨询体验。人工智能问诊助手依托强大的医疗团队和人工智能大数据支持，能够 7×24 小时在线为用户提供服务。其背后有专业的知识图谱数据库，已覆盖超3000 种疾病，能够判断 215 种疾病和 117 种症状常见情况，对数万种医疗常识和热点问题做到即问即答。

人工智能问诊助手采用了先进的自然语言处理技术，能够精准地将患者的语言转化为专业的医学术语，从而更准确地理解患者的病情和需求。此外，人工智能问诊助手还具备语音问诊功能，用户可以通过语音与系统进行交互，无须打字即可获得医疗咨询。这一功能不仅方便快捷，还提高了用户体验。同时，系统还具备强大的抗噪性，能够在嘈杂的环境中准确识别用户的语音指令。不仅为用户提供了及时的医疗咨询和帮助，还减轻了医生的工作负担，提高了医疗服务的整体效率。

2. 人工智能在辅助预检分诊的应用优势

人工智能辅助预检分诊系统能迅速分析患者症状，结合医学大数据提供精准分诊建议，显著提升分诊效率和准确性。此系统不仅优化了患者就医体验，通过提前给出初步诊断和建议，减少了等待和不必要的检查，还提供导诊服务帮助患者快速定位科室和医生。在医疗资源紧张时，该系统能有效缓解资源分配问题，确保患者得到恰当治疗，同时为医生提供辅助诊断，提升诊疗效率。此外，它支持远程和在线医疗服务，让患者通过互联网即可获得初步医疗建议，扩大了医疗服务范围。作为医疗智能化发展的关键部分，该系统推动诊疗流程自动化，不断学习优化，以适应医疗环境的变化，提升整体医疗服务水平。

3. 人工智能在辅助预检分诊面临的挑战与发展方向

1）人工智能在辅助预检分诊面临的挑战

（1）数据来源和质量存在局限，如偏差、噪声及格式不统一，影响系统准确性。

（2）医疗数据缺乏标准化和规范化，增加处理难度并限制广泛应用。

（3）安全隐私保护措施不足，可能引发数据泄露风险。

（4）机器学习算法难以捕捉医疗数据的复杂因果关系。

（5）医生和患者对人工智能辅助分诊的接受度存在疑虑，担忧其准确性和隐私安全。

2）人工智能在辅助预检分诊中的发展方向

人工智能在辅助预检分诊中的未来发展，将聚焦于加强数据管理与标准化以提高数据质量，优化算法并引入先进技术以提升准确性和性能，建立健全的安全隐私保护机制，推动医学与多学科交叉合作，以及通过宣传教育和成功案例展示提高医患接受度。随着技术不断进步，人工智能在此领域的应用前景广阔，将持续向更高效、更准确、更安全的辅助诊断方向发展。

3.3.2 人工智能临床护理监测

临床护理监测是指通过专业的医疗设备和技术手段，对患者生命体征进行持续、动态的监测和记录，以及时发现患者的异常情况并采取相应的护理措施。它是临床护理工作中不可或缺的一部分，对于预防并发症、保障患者安全具有重要意义。通过实时监测患者的生命体征，如心率、血压、血氧饱和度、呼吸频率等，医护人员可以及时发现患者的病情变化，从而采取必要的干预措施，避免病情恶化，提高患者的生活质量。

随着人口老龄化的加剧以及慢性病发病率的上升，临床护理监测在医疗健康领域的重要性日益凸显。传统的临床护理监测依赖医护人员的人工观察和记录，存在主观性强、效率低下、容易出错等问题。而人工智能技术的快速发展为临床护理监测带来了革命性的变革。通过引入机器学习、深度学习、自然语言处理等先进技术，人工智能能够实现对患者生命体征的实时监测、异常预警以及数据分析，从而显著提高临床护理的效率和准确性，为患者提供更加安全、高效的护理服务。

1. 应用实例

1）人工智能在重症监护室（intensive care unit，ICU）的应用

ICU作为医院内救治危重病人的重要场所，其工作环境复杂多变，医护人员需要时刻保持高度警惕，对病人的生命体征进行密切监测，并做出迅速而准确的判断。而人工智能技术的引入，为ICU的工作带来了全新的变革。

人工智能在ICU的应用主要体现在对病人生命体征的实时监测与预警、疾病诊断与治疗的辅助决策，以及医疗资源的优化配置等方面。通过连接各种医疗设备，如心电监护仪、呼吸机、血氧饱和度监测仪等，人工智能系统能够实时收集病人的生理数据，并进行处理和分析。这些数据包括但不限于心率、血压、呼吸频率、血氧饱和度等，它们都是评估病人病情的重要指标。

在实时监测与预警方面，人工智能系统能够利用先进的算法，对收集到的生理数据进行深度挖掘，发现潜在的异常变化。一旦发现病人的生命体征出现异常，如心率过快或过慢、血压过高或过低等，系统会立即向医护人员发出预警，提醒他们及时采取措施进行干预。这种实时的监测与预警机制，大大提高了ICU对病人病情变化的敏感性和响应速度，有助于减少不良事件的发生。

　　人工智能还在疾病诊断与治疗的辅助决策中发挥着重要作用。通过结合病人的病史、生理指标、影像资料等信息，人工智能系统能够运用机器学习算法，建立疾病预测模型。这些模型能够辅助医护人员对病人的病情进行准确评估，并制定个性化的治疗方案。在ICU中，这种个性化的治疗方案对于提高病人的治疗效果和预后具有重要意义。

　　此外，人工智能还能够优化ICU的医疗资源配置。通过分析病人的病情和治疗需求，人工智能系统能够预测未来一段时间内ICU所需的医疗资源，如床位、设备、药品等。这有助于医院提前做好准备，确保病人在需要时能够得到及时有效的救治。同时，人工智能还能够辅助医护人员进行排班和调度，提高工作效率，降低医疗成本。

　　在ICU的工作流程中，人工智能技术的融入使医护人员能够更加专注与病人的直接交流和关怀。通过减少烦琐的数据记录和分析工作，人工智能为医护人员节省了宝贵的时间，使他们能够更多地关注病人的病情变化和需求。这种人性化的设计理念，使人工智能在ICU的应用更加贴近临床实际，得到了医护人员的广泛认可和好评。

　　2）早产儿出院后的人工智能辅助家庭护理

　　早产儿出院后的护理是一个复杂且关键的过程，这些婴儿由于各种原因在出生后需要特别的医疗照顾。当他们出院后，家庭环境的医疗护理成为一个重要挑战。为了确保早产儿的持续医疗和健康，人工智能辅助家庭护理监测系统应运而生，为家长和医护团队提供了有力的支持。

　　早产儿在医院接受了一段时间的密切监测和治疗后，虽然病情稳定，但仍然需要持续的关注和照顾。临床数据统计显示，出院后婴儿再入院率高，尤其是出院后30天内，这一阶段的护理尤为关键。人工智能辅助家庭护理监测系统的引入，能够有效地帮助家长和医护人员更好地管理婴儿的健康状况，及时发现并处理潜在的问题，从而降低再入院率。人工智能辅助家庭护理监测系统主要由手机端App、人工智能机器学习数据分析平台和聊天机器人GPT等部分构成。家长通过手机端App输入婴儿的各项健康数据，如体温、心率、呼吸频率等，这些数据被实时上传到数据分析平台。平台利用先进的机器学习算法，对数据进行深度分析和挖掘，从而发现婴儿健康状况的异常变化。系统能够实时监测婴儿的各项生理指标，一旦发现异常，会立即向家长和医护人员发出警报，提醒他们及时采取措施。根据婴儿的健康数据和病史，系统会生成个性化的护理建议，包括喂养、抚触、言语交流等方面的指导，帮助家长更好地照顾婴儿。系统可以根据婴儿的健康状况和护理需求，自动生成日程安排，包括喂养时间、服药时间、复查时间等，并通过手机端App向家长发送提醒。

　　3）人工智能穿戴设备在慢性病管理中的应用

　　作为人工智能技术与可穿戴设备的深度融合产物，人工智能穿戴设备正逐步成为慢性病管理领域的重要工具。这些设备不仅具备了传统穿戴设备的监测与记录功能，更融入了智能分析与决策支持，为慢性病患者提供了更全面、精准的管理方案。

　　人工智能穿戴设备能够实时监测并分析慢性病患者的生理数据。通过内置的传感器，设备能够持续收集患者的心率、血压、血糖、血氧饱和度等关键指标。这些数据被实时传输至云端或本地处理单元，并通过人工智能算法进行深度分析。人工智能能够识别出数据的异常模式，及时发现潜在的健康风险，并向患者发出预警。这种实时监测与分析的能力，使患者能够更早地察觉到病情变化，从而采取必要的干预措施。

人工智能穿戴设备能够根据患者的生理数据和生活习惯，提供个性化的慢性病管理建议。人工智能算法能够结合患者的病史、家族遗传信息、生活方式等因素，为患者量身定制饮食、运动、药物治疗等方面的建议。这些建议不仅基于当前的健康状况，还考虑了患者的长期健康目标和偏好。通过遵循这些建议，患者能够更好地控制病情，提高生活质量。

人工智能穿戴设备还促进了患者与医生之间的有效沟通。设备收集的数据可以被医生用于远程监控患者的健康状况，及时调整治疗方案。同时，患者也可以通过设备向医生咨询问题，获取专业的医疗建议。这种双向沟通机制，使患者能够更加方便地获得医疗支持，同时也减轻了医生的负担，提高了医疗资源的利用效率。

人工智能穿戴设备还具备预测与预防慢性病并发症的能力。通过分析患者的生理数据和病史信息，人工智能能够预测患者未来可能出现并发症的风险，并提前采取预防措施。例如，对于糖尿病患者，人工智能可以预测患者未来出现心血管疾病或神经病变的风险，并建议患者采取相应的预防措施，如调整饮食、增加运动等。

2. 人工智能临床护理监测的应用优势

人工智能技术在临床护理监测中的应用，展现出了多方面的显著优势。

首先，通过实时监测患者的生命体征并发出预警，极大提高了护理的敏感性和准确性。这种实时监测机制能够及时发现患者的异常状况，为医护人员提供宝贵的决策支持，从而确保患者能够得到及时、有效的护理。

其次，人工智能技术能够根据患者的个体差异，制定个性化的护理方案。通过分析患者的病历、药物记录、症状等多维度数据，能够为每位患者量身定制护理计划，提升护理的针对性和效果。这种个性化护理不仅提高了患者的满意度，还促进了患者的康复进程。

同时，人工智能技术的应用也大大减轻了医护人员的负担。智能护理机器人等设备能够辅助护理人员完成一些基础且烦琐的护理任务，他们能够将更多精力投入与患者的直接沟通和高质量护理中。此外，人工智能算法还能优化人员配备，确保医院在人力资源方面实现高效利用。

在增强患者安全方面，人工智能技术同样发挥了重要作用。通过精确监控数据并提醒护理人员可能的错误或疏漏，人工智能技术有助于降低医疗事故的发生率。远程监控与干预机制的建立，更是为患者提供了全天候的安全保障。

最后，人工智能技术的应用还推动了医疗信息化与智能化的发展。它促进了医疗数据的共享与分析，为临床决策提供了有力支持。同时，人工智能技术也催生了线上医疗咨询、远程诊断、智能导诊等新型服务模式，这些模式不仅打破了时间和空间的限制，还使优质的医疗资源得以更加公平、高效地服务于广大患者。综上所述，人工智能技术在临床护理监测中的应用优势显而易见，它为提升护理质量、优化医疗资源分配、增强患者安全以及推动医疗信息化与智能化发展做出了重要贡献。

3. 人工智能临床护理监测的不足与发展方向

在临床护理监测中，人工智能系统面临数据质量与整合、算法泛化能力、隐私保护与安全风险，以及技术普及与医护人员接受度等多重挑战。数据来源多样且标准不一，质量参差不齐，整合难度大，且跨机构共享存在障碍，影响人工智能的准确性和可靠性。算法泛化能力有限，难以适应复杂多变的临床护理环境。同时，患者隐私保护和数据安全面临严重威胁，需加强防护措施。此外，技术普及不足和医护人员对人工智能的接受度有限也是亟待解决的问题。因此，需从数据管理、算法优化、安全保障、教育培训等多方面入手，推动人工智能技术在临床护理监测中的广泛应用与发展。

3.3.3　养老护理机器人

随着全球人口老龄化的加速发展，养老服务需求呈现出爆发式增长。在这一背景下，养老护理机器人作为智能科技与健康养老的结合体，逐渐崭露头角，成为解决养老服务短缺、提高老年人生活质量的重要途径。

养老护理机器人是指专为老年人设计，集提醒、监测、护理、互动等多种功能于一体的智能机器人。这些机器人通过先进的传感器技术、人工智能技术、机器人控制技术等，实现了对老年人日常生活的全方位辅助和照顾。它们的出现，不仅缓解了养老服务人员短缺的压力，还为老年人提供了更加便捷、安全、个性化的养老服务。

在全球范围内，人口老龄化已成为一个不可逆转的趋势。随着医疗水平的提高和生活条件的改善，人们的寿命不断延长，老年人口比例逐年上升。这一变化给社会带来了巨大的挑战，尤其是养老服务领域。传统的养老服务模式主要依赖人力，但随着老年人口的增加，护理人员短缺、服务质量参差不齐等问题日益凸显。因此，寻找新的养老服务方式，提高服务效率和质量，成为当务之急。养老护理机器人正是在这一背景下应运而生，为养老服务提供了新的解决方案。

护理机器人的核心在于其高度智能化的技术体系。首先，通过集成高精度的传感器，如压力传感器、视觉传感器等，机器人能够实时感知被护理者的身体状态、情绪变化和环境信息，为后续的护理服务提供准确的数据支持。其次，基于人工智能算法，机器人能够分析处理这些感知数据，识别出被护理者的需求，如是否需要翻身、是否需要进食、是否需要喝水等，从而做出相应的响应。此外，机械臂控制技术使机器人能够模拟人类手臂的动作，完成复杂的护理任务，如搬运、抓取、喂食等。而自主移动导航技术则让机器人能够在室内环境中自由移动，根据被护理者的位置和需求，提供及时的服务。

护理机器人的功能多样，涵盖了日常生活的各个方面。例如，通过机械臂的灵活操作，机器人可以帮助老年人穿衣、穿鞋，甚至协助他们进行简单的身体锻炼。在饮食照料方面，机器人可以根据被护理者的饮食习惯和营养需求，准备合适的餐食，并通过机械臂进行喂食。此外，机器人还可以定时提醒被护理者喝水、吃药，确保他们的身体健康。

除了日常生活照料外，护理机器人还具备健康监测与紧急救助的功能。通过集成的健康监测传感器，机器人可以实时监测被护理者的生命体征，如心率、血压、血氧饱和度等，一旦发现异常，便会自动报警并通知医护人员或家属。在紧急情况下，如被护理者突然摔倒或突发疾病，机器人还能迅速响应，提供初步的急救措施，并及时联系救援人员。

1. 应用实例

1）德国全天候护理人工智能人形机器人 GARMI

GARMI 是由德国慕尼黑工业大学研究团队精心研发的护理机器人，以其高度智能化的功能设计、人性化的交互体验和全方位的护理服务,为老年人和患者带来了前所未有的关怀与便利。

其核心在于其集成的高精度传感器、先进的人工智能算法、灵活的机械臂和自主移动导航技术。这些技术的融合应用能够实时感知被护理者的身体状态、情绪变化和环境信息,为提供精准、高效的护理服务奠定了坚实基础。其灵活的机械臂不仅能够模拟人类手臂的动作,完成复杂的护理任务,如搬运、抓取、喂食等,还能在紧急情况下迅速做出反应,确保被护理者的安全。此外,此机器人还装备了心电图(ECG)、血压计和超声波等医疗设备,结合物联网传感器技术,能够实时监测被护理者的生命体征,为医生提供宝贵的辅助诊断信息,从而在紧急情况下迅速采取行动。

它在人机交互方面同样表现出色。其类人可爱的脸部设计、大大的眼镜显示屏和多模态头部传感器,使其能够与被护理者进行自然、流畅的对话交流。通过 ChatGPT 技术,它能够理解并执行各种命令,如"开始康复""显示明天的天气""呼叫医生"等,从而满足被护理者的个性化需求。此外,它还新增了触觉系统,显著增强了与家人朋友视频交流时的情感传递,让被护理者在家中也能深切感受到亲人的陪伴和关怀。这种人性化的交互体验,不仅提高了被护理者的生活质量,也减轻了家属的心理负担。

随着科技的进步和社会对护理服务需求的增加,护理机器人的应用前景十分广阔。未来,随着技术的不断成熟和成本的逐步降低,护理机器人有望成为更多家庭和机构的必备设备。它们不仅能够为老年人、残疾人等需要长期护理的人群提供全面、细致、个性化的护理服务,还能够减轻护理人员的工作负担,提高护理服务的质量和效率。更重要的是,护理机器人的应用将推动医疗健康领域的智能化发展,促进医疗资源的优化配置和高效利用,为解决老龄化社会面临的护理难题提供有力支持。

2)英国 Care-O-bot 3 生活照料机器人

Care-O-bot 3 生活照料机器人由英国南赫特福德郡大学主导研发,是一款集家庭服务员与老年人贴心朋友功能于一体的创新型机器人。该机器人的研发项目得到了"机器人学及老年人陪护"项目的支持,旨在通过高科技手段为那些不便走动和孤单的老年人提供更加全面、个性化的照顾。

Care-O-bot 3 具备多项先进的功能特点和技术创新。首先,它拥有高度灵活的机械臂和托盘结构,能够完成多种家务任务,如拿取物品、整理房间等。其次,该机器人还配备了先进的语音识别和合成功能,能够识别 19 种语言,并与老年人进行流畅的对话交流。此外,Care-O-bot 3 还具备情感智能功能,能够根据老年人的情绪变化提供相应的安慰和陪伴。

在技术创新方面,Care-O-bot 3 采用了先进的传感器技术和人工智能算法,能够实时感知老年人的身体状况和情绪变化,并根据这些信息提供相应的护理服务。例如,当老年人忘记吃药或没能完成锻炼任务时,机器人会面露沮丧表情,并提醒他们及时完成任务或服药。这种情感智能的设计使 Care-O-bot 3 不再是一个冰冷的机器,而是一个能够理解人类情感、提供贴心陪伴的智能伴侣。

3)新加坡 Robocoach 健身机器人

为了提高老年人的生活质量,并让他们更好地融入现代科技社会,新加坡信息通信发展管理局主导研发了 Robocoach 健身机器人,并在全国 20 多所老年人活动中心进行了部署。这一举措旨在通过健身机器人，帮助老年人进行身体锻炼，改善健康状况，同时增加他们接触高科技的机会。

Robocoach 健身机器人集成了多项先进技术，最大的特点在于其高度的人性化设计和智能化功能。机器人拥有可动的金属手臂，能够模拟人类教练的动作，引导老年人进行正确的锻炼。其头部配备了一台平板计算机，通过生动的面部表情和声音，与老年人进行互动，增强了锻炼的趣味性和参与感。除了基本的动作引导外，Robocoach 还具备动作感应功能。它能够实时监测老年人的锻炼动作，确保他们的姿势正确，避免运动伤害。同时，机器人还能根据老年人的身体状况和锻炼进度，智能调整锻炼的难度和节奏，为每个人提供个性化的锻炼方案。

Robocoach 健身机器人的推出，不仅为老年人提供了便捷、高效的健身方式，还对新加坡社会产生了深远的影响。首先，它展示了科技在改善老年人生活质量方面的巨大潜力，为政府制定更加科技化的养老政策提供了有力支持。其次，Robocoach 的广泛应用促进了社会对老年人健康问题的关注和对科技产品的接受度，有助于缩小老年人与年轻人之间的"数码鸿沟"。最后，这款机器人的成功研发和应用还推动了新加坡科技产业的发展和创新能力的提升。

2. 养老护理机器人的应用优势

养老护理机器人，作为科技与医疗健康深度融合的创新产物，正逐步成为应对全球老龄化挑战的重要解决方案。这些智能设备以其独特的应用优势，为老年人提供了全方位、高质量的照护服务。

首先，养老护理机器人能够实现全天候、无间断的照护。无论是白天还是夜晚，机器人都能保持高度警觉，随时响应老年人的生活需求。它们能够协助老年人完成日常起居、饮食管理、药物提醒等任务，确保老年人的基本生活需求得到满足，并给予他们极大的安全感。

其次，通过集成先进的传感器、数据分析和人工智能技术，养老护理机器人能够实时监测老年人的健康状况。它们能够精准地测量血压、心率、体温等生理指标，及时发现异常并发出预警，为医护人员提供及时的干预依据。这种精准高效的监测与护理，不仅提高了护理的质量，还有效减轻了护理人员的负担，降低了职业风险。

此外，养老护理机器人还能根据老年人的个性化需求，提供定制化的护理服务。它们能够学习老年人的生活习惯、喜好和特殊需求，从而为他们量身定制护理计划。这种个性化的护理方式，不仅提高了老年人的生活质量，还让他们感受到了更加贴心、周到的关怀。

除了上述优势外，养老护理机器人还促进了智慧养老产业的发展。它们作为智慧养老系统的重要组成部分，与其他智能设备、信息系统等紧密相连，共同构建了一个全面、高效的养老服务体系。同时，机器人还能加强老年人的社交互动，通过语音交流、视频通话等方式，帮助他们与家人、朋友保持联系，缓解孤独感，增强生活的自主性。

3. 养老护理机器人的不足与发展方向

1）养老护理机器人的不足

养老护理机器人尽管在技术层面取得了显著进步，但在实际应用中仍面临一系列挑战与不足。

首先，人机交互界面的问题尤为突出。许多机器人的操作界面设计得较复杂，对于老年人这一特殊群体而言，学习和掌握这些操作存在不小的难度。加之老年人可能存在的视力、听力及认知能力下降，使他们难以轻松地与机器人进行互动，从而影响了使用体验。

其次，机器人的自主行动能力也受限明显。尽管部分机器人已具备自主导航功能，但在复杂的家庭环境中，如多变的家具布局、不同的地面材质等，机器人的导航和避障能力往往不足。这不仅可能导致机器人在辅助老年人出行时无法准确到达目的地，还可能因避障不及而造成意外。

安全性问题同样是养老护理机器人亟待解决的难题。机器人的硬件部件可能因长期使用或维护不当而出现故障，软件系统中也可能存在漏洞或错误，这些都可能给老年人带来潜在的安全风险。此外，机器人收集的个人信息和健康数据若未得到妥善保护，还可能引发隐私泄露的严重问题。

高昂的成本也是制约养老护理机器人普及的重要因素。由于研发和生产过程中的技术复杂性和材料成本，许多养老护理机器人的市场价格居高不下，使普通家庭难以承担。而机器人的维护费用，包括定期检查、维修和软件更新等，也是一笔不小的开支。

最后，智能化水平的不足也限制了养老护理机器人的服务能力。尽管机器人能够提供一些基本的护理服务，但在个性化服务、情感交流等方面仍显不足。它们往往难以根据老年人的具体需求和偏好进行精准调整，也无法像人类护理人员那样与老年人进行深入的情感交流和互动。因此，为了充分发挥养老护理机器人在老龄化社会中的潜力，还需在人机交互、自主行动能力、安全性、成本控制和智能化水平等方面进行持续的改进和优化。

2）养老护理机器人的发展方向

未来的养老护理机器人将致力于提升人机交互能力，简化操作界面，增加智能识别功能，并具备学习适应能力；同时，它们将拥有更强的自主行动能力，能执行多样化任务，极大拓展应用范围；安全方面，将采用先进保障措施确保老年人安全；成本上，通过技术创新和规模化生产降低价格，推动普及；智能化水平将大幅提升，实现个性化精准服务；此外，跨领域融合与创新将为机器人带来更广阔的发展空间。这些进步将共同推动养老护理机器人更好地满足老年人需求，应对老龄化社会挑战。

3.3.4　人工智能康复辅具

作为现代科技与医疗康复深度融合的结晶，人工智能康复辅具正逐步成为推动康复医疗行业发展的重要力量。这一领域的创新不仅重新定义了康复辅具的功能与形态，更为患者提供了更个性化、精准和高效的康复解决方案。

人工智能康复辅具融合了人工智能、机器学习、传感器技术、电子工程、生物医学工程等多学科的知识与技术。它们通过内置的高精度传感器实时采集患者的生理数据，如肌肉活动、关节角度、心率等，并利用人工智能算法对这些数据进行深度分析。基于分析结果，辅具能够精准地识别患者的康复需求和潜在问题，进而制定出个性化的康复方案。这种智能化的康复过程不仅提高了康复的效率，更确保了康复的精准性和安全性。

在功能方面，人工智能康复辅具展现出了强大的多样性和适应性。它们可以模拟人体的自然运动，帮助患者重新获得行走、站立、抓取等能力。同时，辅具还能够根据患者的

动画-肌肉劳损后的AI康复

康复进展和身体状况动态调整训练计划，实现真正的个性化康复。此外，一些高级的人工智能康复辅具还具备情感交互功能，能够与用户进行互动，提高用户的参与度和积极性。除了功能强大外，人工智能康复辅具还具有高度的可靠性和耐用性。它们采用了先进的材料和制造工艺，能够在复杂的环境中稳定运行。同时，辅具还具备自我诊断和修复功能，能够及时发现并修复潜在的故障，确保患者的安全。

传感器技术是人工智能康复辅具的"触角"，负责实时、准确地采集患者的生理数据。这些传感器包括肌电传感器、角度传感器、压力传感器等，能够捕捉到肌肉活动、关节角度、足底受力等关键信息。这些数据为后续的康复分析和决策提供了坚实的基础。通过不断的技术进步，传感器的精度、灵敏度和稳定性得到了显著提升，使人工智能康复辅具能够更好地适应患者的个体差异和康复需求。

人工智能康复辅具的"大脑"是其内置的高精度算法与人工智能技术。这些算法能够基于传感器采集的数据进行深度学习和分析，识别患者的康复需求和潜在问题。通过机器学习算法，辅具能够不断学习和优化康复方案，实现个性化的康复服务。同时，人工智能技术还能够模拟人体的自然运动规律，为康复过程提供更为精准的控制和反馈。这种智能化的康复方式不仅提高了康复效率，还确保了康复的精准性和安全性。

驱动与控制技术是人工智能康复辅具实现功能的"引擎"。通过先进的电机、驱动器等执行机构，辅具能够将算法制定的康复方案转化为实际的运动输出。这些执行机构需要具有高精度、高稳定性和高可靠性，以确保康复过程的顺利进行。同时，控制技术也需要具备自适应性和灵活性，能够根据患者的康复进展和身体状况动态调整训练计划，实现真正的个性化康复。

人机交互与情感交互技术是人工智能康复辅具与用户之间的"桥梁"。这些技术使辅具能够理解用户的指令和需求，同时也能够向用户提供实时的反馈信息。通过自然语言理解、手势识别等技术，用户可以方便地控制辅具的运动和功能。此外，一些高级的人工智能康复辅具还具备情感交互功能，能够与用户进行互动和沟通，提高用户的参与度和积极性。这种人性化的设计使康复过程更加舒适和愉悦。

云计算与大数据技术在人工智能康复辅具中也发挥着重要作用。通过云计算平台，辅具可以将采集到的数据实时上传至云端进行分析和处理。这不仅可以提高数据分析的效率和准确性，还可以实现数据的远程监控和管理。同时，大数据技术可以对海量的康复数据进行挖掘和分析，发现潜在的康复规律和趋势，为康复方案的制定和优化提供有力支持。

人工智能
康复设备
应用情况

1. 应用实例

1）智能仿生假肢

智能仿生假肢的诞生，源于对残障人士生活质量的深切关怀和对科技潜力的无限探索。传统的假肢，如硅胶假肢、机械假肢和肌电假肢，虽然在一定程度上帮助了残障人士，但其仿生度低、缺乏灵巧操作和控制、重量大、响应慢等缺陷，使用户体验大打折扣。因此，开发一种更加灵巧、稳定、可靠且具备触觉感知功能的智能仿生假肢，成为科研人员追求的目标。

例如，智能仿生手采用了高度仿生的设计，能够模拟人手的各种复杂动作。通过精密集成的设计，这款假肢不仅外观逼真，而且功能强大。它拥有 18 种常用手势，能够满足残障人士在日常生活和工作中的大部分需求。

智能仿生手的核心在于其先进的人工智能算法。该算法能够处理肌肉神经信号，实现仿生神经通路的重建。这意味着残障人士只需通过轻微的肌肉活动，就控制假肢的动作，从而实现与真手相似的灵活性和精准度。

智能仿生手还配备了多模态传感信息系统，能够实时感知环境中的各种信息，如视觉、听觉和运动状态。同时，基于多模态传感信息的柔顺控制技术，使假肢在抓取物体时能够自适应调整力度和角度，实现更加稳定和可靠的抓握。

触觉感知和反馈技术是智能仿生手的另一大亮点。通过高灵敏度的三维力传感器和方向多通道传感器，假肢能够感知物体的形状、质地和重量等信息，并将这些信息反馈给残障人士的大脑，使他们能够重新体验真实的感觉。

智能仿生假肢的应用场景广泛，不仅适用于日常生活和工作中的各种需求，还能在医疗、教育、娱乐等领域发挥重要作用。例如，在医疗领域，智能仿生手可以帮助残障人士进行康复训练，提高他们的生活质量；在教育领域，它可以帮助孩子们更好地学习和成长，让他们不再因残疾而受限；在娱乐领域，智能仿生手能让残障人士享受更加丰富的娱乐体验，如弹奏钢琴等。

2）外骨骼康复训练机器人

随着科技的飞速发展，外骨骼机器人作为一种创新的康复辅具，正逐步在康复训练领域展现出其巨大的潜力和价值。外骨骼机器人通过模拟人体骨骼和肌肉的结构与功能，为肢体功能障碍者提供了强有力的外部支撑和助力，从而帮助他们恢复运动能力，提高生活质量。

外骨骼机器人是一种结合了机器人技术、人体工程学、传感器技术和控制算法的高科技产品。其基本原理是通过外部机械结构与人体的紧密贴合，利用传感器实时监测人体的运动意图和肌肉活动，再通过控制算法驱动机械结构做出相应的动作，从而实现对人体的支撑和助力。外骨骼机器人具有高度的灵活性、适应性和精准性，可以根据不同患者的身体状况和康复需求进行个性化调整。

对于下肢功能障碍的患者，如中风、脊髓损伤等导致的行走困难，外骨骼机器人可以提供有效的康复训练。通过模拟正常的行走姿态和步态，外骨骼机器人可以帮助患者逐步恢复下肢的运动功能。在训练过程中，机器人会根据患者的运动能力和康复进度，自动调整训练难度和助力水平，确保训练的安全性和有效性。

除了下肢，外骨骼机器人还可以用于上肢的康复训练。对于上肢功能障碍的患者，如肩袖损伤、骨折等，外骨骼机器人可以通过模拟上肢的各种运动模式，帮助患者恢复上肢的灵活性和协调性。同时，机器人还可以提供精确的肌肉力量训练，增强患者的上肢肌肉力量，提高生活质量。

外骨骼机器人还可以用于平衡与协调能力的康复训练。通过模拟不同的平衡挑战和协调任务，机器人可以帮助患者提高身体的稳定性和协调性。这对于预防跌倒、提高行走安全性等方面具有重要意义。

外骨骼机器人具有高度的个性化定制能力。根据患者的身体状况、康复需求和运动能力，机器人可以制定个性化的康复方案。这种个性化的康复方案可以确保患者在训练过程中得到适合自己的训练内容和强度，从而提高康复效果。

3）视障人士可穿戴设备

OrCam MyEye 2.0 是一款专为失明和视障人士设计的个人可穿戴设备。OrCam MyEye 2.0 集成了文本识别、人脸识别、商品识别、颜色识别和时间识别五大功能，几乎涵盖了视障人士在日常生活中可能遇到的所有场景。通过高分辨率摄像头捕捉用户眼前的图像，并利用先进的计算机视觉和人工智能技术进行分析和解读，这款设备能够迅速将图像转化为语音输出，帮助用户理解周围的世界。

人脸识别功能让 OrCam MyEye 2.0 在社交场合中发挥出巨大作用。它能够帮助用户识别亲朋好友的面孔，甚至在人群中准确找到认识的人。这一功能不仅增强了用户与他人之间的互动和交流，还让他们在日常生活中感受到更多的温暖和关怀。

商品识别功能是购物时的得力助手。当用户进入商场或超市时，只需将设备指向货架上的商品，OrCam MyEye 2.0 就能迅速识别出商品的名称、价格等信息，并通过语音播报给用户。这一功能不仅让购物变得更加便捷，还避免了因误认商品而导致的尴尬和麻烦。

此外，OrCam MyEye 2.0 还具备高度的可扩展性和可定制性。用户可以根据自己的需求和喜好，下载和安装新的识别模块或功能插件。这使得设备能够不断适应新的应用场景和用户需求，保持其领先地位和竞争力。

4）智慧健康管理系统

基于大数据、人工智能等技术，通过收集、分析、评估个人健康数据，为用户提供个性化的健康管理方案，实现对个人健康数据的实时监测、分析和评估，从而为用户提供全面的健康管理服务，如图 3-5 所示。

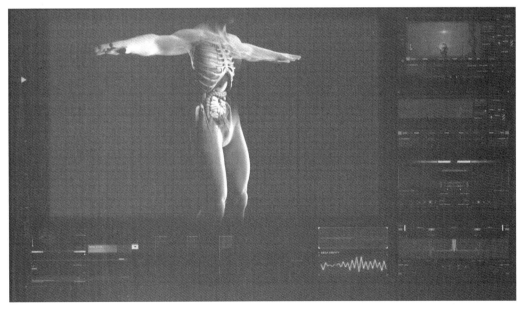

图 3-5　智能健康管理系统

2. 人工智能康复辅助的应用优势

人工智能康复辅助设备的应用在康复医疗领域展现了显著优势与深刻变革。这些设备集成了先进的传感器技术和数据分析算法，能够精确捕捉并响应患者的生理信号，如肌肉活动、心率变化等，为患者量身定制康复方案，确保训练的精准性和针对性，极大提升了康复效果及患者体验。设备内置的实时监测与反馈系统，构成了患者安全的重要保障。它能持续追踪康复进展，及时发现异常并预警，为医护人员提供即时干预依据，有效降低了康复过程中的风险，增强了患者及其家属的安全感。智能康复辅助设备还极大减轻了医护人员的工作负担，自动化处理部分康复任务，提高了工作效率，使医护人员能更专注于与患者的直接交流和专业指导，整体提升了康复服务质量。

此外，这些设备激发了患者的自主康复动力。通过直观的反馈和激励机制，患者更主动地参与康复过程，增强了自我康复能力，加速了康复进程，并在其中获得了成就感和自信。更重要的是，人工智能康复辅助设备推动了康复医疗的创新发展，为神经、骨科、心肺等多个领域带来了革命性变化，使康复医疗更加科学、精准、个性化。随着技术不断进步，这些设备的应用前景将更加广阔，成为未来康复医疗领域的中坚力量，为无数患者带来希望。

3. 人工智能康复辅具的不足与发展方向

1）人工智能康复辅具的不足

尽管人工智能技术在康复辅具中应用广泛，但仍面临技术成熟度与稳定性、个性化与定制化需求满足、专业评估与指导缺乏、成本高昂与普及度不足，以及数据安全与隐私保护等多重挑战。这些问题影响了患者的使用体验、康复效果和数据安全，亟待通过技术创新、政策支持和市场调节等综合手段加以解决。

2）人工智能康复辅具的发展方向

未来的人工智能康复辅具将致力于增强适应性、提升智能化水平、降低成本与维护难度，并拓展应用场景，同时加强跨学科合作，以克服现有不足，推动领域发展，为患者带来更加智能、高效、便捷且个性化的康复服务，展现广阔的发展前景。

3.4　人工智能在医学技术领域中的应用

 学习目标

知识目标：

（1）掌握医学技术领域中的岗位现状、技术现状；

（2）熟悉机器学习、深度学习等技术在影像诊断、医学检验等领域的基本原理和应用场景；

（3）了解人工智能在医学技术领域中的新研究进展和未来发展趋势。

能力目标：

（1）能够与医学、工程等不同领域的专业人员有效沟通协作，以及人机协作能力；

（2）能够正确评估、有效使用人工智能工具，智能化解决岗位工作中的复杂问题。

素质目标：

（1）树立敬佑生命、甘于奉献、精益求精的职业精神和良好的人文关怀素养；

（2）具备一定的人工智能素养、创新性思维、批判性思维和终身学习的观念；

（3）具有数据安全意识、隐私保护意识和服务意识。

重点难点

重点：人工智能在医学技术领域的应用场景，机器学习、深度学习等关键技术。
难点：医工结合跨学科知识的融合，人工智能技术的复杂性。

典型案例

音频：典
型案例3.4

上海某医院与某科技公司合作，在医疗影像诊断领域研发了新产品，实现了影像数据的互联互通和人工智能辅助诊疗应用的全覆盖，打造了基于医疗大模型的"全院智慧影像云平台"，实现了人工智能系统对医学影像的自动化分析，辅助医生高效完成影像阅片。其中的肋骨骨折人工智能辅助诊断功能，可以精准标识肋骨，支持多种类型骨折的秒级检出及分类，提供多种阅片视图。CT 骨折智能分析系统可以自动生成影像检查所见及分析结果报告，报告模板以骨折类型与概率划分，方便医生复用，该平台还支持 MRI、X 射线、病理图像等多种数据模态分析，为临床医生提供了智能辅助诊疗的功能。

针对以上案例请思考：

（1）肋骨骨折人工智能辅助诊断功能主要涉及人工智能的哪种关键技术？
（2）上述关键技术在医院的其他医技科室还有哪些应用？
（3）随着人工智能技术的不断发展，在临床工作中应该具备哪些能力？

关键词汇

深度学习　机器学习　自然语言处理　计算机视觉　数据安全　批判性思维　人文关怀

 知识准备

3.4.1　人工智能辅助影像诊断

人工智能辅
助影像诊断

医学影像是指为了医疗、医学研究对人体或人体某部分以非侵入的方法取得内部组织影像的技术与处理过程。它包含医学成像系统和医学图像处理两个相对独立的研究方向。医学成像系统研究图像的形成过程，包括成像机理、成像设备、成像系统分析等；医学图像处理则是对已获得的图像进行进一步处理，如图像复原、特征信息突出、模式分类等。

医学影像的起源可以追溯到 1895 年，德国物理学家威廉·康拉德·伦琴发现 X 射线，为医学影像的发展奠定了基础。随着医疗水平的不断进步和发展，医学影像学技术也日渐提高，从最初的 X 射线成像（X 射线）到后来的超声成像、计算机断层扫描（CT）、磁共振成像（MRI）、核医学成像等，为疾病的早期发现、准确诊断提供了重要支持。如今，随着计算机技术、人工智能、大数据等技术的不断发展，医学影像学科迎来了高科技智能化诊断的新时代。通过深度学习算法和计算机视觉技术，人工智能能够自动分析医学影像（如 X 射线、CT、MRI 等），辅助医生进行疾病诊断，如图 3-6 所示。

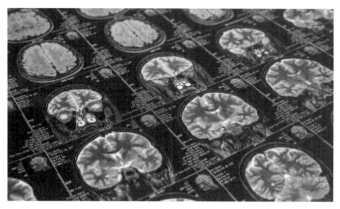

图 3-6　人工智能辅助影像诊断

医学影像技术人才岗位不仅需要具备扎实的医学影像专业知识和专业技能，还需要能够操作相关智能化诊断设备，通过人机协作高质量完成影像检查工作，充分发挥人工智能的优势，提高医学影像诊断的准确性和效率，为患者提供更加优质的医疗服务。

1. 应用实例

1）肺结节检测

肺结节检测使用深度学习算法，促进人工智能在肺癌早期筛查中的应用，如卷积神经网络，在 CT 图像中自动检测肺结节，并与放射科医生进行性能对比，在不牺牲敏感性的情况下显著提高特异性，减少假阳性率，如图 3-7 所示。

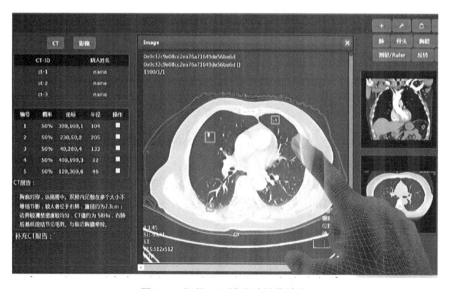

图 3-7　智能 CT 辅助肺结节诊断

商业应用：IBM 的 Watson Health、谷歌的 DeepMind 等科技公司，以及多家医疗设备制造商，都推出了基于人工智能的肺癌筛查系统。这些系统能够辅助医生快速准确地识别出潜在的肺癌病灶。

医院实践：某医院引进人工智能辅助诊断系统，包括肺结节筛查。人工智能对肺结节的发现辨识率显著提高，医生可以参考人工智能筛查结果快速做出诊断。它真正实现了临床中肺癌的早筛查、早诊断、早治疗，能够快速、高效帮助医生识别肺部小结节，提升了医生的阅片效率和诊断准确率，减少了漏诊和误诊。

2）糖尿病视网膜病变筛查

人工智能算法应用：人工智能算法能够分析眼底照片，自动检测视网膜上的微血管瘤、硬性渗出、软性渗出等病变特征，从而评估患者是否患有糖尿病视网膜病变，如图 3-8 所示。这种筛查方式比传统的人工筛查更加快速、准确，且能够覆盖更多的患者群体。

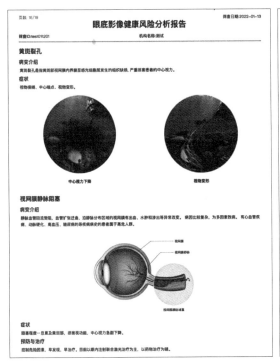
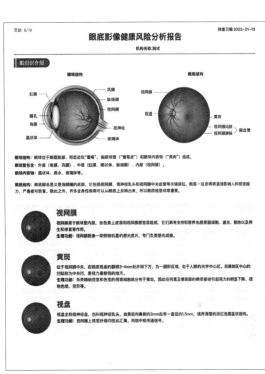

图 3-8　眼底影像检查及健康风险分析

临床设备应用：IDx-DR 是美国获得 FDA 批准的人工智能辅助糖尿病视网膜病变筛查设备，它能够在没有医生参与的情况下，为患者提供初步的筛查结果。

3）乳腺癌筛查

人工智能算法应用：乳腺 X 射线检查（乳腺钼靶）是乳腺癌筛查的重要手段之一。人工智能算法可以自动分析乳腺 X 射线图像，检测潜在的肿块、钙化等异常区域，并给出初步的诊断建议。这不仅可以提高筛查的准确性，还可以减轻医生的工作负担。

商业应用：一些公司已经推出了基于人工智能的乳腺癌筛查系统，这些系统已经在全球范围内得到广泛应用。

4）骨科领域应用

骨折检测与评估：人工智能算法可被应用于骨折检测、关节退变评估等方面，如

AI 眼底筛查的临床应用

图 3-9 所示。通过对 X 射线、CT 或 MRI 图像的分析，人工智能算法能够自动识别骨折部位、评估骨折类型，并预测治疗效果。

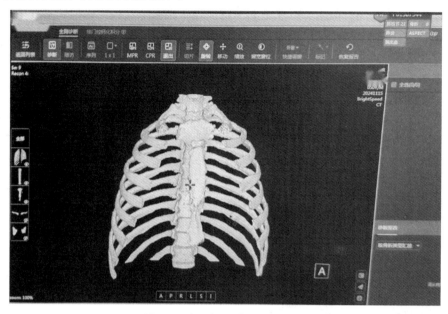

图 3-9　人工智能辅助骨折诊断

医院实践：某医院引进人工智能影像辅助诊断系统，在骨科的临床应用中发挥着重要作用。利用深度学习算法，如卷积神经网络等，自动分割影像图像中的股骨头区域，精确定位病变部位，并进行量化分析，如测量坏死区域的大小、形态、信号强度变化等，帮助医生更准确地评估病情。通过图像增强、影像分割等技术，提高图像的清晰度和质量，使坏死病变区域更加明显和易于识别。

5）神经系统疾病诊断

脑卒中诊断：人工智能算法可以快速分析 CT 或 MRI 图像，识别出血性或缺血性脑卒中的特征表现，并预测患者的预后情况。

神经退行性疾病筛查：人工智能被用于阿尔茨海默病、帕金森病等神经退行性疾病的早期筛查和诊断中。人工智能可以通过分析 MRI 影像，帮助医生进行诊断和病情评估，通过对患者脑部影像数据的分析，人工智能算法能够发现与疾病相关的微小变化，为医生提供早期诊断的依据。

6）心血管疾病诊断

冠心病诊断：人工智能辅助诊断系统利用计算机视觉和深度学习技术，可以快速完成冠状动脉检查后的 CT 影像重建，如图 3-10 所示，便于医生全方位观察冠状动脉，并一键化上传图像，智能排版，辅助医师快速打印，实现智能诊断。

斑块分析：基于深度学习可智能识别冠脉血管中的钙化，自动按血管进行不同颜色的标记，便于精准医疗诊断。自动积分计算总分值和每支血管的分值，提高医生工作效率。一站式人工智能辅助诊断能够为冠心病患者筛查提供更多维度、更加准确的信息。

头颈部颅内斑块分析：3D 磁共振高分辨颈内动脉斑块成像技术可以定量脂质核、纤维帽、斑块内出血、纤维帽破裂 / 出血、炎症反应。人工智能进行三维重建、斑块分析。

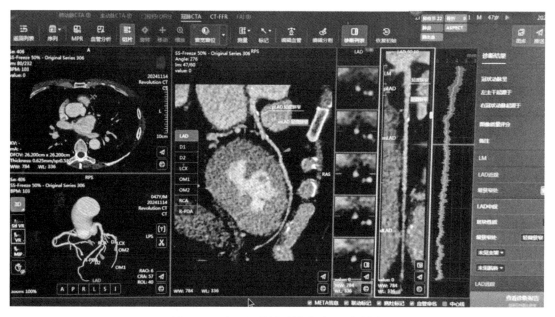

图 3-10　人工智能辅助冠脉（CTA）诊断

7）肺结核诊断

人工智能辅助系统的敏感度、特异度、阳性预测值、阴性预测值（NPV）和诊断准确率均高于单纯的医生诊断，如图 3-11 所示。人工智能技术已经被开发出来用于辅助读取胸部 CT，帮助内科医生提高 CT 诊断 PTB 的准确率和敏感度。现有的人工智能算法可以将 5 类 PTB 图像的分类准确率提高。

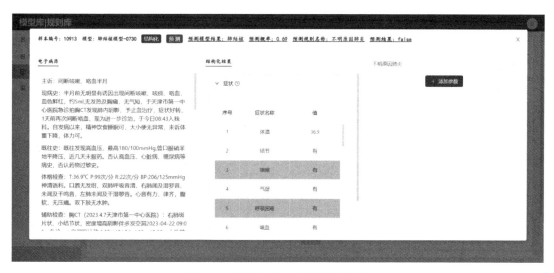

图 3-11　肺结核 NLP 及模型预测结果

8）辅助放疗靶区勾画

传统的放疗靶区勾画主要依靠医生的经验和手工操作，这一过程耗时且存在较大的主观性和个体差异。人工智能辅助放疗靶区勾画技术，利用深度学习等人工智能技术，实现对肿瘤靶区的自动、快速、精准勾画，提高了靶区勾画的精准度和效率，如图 3-12 所示，为患者带来了更好的治疗效果。

2. 人工智能在医学影像领域的应用优势

快速识别：人工智能可以在短时间内处理大量的医学影像数据，迅速识别出潜在的病变区域。

精确诊断：通过深度学习，人工智能能够学习到大量的医学知识和影像特征，从而在诊断某些疾病时达到甚至超过专业医生的水平。

一致性评估：人工智能可以提供一致的标准来评估影像资料，有助于不同地区、不同医院之间的诊断结果统一。

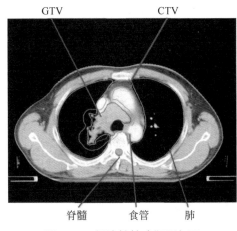

图 3-12　根治性放疗靶区勾画

辅助治疗决策：人工智能不仅可以帮助诊断，还能根据影像资料提供治疗建议，辅助医生制定治疗方案。

教育资源：人工智能可以作为教学工具，帮助医学生和年轻医生更快地学习和掌握影像诊断技能。

3. 人工智能在医学影像领域的不足与发展方向

数据汇聚与共享难题：健康医疗数据汇聚难且共享程度低。医院内部的信息系统较多，存在医院管理信息系统（HMIS）、电子病历系统、影像归档和通信系统（PACS）、科研系统等，信息集成相对薄弱，存在信息孤岛和数据同步方面的问题，各医疗机构之间信息系统很少有对接，数据汇聚和共享利用率低，导致难以有效地管理和利用数据资源。未来需强化推动医疗数据的整合与共享，建立统一的数据标准和平台，实现跨机构间的数据互联互通，加强医疗机构之间的合作与交流，共同推进医疗影像数据的共享与利用。

数据安全与隐私保护：医学影像数据包含大量的敏感信息，如患者个人信息、基因信息、生病历史等，对于数据的隐私和安全保护是一个重要的挑战。在使用人工智能技术时，需要制定严格的数据管理和隐私保护政策，确保患者数据的安全性和隐私性。牛津大学 2024 年 8 月发表论文，题为《医学 GraphRAG：通过知识图谱检索增强实现安全医疗大语言模型》，引入一种新型基于图的检索增强生成技术（retrieval-augmented generation with graph-based approach，Graph-RAG），专门为医疗领域设计，称为 MedGraphRAG，旨在增强大型语言模型（large language model，LLM）的能力并生成基于证据的结果，从而在处理私密医疗数据时提高安全性和可靠性。

技术成熟度与可靠性：尽管人工智能在某些疾病的诊断中已经达到甚至超过了人类医生的水平，但在实际应用中仍存在一些误差。例如，在肺结节的一些诊断中，人工智能可能将细小的血管断面误认为肺结节，模型的泛化能力、数据的隐私和安全等问题仍需进一步解决。未来需不断推动人工智能技术的创新与发展，提高模型的准确性和稳定性。优化算法设计，提高模型的泛化能力和鲁棒性，以适应不同类型的医学影像数据。

数据量与标注问题：医学影像数据具有更高的维度和复杂性，需要更多的样本来建立准确的模型。然而，图像数据的采集和标注过程通常需要耗费大量的时间、成本和人力资源，限制了可用数据量的增长。数据量不足可能导致模型的泛化能力不足，增加模型的过拟合风险，并限制算法的创新与进步。下一步，需探索多模态融合技术在医学影像诊断中的应用，通过同时分析多种医学影像类型（如 X 射线、CT、MRI 等），提高诊断的准确性和可靠性。

人机协同与专业培训：医学影像人工智能辅助诊疗系统的出现并不意味着医生的作用被完全取代。相反，未来的发展需要实现人机协同，让医生在系统中发挥更大的作用。为了保证医疗质量，还需要加强对医生的专业培训，提高他们运用人工智能技术进行诊断的能力。

远程医疗与智能化辅助诊断：利用人工智能技术实现医学影像的远程传输和分析，为偏远地区的患者提供优质的医疗资源，开发智能化辅助诊断系统，为医生提供更加全面、精准的诊断建议和治疗方案。

个性化医疗：通过对大量数据的分析，为每个患者提供定制化的治疗方案，实现个性化医疗。加强人工智能在医学影像预测和风险评估方面的应用，为医生制定预防和治疗策略提供科学依据。

人工智能在医学影像领域的应用虽已取得显著成果，但仍面临诸多挑战。未来，随着技术的不断发展和完善，相信人工智能将在医学影像领域发挥更大的作用，为医疗行业的进步和患者的健康做出更大贡献。

3.4.2　人工智能与医学检验

医学检验也称为临床检验，是指通过实验室技术、医疗仪器设备对来自人体的生物样本进行检测和分析，以获取有关疾病的信息，为临床诊断和治疗提供准确、可靠的实验室数据，辅助医生了解患者的生理和病理状态，为制定治疗方案提供科学依据。

早期的医学检验主要依赖医生的经验和观察，以手工操作为主辅以简单的物理和化学实验，操作烦琐，检验结果受人为因素影响较大。随着科技的进步，自动血液分析仪、自动微生物鉴定仪等设备的出现，医学检验逐渐实现了自动化，检验结果更加客观、可靠，并大大提高了工作效率和结果的准确性。近年来，人工智能、大数据等技术的应用为医学检验带来了新的发展机遇，智能化的检验系统可以根据患者的信息自动选择合适的检验项目，并给出参考意见，大大提高了诊断的准确性和效率，智能化医学实验室利用互联网、物联网、大数据和人工智能等技术平台，借助信息终端远程操作医学实验室设备和设施，实现全流程智能化检验管理，医学检验向更加智能化、精准化、远程化和个性化的方向发展，如图 3-13 所示。

医学检验岗位的工作任务通常包括样本采集、样本处理、实验室检测、结果分析和报告发放等，需要严格遵守实验室操作规范以提供准确的检测结果。智能化检验包括自动化样本处理、智能化结果解读和辅助诊断等功能，工作任务主要包括分析前的医嘱、采样、识别、运输，分析中的样本处理、分析、报告，以及分析后的结果解释、行动等，需要检验技师与临床科室进行紧密沟通，共同协商解决工作中出现的问题，确保检验结果的准确性和可靠性。

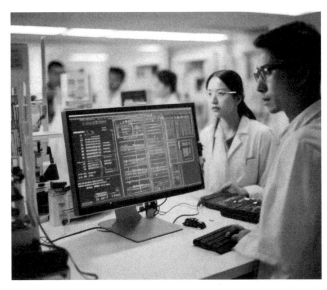

图 3-13　人工智能辅助实验室检查工作场景

1. 应用实例

血液学检验：人工智能可以自动识别血细胞图像，进行白细胞分类计数、红细胞形态分析等，提高血液学检验的效率和准确性。

微生物检验：通过图像识别技术，人工智能能够识别和分类微生物，快速完成病原体的鉴定，缩短报告时间。

生化分析：人工智能可以自动分析生化仪器的数据，进行疾病标志物的检测，如肝功能、肾功能、血脂等生化指标。

遗传学检验：在基因测序数据分析中，人工智能可以帮助识别基因变异，预测遗传疾病的风险。

病理学检验：人工智能在病理切片分析中的应用，可以帮助识别肿瘤细胞，辅助病理医生进行癌症的诊断和分级。

生物医学研究：生物医学研究中的知识图谱已成为代表和整合复杂生物医学信息的强大工具，促进高效的数据整合和知识发现。值得注意的例子包括 Bio2RDF、CTKG、Hetionet 等。它们已被用于增强药物发现，了解疾病机制和识别生物医学关系。

2. 人工智能在医学检验领域的应用优势

减少人为误差：人工智能可以减少因操作者主观判断或疲劳引起的误差，减少人工操作，提高检验效率。

提高检测质量：通过算法的不断优化，人工智能可以提高检测的精确度和重复性。

加速诊断流程：人工智能可以 24 小时不间断工作，缩短检验结果的报告时间。

数据挖掘：人工智能可以处理大量检验数据，挖掘出有价值的信息，用于临床研究和疾病趋势分析。

辅助诊断：人工智能可以根据检验结果，结合患者的临床信息，辅助医生进行疾病的诊断和鉴别诊断。

智能化结果解读：通过深度学习和模式识别技术，人工智能能够快速准确地解读医学检验结果，例如病理切片、血液涂片、微生物培养等。

自动化样本处理：人工智能可以自动化地处理样本，包括样本的接收、分类、运输、预处理等，减少实验室工作人员的体力劳动，并提高处理速度。

3. 人工智能在医学检验领域的不足与发展方向

数据质量和标注问题：医学检验领域的数据质量和标注问题是一个显著挑战。由于医疗数据的特殊性，数据的获取和标注往往非常困难和昂贵。此外，数据的完整性和准确性也直接影响到模型的训练效果和诊断准确性。标注工作复杂且耗时，需要专业人员进行精细标注，这限制了模型的训练速度和应用范围。下一步，需建立统一的数据标准和标注规范，提高数据的质量和标注效率。通过引入自动化和半自动化的标注工具，减轻人工标注的负担，加快模型的训练速度。加强对数据质量和标注过程的监管和评估，确保数据的完整性和准确性。

模型可解释性：人工智能模型，尤其是深度学习模型，往往以黑箱的形式呈现，缺乏可解释性。这使医生难以理解和信任模型的判断结果，降低了人工智能在医疗领域的可接受性。在医学检验领域，模型的可解释性尤为重要，因为医生需要了解模型如何做出判断，以便在必要时进行人工干预和调整。下一步，需研发更加可解释和透明的模型，提高人工智能在医学检验领域的应用可接受性。通过引入特征重要性分析、可视化等技术手段，使医生能够更好地理解模型的判断依据和决策过程。鼓励跨学科合作，将医学知识与人工智能技术相结合，共同推动模型可解释性的提升。

数据安全和隐私保护：医学检验数据涉及患者的隐私和敏感信息，如何保护这些数据的安全性和隐私是一个重要问题。在人工智能应用中，需要确保数据在传输、存储和处理过程中的安全性，防止数据泄露和滥用。下一步，需加强确保医学检验数据在传输、存储和处理过程中的安全性，建立健全的数据管理制度和法律法规体系，为医疗数据的安全使用提供法律保障。

跨领域专业人才稀缺：医学检验领域需要既懂医学又懂人工智能的复合型人才。然而，目前这类人才相对稀缺，难以满足日益增长的人工智能应用需求。下一步，需加强医学与人工智能领域的交叉学科建设，培养既懂医学又懂人工智能的复合型人才。通过开设相关课程、实习实训等方式，提高学生的实践能力和综合素质。鼓励企业和科研机构加强合作，共同推动医学检验领域的人才培养和技术创新。

推动人工智能与医疗设备的融合：研发更加智能化、自动化的医疗设备，将人工智能技术与医疗设备相结合，提高医学检验的准确性和效率，实现医学检验的远程监控和实时诊断，为偏远地区的患者提供优质的医疗资源。

人工智能与
医学检验

3.4.3　人工智能赋能按摩机器人

按摩机器人通过集成传感器、执行器和人工智能算法，能够根据用户的需求和身体状况，提供个性化的按摩治疗方案。按摩机器人可以是模仿人体结构的人形机器人，也可以是具备智能按摩功能的具身智能。人形机器人（humanoid robot）是一种使用人工智能和机器人技术制造的、具有类似人类外观和行为的机器人，能够与人进行交互，并在人的生产和生活中扮演着重要角色。具身智能（embodied intelligence）强调智能系统通过与其物理环境进行交互来学习和适应的能力，智能行为通过身体和环境相互作用，为人提供更加智能化和个性化的服务。

随着《"健康中国 2030"规划纲要》的提出和逐步推进，大众的健康意识逐渐提升，对于康养保健的需求日益攀升。中医养生、康复治疗、美容保健等相关领域迎来了前所未有的发展机遇，但专业按摩师人才紧缺一直是行业中的一大问题，按摩机器人的出现，可以在一定程度上缓解这一问题，按摩机器人通过视觉识别系统精确定位人体穴位，通过力反馈系统智能调节按摩力度，根据控制系统生成的指令执行精准的按摩，可以提供冲击波、揉法、振法、石墨烯等类型的按摩头，甚至能够模仿人的手掌和拇指进行推拿按摩，精准到具体的"穴位"，满足不同按摩需求，不仅有助于缓解肌肉疲劳、改善血液循环，还能在一定程度上促进疾病的康复，如图 3-14 所示。

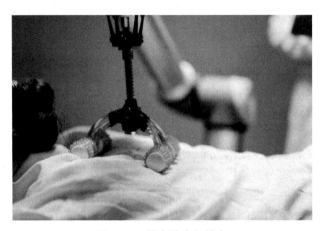

图 3-14　推拿按摩机器人

按摩机器人的发展对相关岗位人才的需求也在不断增加，需要具备跨学科的知识背景，包括人工智能、机器人技术、生物医学等多个领域，以便为用户提供更加智能化、个性化的按摩服务。目前，按摩机器人还不能完全替代按摩师，在按摩精准度、舒适度等方面还无法完全满足用户需求，且缺少必要的人文关怀，需要从业人员弥补不足，以提高用户满意度。

1. 应用实例

肌肉放松：通过模拟人类按摩师的手法，机器人可以针对特定的肌肉群进行放松按摩。

疼痛缓解：对于慢性疼痛患者，按摩机器人可以提供定期的按摩治疗，帮助减轻疼痛。

运动康复：在物理治疗师的指导下，按摩机器人可以帮助患者在运动康复过程中恢复肌肉功能。

老年人护理：对于行动不便的老年人，按摩机器人可以提供日常的肌肉按摩，改善生活质量。

美容保健按摩：按摩机器人可以精准定位人体穴位，模拟人类美容师的按摩手法和力度，为顾客进行身体保健按摩，如图 3-15 所示。

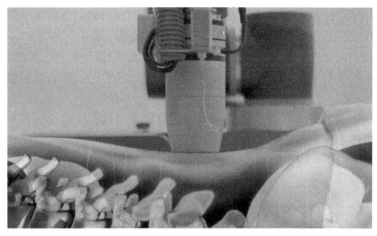

图 3-15　保健按摩机器人

大语言模型联合应用：医疗保健中的大型语言模型已显著改善了医学文献分析、临床记录解释和诊断支持。此领域中的重要模型包括 DeepMind 的 MedIC，微软的 BioGPT、TrialGPT、BioBart 和 BioMistral 等，与按摩机器人结合，在医疗保健领域可以取得更好的效果。

人工智能在
美容全产业
链的场景应
用案例

2. 人工智能在保健按摩领域的应用优势

个性化治疗方案：通过集成的高精度传感器，按摩机器人可以监测患者的肌肉状态、压力点和身体反应。人工智能算法可以根据这些数据为每位患者定制个性化的按摩方案。

精准控制：按摩机器人配备的执行器可以精确控制按摩力度、速度和位置，确保按摩动作的准确性和一致性，这是人类按摩师难以比拟的。

持续优化：人工智能算法可以通过机器学习不断优化按摩程序，根据患者的反馈和治疗效果调整治疗方案，以实现较好的治疗效果。

康复辅助：除了缓解肌肉疲劳和改善血液循环，按摩机器人还能辅助治疗某些疾病，如肌肉损伤、关节炎、颈椎病等，通过促进局部血液循环和肌肉放松来加速康复过程。

易于访问：按摩机器人可以在医院、康复中心、养生机构、美容会所、家庭甚至工作场所使用，为患者提供便捷的保健服务。

3. 人工智能在按摩保健领域的不足与发展方向

技术成熟度与成本问题：目前，人工智能在按摩保健领域的应用仍处于初级阶段，技术成熟度有待提高。此外，高质量的人工智能按摩机器人研发和生产成本较高，这在一定程度上限制了其在市场上的普及。下一步，需加大对人工智能在按摩保健领域的技术研发投入，提高机器人的精准度、灵活性和个性化服务能力。同时，通过优化生产工艺和供应链管理等方式降低成本，推动人工智能按摩机器人的普及和应用。

情感与人文关怀的缺失：尽管人工智能机器人在按摩技术动作上可以达到很高的精准度，但它们缺乏人类技师所具备的情感交流和人文关怀。按摩不仅仅是身体上的放松，更包含了一种精神上的交流和治愈。人工智能机器人无法理解和回应客户的情感需求，这在一定程度上限制了其在按摩保健领域的应用。下一步，需探索将人工智能与情感计算、人机交互等技术相结合，使机器人能够更好地理解和回应客户的情感需求。例如，通过语音识别、自然语言处理等技术实现与客户的实时互动和情感交流。

个性化服务的局限性：每个人的身体状况和需求都是独特的，传统的按摩技师可以根据客户的反馈实时调整按摩力度、手法等，提供个性化的服务。而人工智能机器人虽然可以预设多种按摩模式，但在灵活性和个性化方面仍有所欠缺。下一步，需利用大数据、机器学习等技术对客户的身体状况、偏好和需求进行深入分析，为每个人提供定制化的按摩保健方案。通过不断优化算法和模型，提高个性化服务的精准度和满意度。

市场及用户接受度：由于文化、习惯等因素，部分用户可能对机器人按摩持保留态度，需要通过教育和体验来提高接受度。下一步，需拓展应用场景与市场需求，除了传统的按摩保健场所外，还可以探索将人工智能按摩机器人应用于家庭、办公室、养老院、康复治疗中心、美容养生机构等场景，满足不同人群的按摩保健需求。

法律法规与伦理道德：随着人工智能在按摩保健领域的应用日益广泛，相关的法律法规和伦理道德问题也逐渐凸显。如何确保人工智能机器人的安全性和有效性，保护客户的隐私和权益，成为行业亟待解决的问题。下一步，需建立和完善与人工智能在按摩保健领域应用相关的法律法规和伦理道德体系，明确各方责任和义务，保护客户的隐私和权益。同时，加强行业自律和监管力度，推动行业健康有序发展。

人工智能在按摩保健领域的应用具有广阔的前景和潜力，通过不断提升技术成熟度、降低成本、融合情感与人文关怀、加强个性化服务以及完善法律法规与伦理道德体系等措施，可以推动人工智能在按摩保健领域的持续创新和发展。

人工智能
赋能按摩
机器人

3.4.4　人工智能助力医学装备维修与搬运

医学装备维修是指通过专业的技术手段和方法，对医疗设备进行检修、维护、修理和改造，以确保设备的正常运行、延长设备使用寿命、提高设备使用效率及保障患者安全。医学装备维修对于医疗机构和医疗设备使用者来说至关重要，它直接关系到医疗设备的正常运行和临床诊疗的准确性、可靠性，良好的医学装备维修服务可以延长设备使用寿命、提高设备使用效率、降低医疗成本，并为患者提供高质量的医疗服务。

随着医疗技术的不断进步和医疗设备的不断更新换代，医学装备维修行业也在不断发展，通过集成物联网、大数据和人工智能技术，医学装备可以实现远程监控、故障预警和智能维修，推动医学装备维修智能化、自动化和远程化的发展。通过人工智能技术对设备运行数据的分析，可以预测设备故障的发生，从而提前进行预防性维护，减少故障停机时间；利用物联网技术实时收集设备运行数据，通过人工智能算法进行远程监控和分析，及时发现并处理设备故障；通过对维护数据进行智能分析，优化维护计划和资源配置，提高维护效率；通过人工智能算法对故障数据进行快速分析，可以简化诊断和排障过程，提高维修效率。

随着医疗设备的普及和医疗机构的增加，对医学装备维修人才的需求也将不断增加，医学装备维修岗位需要维修人员具备电子、机械、计算机、生物医学等多方面的专业知识，需要具备较强的动手能力和解决问题的能力。随着人工智能和大数据技术的不断发展，人工智能可以帮助快速检测设备故障并提供解决方案，大数据分析可以优化维修流程和提高维修效率，需要维修人员不断学习新的医疗装备技术和维修方法，以保持与行业发展的同步。

1. 应用实例

远程监控：人工智能可以实时监控医疗设备的工作状态，通过物联网技术收集设备的运行数据。远程监控有助于及时发现问题，减少设备停机时间，提高设备的利用率。

故障预警：利用大数据分析和机器学习，人工智能可以对设备数据进行深入分析，预测潜在的故障。预警系统可以提前通知维护人员，使他们能够在设备出现故障前进行干预。

智能维修：人工智能可以辅助维修人员诊断故障原因，提供维修建议，甚至自动执行一些简单的维修任务。通过智能维修，可以减少对专业维修人员的依赖，降低维修成本。

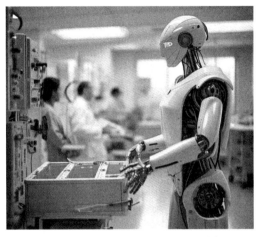

智能搬运机器人：智能搬运机器人可以自动识别、抓取和搬运医疗设备，减轻医护人员的体力劳动。这些机器人可以在医院内部自主导航，避开障碍物，高效完成搬运任务，如图3-16所示。

图 3-16　智能搬运机器人辅助设备维修与搬运

2. 人工智能在医学装备维修领域的应用优势

提高工作效率：通过自动化搬运和智能维护，医院可以更高效地管理其设备，减少人力资源的浪费，医护人员可以将更多的时间和精力投入患者护理和治疗中。

降低运维成本：智能化的运维可以减少设备的意外损坏，延长设备的使用寿命，从而降低运维成本，通过预测性维护，可以减少不必要的维护和紧急维修费用。

保障设备可靠性：定期的智能监测和维护可以确保医疗设备始终处于较好的工作状态，提高设备的可靠性和安全性。

3. 人工智能在医学装备维修领域的不足及发展方向

技术成熟度有待提高：不同型号的医学装备具有独特的结构和功能，人工智能系统需要不断学习和适应，以确保准确识别和诊断故障。人工智能在应对复杂或罕见故障时可能表现不佳，这要求系统具备高度的灵活性和自学习能力。下一步，需通过引入更先进的算法和模型，提高系统对复杂和罕见故障的识别和处理能力。加强系统的自学习能力，使其能够不断适应新型号和新技术的发展，降低对新设备的学习成本和时间。

数据获取与处理：人工智能在医学装备维修中依赖大量的故障数据和维修记录进行训练和学习。然而，这些数据往往分散在不同医疗机构和厂家手中，获取难度较大。数据的质量、完整性和一致性也是影响人工智能系统性能的关键因素。如果数据存在偏差或错误，可能导致系统做出错误的故障判断。下一步，需建立统一的数据标准和共享机制，促进不同医疗机构和厂家之间的数据交流和共享。通过整合和分析这些数据，提高人工智能系统的准确性和可靠性。加强对数据质量的监控和管理，确保数据的完整性、一致性和准确性。引入数据清洗、预处理等技术手段，提高数据的质量和利用价值。

维修人员的技能与培训：尽管人工智能可以辅助维修人员进行故障诊断和维修决策，但维修人员仍需要具备相应的技能和知识。目前，市场上缺乏既懂医学装备又懂人工智能的复合型人才。培训维修人员掌握人工智能系统的操作和维护技能也是一个挑战，需要投入大量时间和资源。下一步，需培养相应的复合型人才，满足市场的人才需求。通过与高校、培训机构等合作，建立系统的培训体系和认证机制。提供针对维修人员的专业培训课程和实践机会，帮助他们熟练掌握人工智能系统的操作和维护技能。

隐私与安全：医学装备维修过程中可能涉及患者的敏感信息和设备的重要数据。在利用人工智能进行维修时，如何确保这些数据的隐私和安全是一个重要问题。如果系统存在安全漏洞或被恶意攻击，可能导致数据泄露或被篡改，对医疗机构和患者造成严重后果。下一步，需加强人工智能系统的隐私和安全保护机制，确保患者的敏感信息和设备的重要数据不被泄露或被篡改。通过引入加密技术、访问控制等手段，提高系统的安全性。定期对系统进行安全评估和漏洞扫描，及时发现并修复潜在的安全问题。建立应急响应机制，应对可能发生的安全事件和数据泄露风险。

人工智能助力医学装备维修与搬运

H5 交互 - 智能按摩机器人的关键技术闯关

推动智能化维修服务的发展：探索利用人工智能提供远程维修、预测性维护等智能化维修服务。通过实时监测和分析医学装备的运行状态，提前发现潜在故障并进行处理，降低设备故障率和维修成本。建立智能化维修服务平台，为医疗机构提供一站式的维修解决方案。通过整合维修资源和服务流程，提高维修效率和客户满意度。

通过不断提升技术成熟度、优化数据获取与处理、加强维修人员的技能与培训、强化隐私与安全保护、推动智能化维修服务的发展等措施，可以推动人工智能在医学装备维修领域的持续创新和发展。

📖 任务训练：计算机视觉技术在健康服务的应用认知

1. 任务目标

通过任务训练，了解基于深度学习等技术的计算机视觉技术的基本原理和基本技术，熟悉计算机视觉技术在健康服务领域的常见应用场景，培养创新思维和跨学科整合能力，能够以批判性思维对智能设备的检查结果进行判断。

2. 任务准备

1）知识准备

医学专业基础包括医学影像（X 射线、CT、MRI 等）、病理图像、皮肤图像及眼底筛查等成像原理，以及人体解剖学、病理学、皮肤解剖、眼解剖等知识。

人工智能基础包括计算机视觉的基本概念、工作原理及核心算法，以及深度学习框架及其在计算机视觉中的应用等。

2）物资准备

工具准备：如 Google Health 乳腺筛查系统、病理图像分析系统、人工智能皮肤图像检测与分析系统、眼底筛查设备以及计算机和必要的软件（如深度学习框架）等。

数据准备：如图像数据集，确保数据已脱敏处理，符合隐私保护要求。

资料准备：如计算机视觉相关的学术论文、研究报告、教材、视频等。

3）学生准备

分组，每组 4 或 5 人，确保每组成员具有不同的专业背景，以促进跨学科交流。

3. 任务实施

1）任务选择

根据学生的理论基础和能力水平，结合不同任务的难度系数，自主选择以下适合的任务。

（1）医学影像分析实践（难度系数：高）：提供真实的医学影像数据集，让学生运用计算机视觉技术进行图像预处理、特征提取和分类等任务，实现简单的医学影像分析算法，如肺结节检测、病变区域分割等。

（2）病理图像识别项目（难度系数：中）：引导学生实现病理图像的自动识别与分类，如癌细胞检测、组织类型识别等，通过深度学习模型进行病理图像的特征学习和分类预测。

（3）皮肤图像识别项目（难度系数：中）：引导学生实现皮肤图像的自动识别与分类，如色素、毛孔、纹理等，通过深度学习模型进行皮肤图像的特征学习和分类预测。

（4）眼底筛查项目（难度系数：中）：提供眼底图像数据集，指导学生运用图像处理与机器学习技术，进行眼底图像的预处理、血管网络提取、病变特征识别等任务，实现如糖尿病视网膜病变、青光眼等常见眼底疾病的自动筛查和初步诊断算法。

2）分组讨论

组织学生对计算机视觉技术应用的成功案例进行深入研究，分析案例中的技术实现、应用场景和效果评估。

3）报告撰写

以小组为单位撰写任务训练报告，包括训练准备、训练过程、结果分析和改进方向等。

4. 评价考核

1）过程评价（40%）

团队合作情况：小组成员间的协作与沟通。

任务参与度：出勤率、课堂讨论积极性。

训练日志：记录学习过程、遇到的问题和解决方案。

2）成果评价（60%）

实践报告：根据选择的训练任务，提交相应的实践报告，重点评估内容的完整性、分析的深度与广度、逻辑清晰度。

口头汇报：每组选派代表进行成果展示，考察表达能力与理解深度。

5. 注意事项

（1）注重计算机视觉的应用：在任务实施过程中，强调医学知识与计算机视觉技术的结合，引导学生深入理解基于深度学习的计算机视觉技术应用的实际场景和需求。

（2）加强团队合作：在图像特征讨论与案例研究等环节，强调团队合作的重要性，培养学生的团队协作精神。

（3）鼓励创新思维：鼓励尝试不同的方法和思路，培养创新思维和解决问题的能力。

（4）强调伦理教育：讨论人工智能在医疗领域的潜在风险，培养职业道德意识。

（5）关注新动态：关注计算机视觉领域的新动态、研究成果和相关法规政策，保持对新技术和新问题的敏感性。

模块小结

1. 内容概述

本模块深入探讨了人工智能在卫生健康领域的广泛应用，包括临床医学、生物医药、护理康养以及医学技术等多个方面。通过具体案例和新研究成果，了解了人工智能如何辅助医生进行疾病诊断、提升手术精度、预测药物靶点、设计新药、优化护理流程、提高康复效果以及赋能医学技术发展。这些应用不仅提高了医疗服务的效率和质量，也为患者带来了更加精准和个性化的治疗方案。

2. 应用场景与案例总结

（1）临床医学：人工智能辅助疾病诊断技术通过深度学习算法，能够快速分析大量医学影像数据，提高诊断的准确性和效率。微创手术中的人工智能机器人则能够精准执行手术操作，减轻医生负担，提升手术成功率。

（2）生物医药：人工智能构造中医药图谱有助于挖掘中药的有效成分和配伍规律，为新药研发提供指导。人工智能预测药物靶点和药物筛选技术则能够加速新药发现过程，降低研发成本。

（3）护理康养：人工智能技术辅助预检分诊和临床护理监测，能够及时发现患者异常，提高护理质量。养老护理机器人和智能康复辅具则为老年人提供了更加便捷和安全的护理服务。

（4）医学技术：人工智能在影像诊断、医学检验、按摩机器人以及医学装备维修与搬运等方面的应用，推动了医学技术的创新和发展，为医疗服务提供了更加智能化和高效化的解决方案。

3. 学习思考与未来展望

（1）学习思考：通过本模块的学习，深刻认识了人工智能在卫生健康领域的巨大潜力和价值。然而，人工智能技术的发展也面临着数据安全、伦理道德、技术瓶颈等问题。因此，在享受人工智能带来的便利的同时，需要积极思考和解决这些问题，推动人工智能技术的健康发展。

（2）未来展望：随着人工智能技术的不断进步和医疗需求的日益增长，人工智能在卫生健康领域的应用前景将更加广阔。未来，可以期待更多智能化、个性化、精准化的医疗服务出现，为患者带来更好的治疗效果和更高的生活质量。同时，也需要不断学习和探索新的技术和应用，以适应这个快速发展的时代。

习题思考

1. 单项选择题

（1）不属于人工智能的"三驾马车"的是（　　）。

 A. 算力   B. 算法

 C. 人才   D. 数据

（2）人工智能系统的一般实现步骤是（　　）。

 A. 数据处理、模型训练、部署运行、模型测评

 B. 数据处理、模型训练、模型测评、部署运行

 C. 数据处理、模型测评、模型训练、部署运行

 D. 模型测评、数据处理、模型训练、部署运行

（3）三维重建技术在医学中的应用不包括（　　）。

 A. 辅助诊断   B. 手术规划

 C. 药物研发   D. 疾病治疗

（4）人工智能在新药研发中的核心作用是（　　）。

 A. 预测患者心理健康状态   B. 加速药物分子设计与筛选

 C. 替代医生进行手术操作   D. 治疗疾病

 E. 分析病人饮食习惯

（5）以下技术中，在人工智能药物研发中最常被使用的是（　　）。

 A. 面部识别技术   B. 机器学习与深度学习技术

 C. 虚拟现实技术   D. 语音识别技术

 E. 气象数据分析

（6）人工智能辅助预检分诊主要使用的技术不包括（　　）。

 A. 自然语言处理   B. 机器学习

 C. 深度学习   D. 生物传感技术

 E. 图像识别

（7）人工智能康复辅具的核心技术不包括（　　）。

 A. 传感器技术   B. 人工智能技术

 C. 驱动与控制技术   D. 纳米技术

 E. 人机交互与情感交互技术

（8）人工智能在医学影像分析中的主要应用是（　　）。

 A. 替代医生进行手术   B. 自动解读 X 射线、CT 等影像数据

 C. 预测患者心理状态   D. 分析患者社交媒体数据

 E. 直接治疗患者疾病

（9）人工智能在个性化治疗中的应用不包括（　　）。

 A. 根据患者基因数据制定治疗方案   B. 替代医生进行手术操作

 C. 分析患者心理状态调整治疗方案   D. 利用算法优化治疗计划

 E. 提供患者特定的康复建议

（10）关于人工智能在医疗领域的数据隐私与安全，下列说法正确的是（　　）。

    A. 医疗数据可以随意共享，无须保护

    B. 人工智能系统可以自动保护患者隐私

    C. 需要采用加密技术、访问控制等措施来保护医疗数据安全

    D. 患者数据可以被用于商业目的，无须告知患者

    E. 人工智能系统可以替代医生进行所有决策，无须考虑数据隐私

2. 论述题

（1）为什么人工智能一体化三维重建技术在胸外科结节诊断中很重要？

（2）论述人工智能在预检分诊中的应用及其对医疗服务效率的提升作用。

H5 交互 -
模块 3 智
能测评

智慧医疗管理

模块导学

本模块旨在深入了解智慧医疗管理的核心内容和关键技术，包括医疗数据管理、医疗资源智慧管理、临床工作流程管理与优化，以及病患管理等方面。通过学习，将掌握智慧医疗管理的基本理念、应用现状，为未来从事智慧医疗相关工作打下坚实基础。

1. 学习路径建议

（1）医疗数据管理：掌握医疗数据管理的基本概念和关键技术，了解电子医疗记录数据平台、科研工作管理数据平台，以及跨院、跨地域信息共享的实现方式和应用价值。

（2）医疗资源智慧管理：学习医疗资源智慧管理的内容和方法，包括物资库存、设备工具、病房床位和医疗人员的智慧管理，理解如何通过智能化手段提高医疗资源的利用效率。

（3）临床工作流程管理与优化：深入了解临床工作流程的管理与优化，包括诊疗流程的优化、病患远程会诊、突发事件应急管理和医疗服务质量控制等方面。

（4）病患管理：学习病患管理的相关内容，包括患者病历信息管理、基于病史的患者个性化医疗方案、患者信息追踪与健康教育指导、慢性病管理与长期跟踪等，理解如何通过智能化手段提高病患管理的水平和服务质量。

2. 注意事项

（1）关注智慧医疗领域的最新动态和技术发展，保持对新技术的敏感度和好奇心。

（2）在使用人工智能工具时，要确保数据来源的合法性与准确性，注意保护个人隐私和数据安全。

3. 知识导图

本模块知识导图如图 4-1 所示。

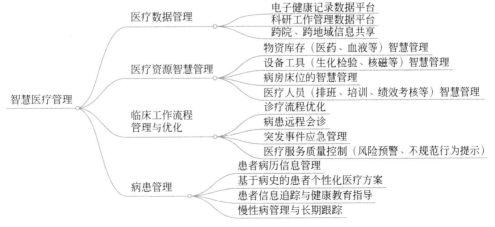

图 4-1 模块 4 知识导图

4.1 医疗数据管理

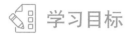 学习目标

知识目标：
（1）熟悉人工智能在电子健康记录、数据治理等方面的知识；
（2）熟悉当前医疗信息化发展的现状和未来发展趋势；
（3）了解人工智能技术在远程诊疗、健康服务等领域的典型案例和应用场景；
（4）了解智能化、区域医疗数字一体化建设的技术框架和思维方法。

能力目标：
（1）能够关注人工智能与医疗大数据领域的最新研究动态，提出新的应用思路和方法；
（2）能够正确认识人工智能的优缺点，强化智能意识和智能思维。

素质目标：
（1）具备科学思维，能够理性看待人工智能与医疗大数据的结合，理解其科学原理和应用价值；
（2）具备一定的人工智能素养、创新性思维、批判性思维和终身学习的观念；
（3）具有数据安全意识、隐私保护意识和服务意识。

 重点难点

重点：电子健康记录的智能化管理、远程诊疗中的人工智能技术。
难点：医疗大数据的治理与隐私保护、人工智能伦理与责任、电子健康记录的智能化管理。

音频：典型案例 4.1

典型案例

目前，国家级全民健康信息平台已基本建成，省级全民健康信息平台不断完善，基本实现国家、省、市、县平台联通全覆盖。25 个省份开展电子健康档案省内共享调阅，17 个省份开展电子病历省内共享调阅，204 个城市开展检验检查结果互通共享。同时，50% 二级以上公立医院开展预约诊疗服务，超过 4800 家医院能够提供精准、分时段的预约诊疗，有效改善患者就医体验。我国每年开展互联网诊疗和远程医疗超过 5000 万人次，部分偏远山区患者可以"足不出户看名医"。与此同时，各地也开展了各自的健康信息平台，江苏省上线卫生健康云临床检验平台，全省逐步实现医疗机构间 178 项临床检验结果互认共享，全省已有 147 家医疗机构完成院内信息系统与省卫生健康云临床检验平台接口软件开发及测试，其中开始推广使用的有 80 家，覆盖全省各区市。自 2024 年 9 月以来，已上传群众检验报告 1475 万份。平台按照"统一采集、统一存储、统一质控、统一调阅、统

一互认、统一开发使用"的思路建设，改善群众看病就医体验，促进合理检查检验，减轻群众看病就医负担。同时，也为医生提供可靠的诊断辅助，提高医生工作效率和诊断准确性，从而提高诊疗服务质量。

针对以上案例请思考：

（1）如何实现跨地域、跨院智慧医疗信息的系统、高效、安全共享？

（2）医疗信息化建设的最终目标是什么？将达到什么样的效果？

☆ 关键词汇

智慧医疗　医共体　数据共享　人口信息　电子健康　电子病历　远程诊疗

知识准备

4.1.1　电子健康记录数据平台

电子健康记录（electronic health records，EHR）是指以电子形式存储和管理的个人健康信息，是传统纸质病历的数字化产物，一般涵盖了个体医疗历史事件相关的多模态数据信息。相较传统纸质病历，EHR 平台具有数字化、可持续性、可互操作性等良好特性。通过使用 EHR 平台，医疗机构和提供者可以更高效地管理和共享患者的医疗健康信息，减少纸质记录的烦琐和错误，患者也可以更方便地获取和访问自己的健康数据，促进医患间的沟通和合作。因而，EHR 平台的最初目标是实现和促进医疗健康信息的数字化以及共享利用，改善和提升医疗保健的质量和效率，如图 4-2 所示。

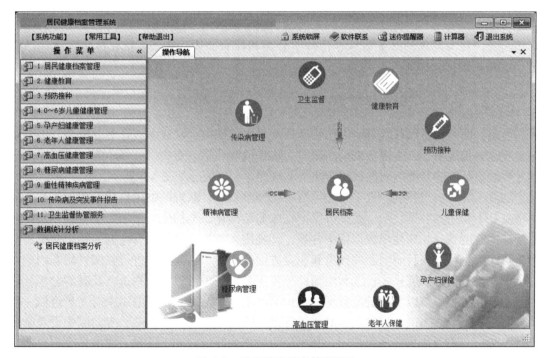

图 4-2　居民健康档案管理系统

电子健康记录数据平台（electronic health record data platform）是一种用于收集、存储、管理和共享患者的医疗信息的数字化系统，旨在取代传统的纸质病历，以实现医疗信息的电子化处理和存储，主要包括患者的病历、诊断结果、治疗方案、实验室结果、影像学检查、医嘱、药物处方和医疗历史等医疗数据，并通过网络进行共享和访问，广泛用于临床操作、研究、教育等多个方面。EHR 平台主要包括患者的病历、诊断结果、治疗方案、实验室结果、影像学检查、医嘱、药物处方和医疗历史等医疗数据，通过网络进行共享和访问，广泛用于临床、研究、教育等多个方面，如图 4-3 所示。

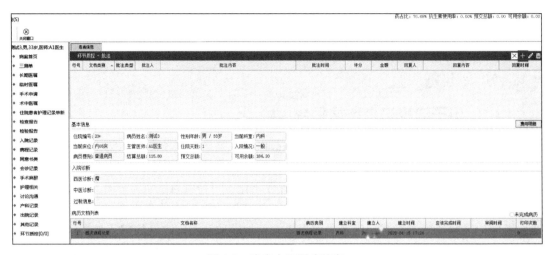

图 4-3　患者电子医疗信息

EHR 是以人的健康为中心，通过一定的时序性、层次性和逻辑性，将人一生中面临的健康和疾病问题、针对性的卫生服务活动（或干预措施）以及所记录的相关信息有机地关联起来，对所记录的海量信息进行科学分类和抽象描述，使之系统化、条理化和结构化。EHR 的数据结构如图 4-4 所示。

4.1.2　科研工作管理数据平台

当前，面向智慧医疗的科研工作管理数据平台将研究、医疗、教育有效融合，围绕医疗健康数据资源中心，支持各类药品研发、疾病风险评估、专病研究等服务，支持以真实世界数据为基础的各类基础性、创新性及示范性应用研究，如图 4-5 所示。

随着云计算、大数据、人工智能等数字化技术发展，医院的临床科研管理工作具备三个特点：①利用大数据技术，医院可以把临床非结构化、结构化数据加工组合成可用于计算的数据粒度，让临床使用数据依法合规；②利用大数据技术和已有数据的特征分析、相关分析，医生可以在科研问题的提出和假设方面获得更多启发后，进行临床科研选题，优化目前临床科研的研究模式；③利用辅助分析工具，医生可以对数据进行及时的分析，即在整个研究过程中可以基于阶段数据分析预测产出结果，避免到课题结束时才最终做一次统计分析的风险。当前，智慧医疗的科研管理工作可概括为科研选题、专病库建设及队列管理、数据分析及成果输出等步骤，其中科研数据的获取效率、质量、成本是决定科研项目有效推进的重要基础，科研成果和科研资产的统一管理是科研管理工作的关键环节。

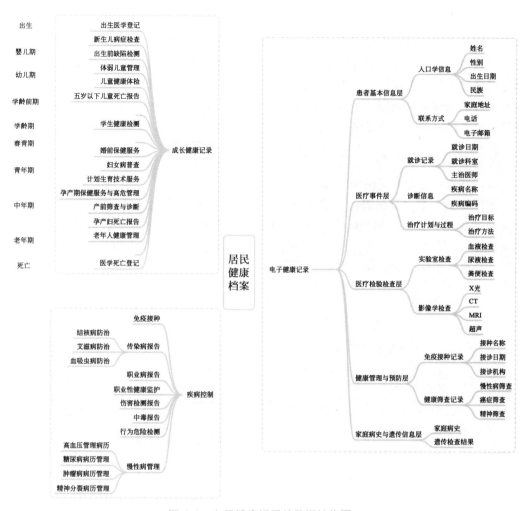

图 4-4　电子健康记录的数据结构图

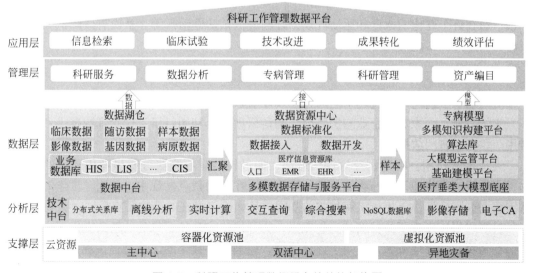

图 4-5　科研工作管理数据平台的总体架构图

郑州某医院建设基于大数据与人工智能的医学影像数智化应用科研管理一体化平台。自系统正式上线至今，一体化平台已完成超过 35 万人次影像数据的统一接收、管理及调度，有效地缓解了 PACS 系统的运行压力。影像检查业务量与之前相比增加了 20%。平台已完成超过 1.3 万例患者，20 万人次诊疗数据的清洗、治理等工作，全维度数据治理工作量从年级别压缩到月级别。平台已开设近 60 个科研服务账号，同时支撑了超过 20 个科研项目，单个科研项目时长也由原来的 10~20 个月缩短到 6 个月之内。

1. 疾病预测与预防

应用场景：在心血管疾病的预防方面。

实际案例：某大型医院的智慧医疗科研工作管理数据平台收集了大量患者的临床数据，包括血压、血脂、血糖、家族病史和生活习惯（如吸烟、饮酒、运动情况等），如图 4-6 所示。通过人工智能算法（如逻辑回归模型结合神经网络）对这些数据进行分析，构建了心血管疾病的预测模型。

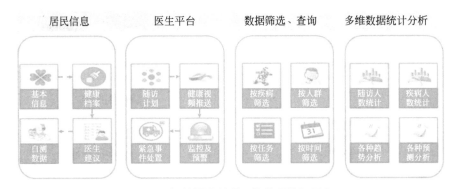

图 4-6　智慧医疗科研工作管理数据平台

人工智能作用：能够对患者未来患心血管疾病的风险进行准确预测。通过分析海量数据中的复杂关系，模型可以考虑到多种因素的相互作用，而不仅是单一因素的影响。

科研成果：该模型的预测准确率达到了 80% 以上，使医生可以提前对高危患者进行干预，如制订个性化的饮食和运动计划，开药进行预防性治疗等，从而有效降低了心血管疾病在特定人群中的发病率。

2. 药物研发

应用场景：新药研发过程中的药物疗效评估和药物靶点发现。

实际案例：一家制药企业与医院合作的科研项目。利用科研工作管理数据平台上的患者用药数据和基因数据。

人工智能作用：在药物疗效评估方面，通过机器学习算法分析患者用药后的反应数据，能够快速准确地评估药物的疗效和安全性。在药物靶点发现中，利用深度学习算法对基因数据进行分析，寻找与疾病相关的基因，从而确定潜在的药物靶点。

科研成果：发现了一种新的药物靶点，为开发治疗某种罕见病的新药提供了方向。同时，在药物疗效评估方面，缩短了评估周期，原来需要数年的评估过程，现在可以在数月内得到初步结果，提高了药物研发的效率。

3. 临床决策支持

应用场景：在肿瘤治疗方案的选择上。

实际案例：多个肿瘤中心的数据被整合到科研工作管理数据平台上。

人工智能作用：通过对大量肿瘤患者的病历数据（包括病理类型、分期、患者身体状况等）和治疗结果数据进行分析，人工智能系统可以为医生提供治疗方案的推荐。例如，根据患者的具体情况，推荐采用手术、化疗、放疗或综合治疗方案。

面向智慧医疗的数据管理

科研成果：提高了肿瘤治疗的精准性，使得患者的五年生存率有了显著提高。同时，减少了医生决策的主观性，使治疗方案更加科学合理。

4.1.3　跨院、跨地域信息共享

2023 年 12 月，卫生健康委下发《全国医疗卫生机构信息互通共享三年攻坚行动方案（2023—2025）年》。2024 年 1 月，国家数据局等 17 部门联合印发《"数据要素 ×"三年行动计划（2024—2026 年）》。这两个文件对医疗数据的互通、共享提出了更新、更高的要求。另外，《区域全民健康信息互联互通标准化成熟度测评方案》《医院信息互联互通标准化成熟度测评方案》对信息互通共享提出了具体的细则要求，可作为建设指导标准。

健康医疗大数据平台以"数据＋服务、平台＋应用"的运营模式，围绕"采、通、用、服"，实现海量数据处理、智能数据治理、可视化数据管理、秒级病历数据搜索、自动化监控运维、一站式数据流开发、多源异构数据统一访问、数据安全管控能力等能力，实现多源数据跨院、跨地域信息协同共享，实现医疗卫生服务数据的统一化、标准化，业务覆盖和数据流转的最大化，降低医疗卫生机构信息化建设成本，提高医疗服务数据利用，提升群众就医感受，如图 4-7 所示。

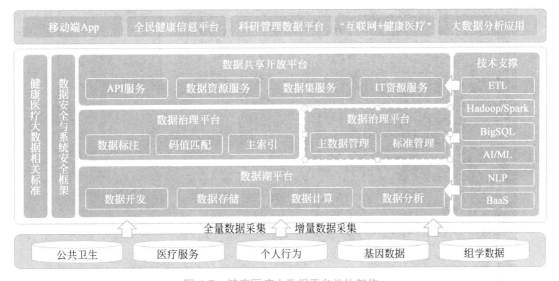

图 4-7　健康医疗大数据平台总体架构

数据共享开放定位三大应用场景：①面向政府各部门共享卫生健康行业数据资源，实现跨部门数据共享交换；②面向卫生健康行业内各卫健平台和医疗卫生单位提供数据资源共享协同；③面向科研机构、创新团队、商业化运营企业等开放卫生健康行业数据，实现

健康医疗数据资源的开放运营。数据共享开放架构如图 4-8 所示。

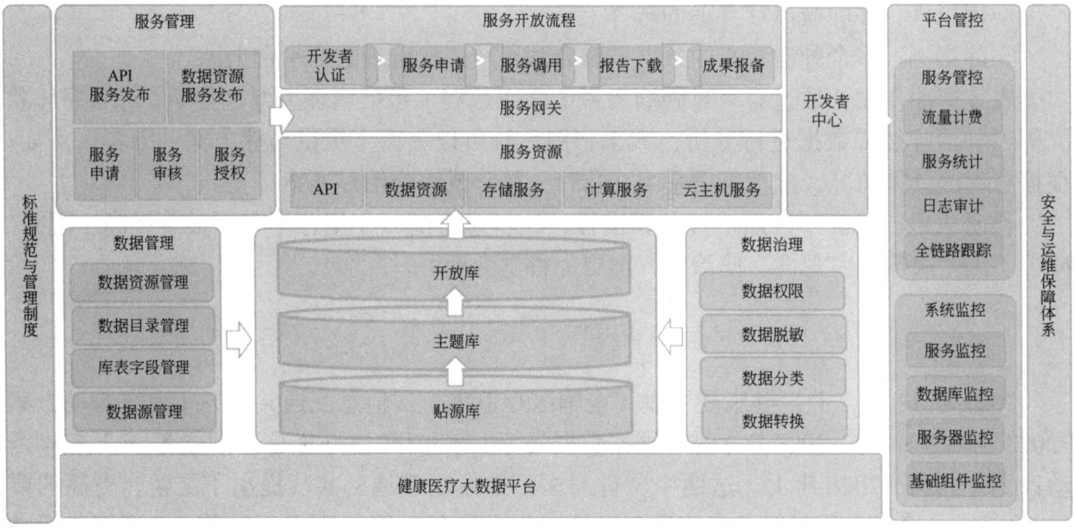

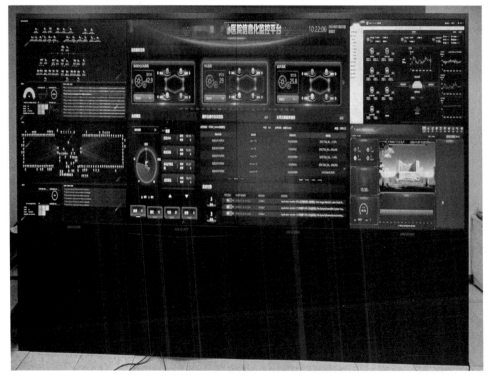

图 4-8　数据共享开放架构

医院智慧管理：运用先进的信息技术、智能化设备等手段，对医院生产、经营、管理等活动进行智能化、数字化、网络化的改造和升级，提升医院的管理水平和医疗服务质量，通过数据共享实现数据互通与信息共享，在医疗设备管理、药品管理、病历管理、人力资源管理等方面提升管理效能，如图 4-9 所示。

图 4-9　医院信息化监控平台

养老机构的智慧管理：通过先进的信息技术和智能化设备，提升养老机构的管理效率和服务质量，通过数据共享，实现智能化管理、数字化服务、网络化沟通等功能，为老年人提供更加优质、便捷、安全的养老服务，如图 4-10 所示。

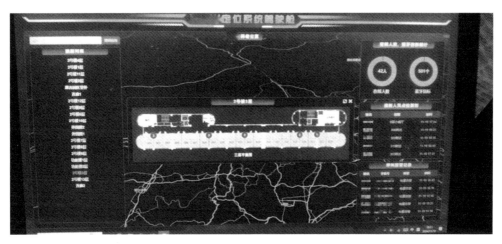

图 4-10　养老机构的智慧管理平台

4.2　医疗资源智慧管理

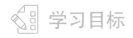

微课：AI
助力医院
资源管理

学习目标

知识目标：
　　（1）掌握医疗资源的内容以及医疗资源的管理目标；
　　（2）熟悉医疗资源智慧管理所应用到的物联网等基本技术范畴；
　　（3）了解人工智能在医疗资源智慧管理中的最新研究进展和未来发展趋势。
能力目标：
　　（1）能够与医院的管理者、工程等不同领域的专业人员就医疗资源管理进行有效沟通协作；
　　（2）能够提出应用人工智能技术解决医疗资源管理的方案。
素质目标：
　　（1）树立以患者为中心的职业工作理念；
　　（2）具备一定的人工智能素养、创新性思维、批判性思维和终身学习的观念；
　　（3）具有数据安全意识、隐私保护意识和服务沟通意识。

重点难点

重点：医疗资源的内容、医疗资源智慧管理的目标和措施。
难点：由医疗资源的特点决定的智慧管理模式特点。

典型案例

音频：典型案例4.2

深圳某医院通过统筹规划智慧运营管理信息化建设，确立了"业财融合、全面内控、协同互联、便捷服务、数据驱动、智能决策"的智慧管理目标。该医院构建了整合财务、临床、药品、人力、设备、物资等相关信息系统，实现了运营管理各环节的协同互联与全流程闭环管理。这一措施不仅提升了医院运营相关工作效率，还动态防范了运营风险，改善了运营效果。此外，医院的运营数据中心，打通了医疗活动与各类资源管理业务系统的数据，进行了运营数据的集成清洗与质控，确保了数据的准确性、一致性、全面性与及时性。这为成本核算、财务自动凭证、综合运营分析、科室运营分析等应用提供了良好的数据保障，进一步推动了医院的高质量发展。

针对以上案例请思考：

（1）医院医疗资源的管理涉及哪些范畴？

（2）在这些医疗资源的管理过程中人工智能能够发挥什么作用？

关键词汇

医疗资源　智慧管理　物联网　医疗数据　医疗质量与效率

知识准备

广义的医疗资源涵盖维护健康、预防、治疗疾病和康复护理的全方位资源，包括服务、公共卫生、保险、信息、教育及研究等多方面，强调资源配置的效率、公平性与可持续性。其中，医疗服务资源为核心，其管理直接影响服务效率、质量与可及性。聚焦医院（医疗服务机构）层面，即狭义医疗资源管理，关键在于人力、物资（如设备、药品）、设施（如病房、手术室）及财政、信息、技术、社会资源等的智慧管理。本部分着重探讨人工智能在药品、设备、人力及设施资源管理中的重要作用。

4.2.1 物资库存（医药、血液等）智慧管理

医院的物资库存包含的范围广泛，涉及医院正常运转发挥功能的各种物资，这其中具有医疗活动特殊性的主要是药品、医用耗材和血液，我们也可以将其称为医疗物资。医院的医疗物资库存是医院运营中至关重要的部分，直接关系到医疗服务的质量和效率。

1. 医疗物资智慧管理应用实例

1）血液智慧管理

血液作为医院中特殊且关键的医疗资源，其管理具有极高的安全性和时效性要求。为降低单独管理成本并提升效率，多家医院联合采用类似外包SPD的模式，通过智慧化管理平台进行血液管理，其中青岛市的"智慧血液管理平台"成效显著。2022年颁布的《智慧血液管理平台建设指南》作为行业标准，规范了城市级智慧血液管理平台的建设，使用物联网、云计算、人工智能等技术实现了血液采、供、用的全过程信息化监管和高效应用、精准管理、全程追溯。在此框架下，智慧血液网得以构建，不仅实时监测血液库存、

有效期、温度等，还实现了无人值守自助发血新模式，极大提升了医院输血管理能力，确保了临床用血的安全与合理。

2）药品的智慧管理

药品在医院中应用广泛且量大，与血液管理不同，单家医院可独立应用药品智慧管理系统提升效率。杭州某医院在此领域创新实践，通过信息化手段实现药品供应、药学服务、药事管理的全面智慧化升级。硬件与软件结合缩短取药时间、降低差错率；临床药学信息系统打破时空限制，提供床旁服务并监测离院患者用药；处方前置审核系统实现全电子化管理，提高药事管理效率，并与医生实时沟通修改错误处方，整体提升医疗水平，如图 4-11 所示。

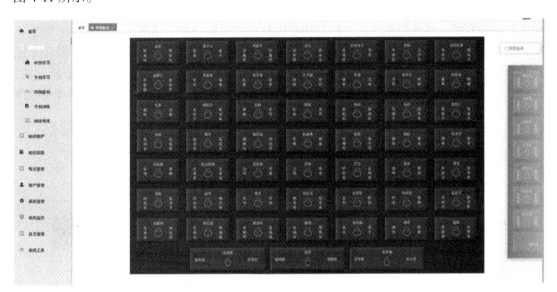

图 4-11　智能中医药房

2. 医疗物资智慧管理的未来发展趋势

未来医疗物资管理系统将更加智能化和自动化，其目标是提高医疗物资管理的效率和准确性，实现实时监控和优化库存管理。通过智能化管理系统，实现药品和医疗耗材从生产、流通到使用全过程的追溯，确保产品质量和安全。智能化系统能够监控冷链运输和储存条件，保障血液、疫苗等对温度敏感的医疗物资的安全有效。另外，医疗物资智慧管理系统将向区域化发展，实现区域内医疗机构之间的资源共享和信息互通。同时，系统将进一步集成化，整合药品供应链上下游的信息，提高供应链的透明度和响应速度。

随着智能装备的推广，智慧医疗物资管理系统将应用于更多的医疗服务场景，如家庭健康管理、远程医疗、紧急医疗救援等。系统将更加灵活和可扩展，以适应不同场景的需求。

4.2.2　设备工具（生化检验、核磁等）智慧管理

医疗设备工具，特别是高端设备，因其技术复杂性、对患者治疗的关键性、快速更新换代及高昂成本，其管理面临诸多挑战。设备需全天候运行以满足高诊疗需求，操作需严

格遵循规程以确保安全，同时产生的数据对医疗改进至关重要。为应对这些挑战，医疗机构正转向智慧管理，采用传感器技术、数据分析、人工智能及机器学习算法，实现设备全生命周期管理、预测性维护、远程监控与支持及智能调度优化。这些智慧管理模式不仅提高了设备管理效率和效果，确保了医疗服务质量，还帮助机构平衡设备投资与运营成本，推动医疗设备管理的持续创新与发展。

1. 应用实例

1）以多模态数据分析为特色的医疗设备工具智慧管理

上海某医院构建的全院医疗设备数据共享管理平台，运用多模态数据分析和物联网技术，打破了品牌壁垒，实现了多品牌医疗设备数据的统一采集与共享。平台通过物联网和图文识别方式，高效集成急救监护及特殊医技检查设备数据。该平台不仅统一了数据标准，还提升了信息传递效率、保障了数据安全，实现了数据与患者的精准绑定，减轻了医护人员负担，提高了医疗质量和效率。同时，平台提供可视化数据展示和自主分析功能，助力医院精细化管理，并支持医疗设备全生命周期信息采集，为公立医院等级评审和绩效考核提供有力支撑，如图 4-12 所示。

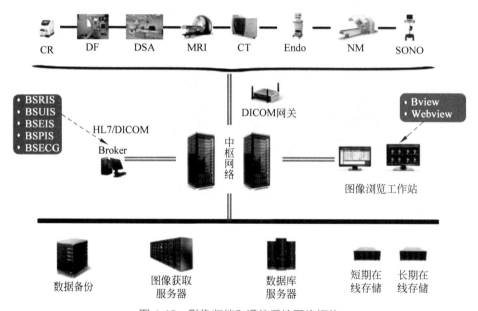

图 4-12 影像归档和通信系统网络拓扑

2）以实时通信为特色的医疗设备工具智慧管理

北京某医院通过构建大设备动态管理智慧平台，创新大型医用设备管理模式，实现了设备的实时监控、数据分析与智能决策支持。依托先进信息技术，平台实时采集设备使用数据，深入分析评估效率与服务质量，并为医院管理层提供优化配置与资源分配的决策依据。该模式显著提升了设备使用效率，减少了闲置浪费，优化了医疗资源分配，提高了医疗服务质量，促进了医院管理的精细化和智能化。

2. 医疗设备工具智慧管理的不足及未来的发展趋势

医疗设备工具的智慧管理在推进中面临诸多障碍。信息孤岛问题尤为突出，由于设备和医疗信息管理体系由不同企业开发，信息标准不一，导致信息共享困难。同时，智慧医疗所依赖的高新技术突破仍面临挑战，如数据精准采集、网络传输安全稳定、数据平台高拓展性等都需进一步攻克。此外，个人健康信息的安全和隐私保护也成为重要议题，相关法律和政策的不完善增加了信息泄露的风险。

未来，医疗设备工具智慧管理将呈现集成化、智能化和个性化的发展趋势。随着云计算、物联网、大数据、人工智能等新一代信息技术的广泛应用，医疗服务和健康管理模式将发生深刻变革。集成化管理将实现医疗设备、患者信息、医疗服务等的统一平台管理，提升运营效率。智能化管理则通过数字化管理平台，实现设备全生命周期的精细化、智能化管理，降低医院运营成本，提高设备使用效率。而个性化管理则将根据患者需求提供定制化的医疗服务，优化设备资源配置，满足患者的个性化医疗需求，提供更加精准和高效的医疗服务。

4.2.3　病房床位的智慧管理

医院病房床位管理传统上采用集中方式，虽旨在确保资源合理利用并满足患者需求，但存在资源分配刚性、信息不对称、患者流动性不确定、缺乏动态调整机制及感染控制难题等弊端。为应对这些挑战，智慧管理应运而生，其目标在于提高床位利用率、提升医疗服务质量、改善患者就医体验、优化医护工作流程并降低运营成本。通过建立床位管理信息系统实现实时调配，强化数据分析与信息化管理以提供精准医疗服务，并借助大数据驱动决策提升整体运营效率。智慧管理不仅解决了传统管理中的诸多问题，还预示着医疗行业未来革命性的变化。

1. 应用实例

1）以提高医疗服务质量为首要目标的医院病房智慧管理策略

这种策略通过床旁智能交互系统打造以患者为中心的智能化环境，实现医生、护士、患者的闭环管理，提升患者满意度和医护人员工作效率。该系统利用 RFID 和物联网技术，满足多方个性化需求，优化住院体验，并集成移动护理功能，提高护理文书书写效率。病区护士站大屏系统整合多源数据，提供智能分析和任务建议，实现病区管理的精细化与人性化。智慧病房系统还助力医院通过电子病历高级评审，并为管理层提供数据驱动的决策支持，推动医院管理策略的科学化与合理化，如图 4-13 所示。

2）以提高病床利用效率为首要目标的医院病房智慧管理策略

这种策略的突出是"全院一张床"模

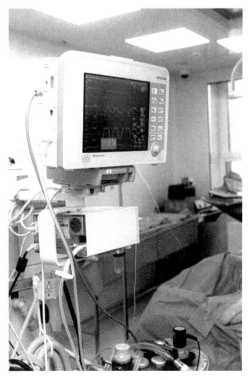

图 4-13　智能化病房

式，该模式是医院病房床位智慧管理的创新实践，通过信息化手段实现床位资源的统一管理和灵活调配，以提高使用效率并缓解住院难。该模式依托先进信息管理系统，实时追踪床位状态，结合大数据和人工智能技术提供全生命周期数据解决方案，推动医院数字化转型。同时，调整分配机制，确保患者快速获得诊疗，并加强顶层设计，由医院管理层统一规划、部署和调度，实现跨科室高效协作，全面提升床位管理效率和医疗服务质量。

2. 未来发展趋势

智慧管理将推动病房向更智能化、人性化方向发展，通过远程监控与智能护理提升诊疗效率，利用数据驱动决策支持增强医疗精准性，并构建紧密的医患沟通与家庭支持网络，全面优化患者就医体验。同时，虽未详细展开，但人力资源的智慧管理同样是医疗领域不可或缺的一环，旨在平衡效率与人才吸引力，确保医疗行业持续健康发展。智慧病房的全面发展，将深刻改变医疗服务模式，为患者带来更高质量的医疗体验。

4.3 临床工作流程管理与优化

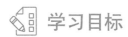 学习目标

知识目标：
（1）掌握日常临床工作中的常规诊疗流程、诊疗规范以及相关管理要求；
（2）熟悉人工智能在优化服务、诊疗、管理等方面的应用场景与发展趋势；
（3）了解国家在智慧服务、智慧医疗、智慧管理等相关方面的标准与规范。
能力目标：
（1）能够了解诊疗工作中所涉及的医学、医保、工程技术等相关工作政策、制度、规范；
（2）能够在相关制度框架内正确评估，并有效使用人工智能工具为流程优化提供辅助。
素质目标：
（1）具有规则意识、服务意识、创新意识；
（2）具备数字化、信息化、智能化思维，能够将碎片化医疗业务需求转化为逻辑化设计。

重点难点

重点：人工智能技术辅助临床工作流程管理与优化的场景，临床工作流程管理相关工作与人工智能技术的融合。
难点：严谨的临床诊疗流程管理与智能化便捷的协调，诊疗流程的多专业、多学科性。

音频：典型案例 4.3

典型案例

　　北京某医院与某公司共同发布了基于医疗大语言模型的医护智能助手。为医护配备的专属医疗智能助手，利用人工智能技术全面提升医疗效率和质量，引领医疗行业进入更智能、更高效的新时代。

　　基于医疗大模型，北京某医院利用其丰富的医疗临床业务数据，构建了超过 20GB 的医疗预训练数据集；通过增加训练数据量，提高模型的泛化能力；利用高度真实且准确的临床数据，与医疗大模型生成的结果进行验证比对，提高模型的准确性和可靠性，尤其在医疗质控类场景中发挥重要作用；利用丰富的连续性场景数据，推动医疗大模型从 L0 级医疗领域模型向 L2 级细分场景和专病专科领域模型的演进，提升模型在特定医疗场景下的表现；从医生治疗过程出发，通过自然语音输入、临床过程解读、关键信息提取及结构化处理等，实现了病历文书的智能生成，将医生的工作效率提升了 3~5 倍；以人工智能视角重新审视每个医疗场景，发掘并构建了覆盖诊前、诊中、诊后、管理的 100 多个场景，并将这些场景与医护工作系统融合对接，实现了人工智能与业务的一体化，为医护人员提供了更加全面的支持。

　　针对以上案例请思考：

　　（1）医疗人工智能模型建立的基础是什么？数据来源有哪些？

　　（2）医疗临床业务数据沉淀需要做哪些工作？

　　（3）人工智能在医疗业务、患者服务方面的应用必须遵守国家、行业相关制度、规范，我们还需要储备哪些知识？

关键词汇

　　数据治理　临床决策支持系统　智慧管理　电子健康记录　伦理责任　医联体

知识准备

微课：诊疗流程的智能化

4.3.1　诊疗流程优化

　　医院诊疗流程的优化直接体现在门诊服务上，它是医院综合管理水平的窗口。传统诊疗流程烦琐，患者需辗转多个科室，以挂号时间长、候诊时间长、取药时间长、就诊时间短为代表的"三长一短"问题成为患者对就医过程不满意的主要因素。随着国家政策激励及信息技术、人工智能与医疗的深度融合，诊疗流程经历了从传统到信息化、人工智能化的转变。如今，诊前分诊、预约挂号，诊中辅助诊断、智能引导、多途径支付，诊后电子发票、病历、报告及互联网医院服务等应用日益成熟，智慧医疗、服务、管理成为发展趋势。

1. 临床应用实例

　　1）人工智能临床决策支持系统

　　临床决策支持系统（clinical decision support system，CDSS）是融合知识库与人工智能技术的计算机系统，旨在疾病的诊断、治疗、风险预测及合理用药等方面为医生提供精准决策支持。它确保在正确时间、通过正确渠道、以正确模式向正确人员提供正确信息。CDSS 运用信息技术和人工智能算法分析数据，给出辅助建议。在国内，CDSS 已广泛应用于大型医院及基层医疗卫生机构，并与各级医疗信息系统深度融合，推动医疗信息化和区域医疗综合布局的发展，如图 4-14 所示。

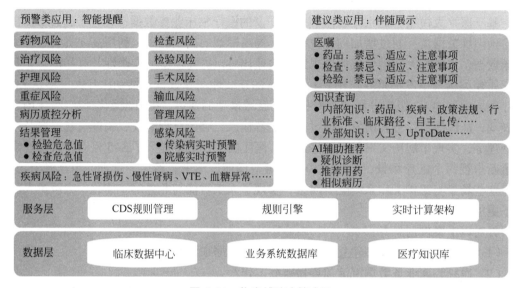

图 4-14 临床辅助决策应用

2）人工智能辅助流程管理

人工智能辅助医院服务管理的各个环节，包括分诊（图 4-15）、导航（图 4-16）、付费（图 4-17 和图 4-18）、出诊断报告等（图 4-19 和图 4-20）各个环节。分诊系统等已在国内多家医院通过手机、自助机器、导诊机器人等载体应用，显著缩短挂号时间，降低处置成本，实现智慧医疗的初步商业化应用。

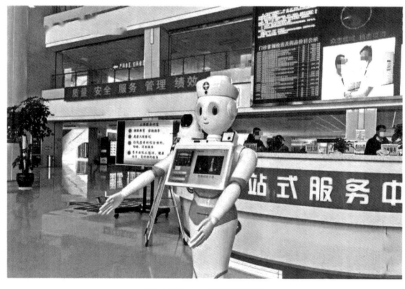

图 4-15 人工智能分诊

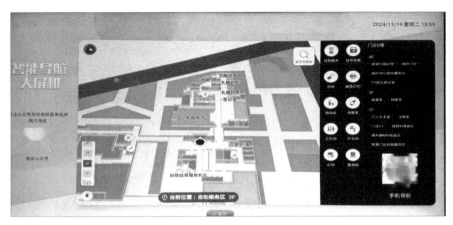

图 4-16 医院院内智慧导航

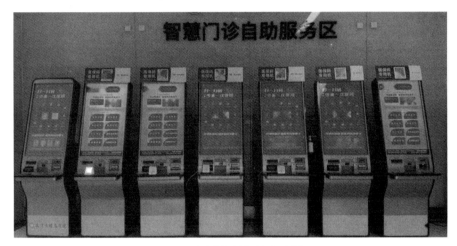

图 4-17 医院智慧门诊自助服务

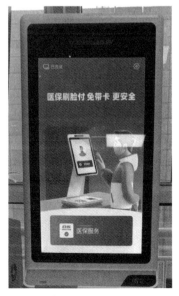

图 4-18 医保刷脸支付服务终端

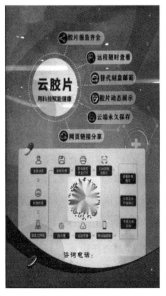

图 4-19 医院云胶片服务

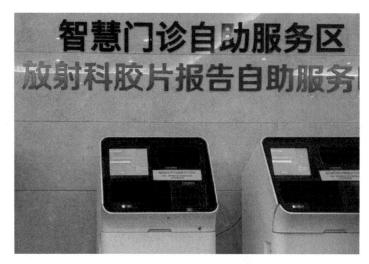

图4-20 胶片及报告自助服务

2. 人工智能在诊疗流程优化中的优势、问题及发展方向

人工智能在医疗领域的应用，不仅为患者提供了专业的诊前服务，减少挂错号的不便，还通过智能化应用大幅缩短了就医时间，缓解了"三长一短"问题。同时，它辅助诊断提高了准确性，并通过对医疗数据的分析帮助医院优化资源布局和诊疗流程，实现了便捷就医与高效管理的双重提升。

然而，其发展过程中也面临着诸多挑战，包括数据质量问题、标准化不足、安全隐患、数据清洗与结构化需求，以及诊断结果的准确性问题等。这些问题要求我们必须加强数据治理，提升数据质量，推动数据标准化，采用数据脱敏技术保护患者隐私，进行数据清洗与结构化处理，以确保人工智能系统的准确性与可靠性。

展望未来，随着技术的不断进步和法律法规的完善，人工智能在医疗领域的应用将更加广泛且深入。在保持技术应用与创新的同时，需着重解决当前存在的问题，确保人工智能在辅助诊断、分诊导诊、诊中服务等方面发挥更大作用，同时保障患者隐私与数据安全，推动医疗智能化进程稳健前行。医务人员的专业自主性与严格把关仍是不可或缺的一环，与人工智能形成良性互补，共同提升医疗服务质量与效率。

4.3.2 病患远程会诊

动画 - 人工
智能辅助
远程会诊

在20世纪60年代已引入远程医疗一词，远程会诊目前已应用于医疗、护理相关领域，并取得了良好的效果。"医联体"已在各地纷纷崛起，各地方政府为解决我国医疗人力资源分布不合理问题，大力推动"医联体"建设。通过远程会诊等"互联网+"远程医疗技术的应用，帮助"医联体"实现优质医疗队伍资源的合理分配与充分利用，让患者无须辗转奔波，在基层医院也能得到专家的会诊和指导。

1. 临床应用实例

1）互联网在线问诊

互联网在线问诊是互联网医院当前的核心服务方式，它灵活设置诊疗时间，方便医患双方，同时减少医院聚集，降低交叉感染风险。该功能已广泛融入各互联网医院平台，尤其在新型冠状病毒感染期间，对减少人员聚集、防控疫情发挥了重要作用，推动了互联网医院的快速发展与广泛关注，图 4-21 所示。

2）远程专家会诊

远程专家会诊是一种利用互联网、微信、App 或互联网医院等平台，实现异地专家为患者诊断疑难病、确定诊疗意见的远距离会诊模式。在国内，"医联体"框架下的远程专家会诊已广泛应用，尤其在偏远山区和农村地区，通过 5G 和互联网技术，高级别医院有效指导基层医疗，提升医疗服务水平。

3）互联网随访

互联网医院随访系统通过关联患者就医记录自动生成随访计划，支持医患定制化发送复诊提醒、健康评估等内容，并实现结构化数据存储。该系统适用于特定疾病或科研需求的周期性、长期性随访管理，为医生提供病例筛选与分析基础，助力临床科研。目前，互联网随访已成为互联网医院的重要功能，广泛应用于患者出院后的各类随访工作，为科研与医疗质量管理积累了丰富数据。

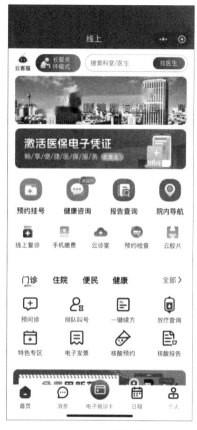

图 4-21　互联网医院

2. 互联网远程医疗的优势、问题及发展方向

依托互联网技术，医院将传统诊疗服务延伸至线上，形成内外网、线上线下融合的多维度服务体系，实现了就医便利、成本降低、医疗资源高效利用。智慧门诊普及虽带来预约便捷，但也引发初诊挂号难问题，而互联网处方功能有效分流慢病患者至线上，既降低其就医成本，又为初诊患者释放线下号源。此外，远程会诊平台不仅使患者在家享受专家诊治，还助力基层医护人员提升业务水平，实现医疗知识与技术的共享交流，加强基层医院服务能力和专科建设，推动医疗资源均衡分布。

我国远程医疗虽发展迅速，但仍面临法律法规不健全、医疗责任认定不明确、数据安全与患者隐私风险及诊疗行为风险等挑战。目前，远程医疗规范多为政策性文件，缺乏权威性和科学性；医疗责任认定因法律规制不统一和协议不规范而难以判定；数据安全防护机制尚待完善，患者隐私保护面临威胁；同时，互联网诊疗行为需严格遵守国家规定，确保医疗质量和安全。未来随着法律法规建设、财政补偿机制、远程医疗系统功能及人才队伍的逐步完善，相信互联网远程医疗将迎来持续健康发展。

4.3.3　突发事件应急管理

近年来，自然灾害种类较多，突发公共卫生事件，考验我国卫生系统的应急处理能力。为了应对日益严峻的医疗救助形势，在发生卫生事件后尽早地实现控制、主动监测、互联网咨询、药事服务、远程诊断、远程会诊、医院感染防控、远程教育、医疗保险支付、数据传报等，充分应用现代网络技术，构建远程医疗服务模式。远程医疗通过专网、公网、5G 网络，使传统纸质病历完全电子化，提供给相关人员随时查阅信息资源、统计数据信息、信息实时传输等的医疗服务。

尤其是远程医疗会诊，解决了一线医务人员对病情危重患者的救治。依托远程医疗体系，一方面可以让专家及时获取病史、检验报告以及各种影像资料，另一方面也可以借助高清实时影像观察患者的情况，并且同患者现场对话，指导现场医师进行操作，使在传统会诊中看似很难克服的困难迎刃而解，这样极大节省时间及费用，并且最大限度地保障患者生命健康。

1. 临床应用实例

1）疫情应急

卫生健康委鼓励发挥信息化辅助疫情防控的作用，其中包括远程医疗、互联网医疗。充分利用 5G 互联网优势，大量运用移动医疗、远程医疗，满足疫情时期传染病医院无接触式沟通交互、外部资源整合协同的需要。内部医生平板移动查房系统、移动护理手持智能终端、智能移动推车满足移动医疗应用需求；污染区与半污染区、清洁区医生、护士可基于内网设备实现科内远程沟通、院区科室间远程会诊；外部远程医疗可基于武汉市区域卫生信息平台，与其他医院开展远程会诊，实现随时、随地连接内外部医疗资源，辅助提升救治能力；同时，部署了远程探视系统，支持患者家属与患者之间远程探视。

2）重大自然灾害应急

地震发生后，医院利用远程医学卫星信息平台，与一线医疗所、远程会诊车、外地多家医院相连，以远程会诊车为中间站，通过音频、视频信号，完成医院远程医学中心的专家对驻外医疗所医务人员或前方医院的实时指导。通过视频指导前方医生仔细查看伤者的病情，并对一些重要伤情指标做详细询问。针对伤者全身软组织挫伤、挤压综合征、极度缺水、营养不良导致体内电解质紊乱、出现精神应激反应等情况，针对性提出加强心理调节、抗感染治疗、纠正水电平衡等指导性意见，使患者在尽可能短的时间内得到专家的诊断及治疗建议。

3）事故应急

南京某医院启用远程医学信息平台，连同北京、重庆、成都等地专家远程会诊一名刚刚获救的被困 196 小时的幸存者。其被部队官兵成功救出时，全身严重脱水，轻度昏迷，左耳后有 2cm 外伤并感染，心肺无明显异常，四肢可活动。专家通过对患者尿量、血压、脉搏等生命体征全面细致地分析，诊断患者为"多器官障碍综合征"，并伴有急性肾功能衰竭。专家提出使用大量抗感染药物，及时纠正患者电解质失衡和酸中毒，最终使其得到及时有效的治疗，脱离了生命危险。

2. 优势、不足及发展方向

我国自然地理复杂且灾害频发，远程医疗服务在突发公共医疗卫生事件中展现出灵活、快捷、高效及经济的特性，能够及时支援灾区，最大限度挽救患者生命。新型冠状病毒感染加速了互联网医疗的发展，信息化手段提升了应急反应能力和医疗服务效率，降低了感染风险并方便了患者就医。同时，远程医疗能迅速搭建后方多学科专家支援团队，提高一线应急救治水平，有效应对公共卫生突发事件的不确定性和复杂性。

突发公共卫生事件应对中，远程医疗服务展现出不可替代的作用，但其发展面临多重挑战。首先，基础设施建设水平不一，尤其是乡村、偏远山区信号网络覆盖不足；信息化建设水平参差不齐，电子病历等关键信息共享存在障碍；其次，专业技术团队薄弱，缺乏具备多重专业背景的互联网医疗团队。历经实战检验，远程医疗以其快捷、便利、高效的特点，已成为护佑人民生命安全的重要保障，亟须克服挑战，持续完善发展。

4.3.4　医疗服务质量控制

医疗服务质量管理是医疗机构确保服务安全、有效、高效及人性化的核心过程，关乎患者生命安全与机构发展。病案质量作为医疗服务水平的综合反映，其管理至关重要。近年来，随着电子病历规范及医改措施的推进，病案质量受到高度重视。然而，传统病案质控存在诸多局限，促使医疗机构寻求创新解决方案。人工智能技术的引入，通过提升电子病历信息化、智能化水平，有效解决了病案质控的痛点，提高了质控效率与标准统一性，降低了漏填率和内涵缺陷。此外，人工智能辅助的健康风险评估预警系统，通过自动处理病案数据、风险评分及模型分析，实现了高危人群的早期识别与干预，促进了健康管理和疾病预防，为提升整体医疗服务管理水平提供了有力支持。

1. 临床应用实例

1）病案质控管理

病案质控管理通过结合人工智能系统与质控医师复核，实现了对电子病历的全程智能监控与审核，有效提升了病案质量，避免了人工核查的遗漏，扩大了质控覆盖面（图4-22~图4-25）。国内主流 HIS 供应商及病案 IT 企业已推出相关模块或产品。实践表明，在北京某三甲医院的应用中，相较于传统人工质控，人工智能辅助的质控方法显著降低了病案内涵缺陷率和首页漏填率，同时提高了质控效率，节省了人力时间。

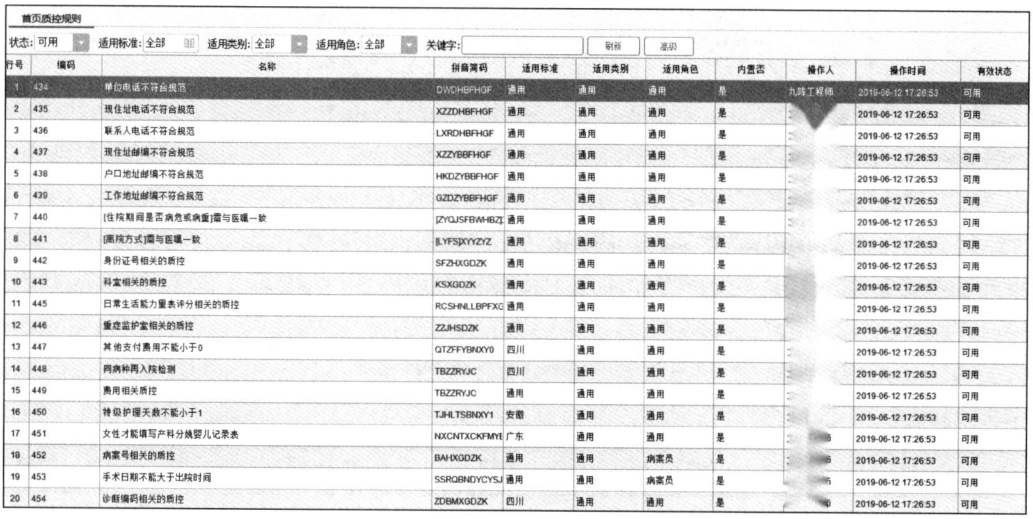

行号	编码	名称	拼音简码	适用标准	适用类别	适用角色	内置否	操作人	操作时间	有效状态
1	434	单位电话不符合规范	DWDHBFHGF	通用	通用	通用	是	九路工程师	2019-06-12 17:26:53	可用
2	435	现住址电话不符合规范	XZZDHBFHGF	通用	通用	通用	是		2019-06-12 17:26:53	可用
3	436	联系人电话不符合规范	LXRDHBFHGF	通用	通用	通用	是		2019-06-12 17:26:53	可用
4	437	现住址邮编不符合规范	XZZYBBFHGF	通用	通用	通用	是		2019-06-12 17:26:53	可用
5	438	户口地邮编不符合规范	HKDZYBBFHGF	通用	通用	通用	是		2019-06-12 17:26:53	可用
6	439	工作地邮编不符合规范	GZDZYBBFHGF	通用	通用	通用	是		2019-06-12 17:26:53	可用
7	440	住院期间是否病危或病重1需与医嘱一致	ZYQJSFBWHBZ	通用	通用	通用	是		2019-06-12 17:26:53	可用
8	441	困院方式1需与医嘱一致	ILYFSXYYZY	通用	通用	通用	是		2019-06-12 17:26:53	可用
9	442	身份证号相关的质控	SFZHXGDZK	通用	通用	通用	是		2019-06-12 17:26:53	可用
10	443	科室相关的质控	KSXGDZK	通用	通用	通用	是		2019-06-12 17:26:53	可用
11	445	日常生活能力量表评分相关的质控	RCSHNLLBPFXG	通用	通用	通用	是		2019-06-12 17:26:53	可用
12	446	重症监护室相关的质控	ZZJHSDZK	通用	通用	通用	是		2019-06-12 17:26:53	可用
13	447	其他支付费用不能小于0	QTZFFYBNXY0	四川	通用	通用	是		2019-06-12 17:26:53	可用
14	448	肿瘤种再入院检测	TBZZRYJC	四川	通用	通用	是		2019-06-12 17:26:53	可用
15	449	费用相关质控	TBZZRYJC	通用	通用	通用	是		2019-06-12 17:26:53	可用
16	450	特级护理天数不能小于1	TJHLTSBNXY1	安徽	通用	通用	是		2019-06-12 17:26:53	可用
17	451	女性才能填写产科分娩婴儿记录表	NXCNTXCKFMYE	广东	通用	通用	是		2019-06-12 17:26:53	可用
18	452	病案号相关的质控	BAHXGDZK	通用	通用	病案员	是		2019-06-12 17:26:53	可用
19	453	手术期不能大于出院时间	SSRQBNDYCYSJ	通用	通用	病案员	是		2019-06-12 17:26:53	可用
20	454	诊断编码相关的质控	ZDBMXGDZK	四川	通用	通用	是		2019-06-12 17:26:53	可用

图 4-22　病案质控规则

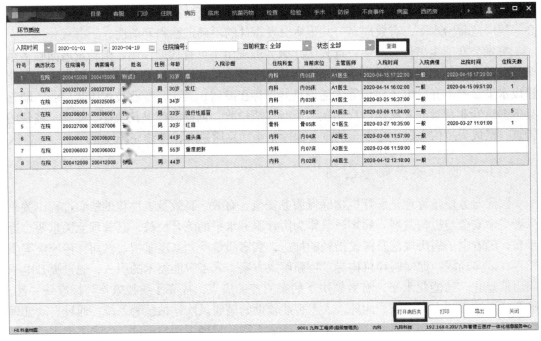

图 4-23　病案环节质控窗口

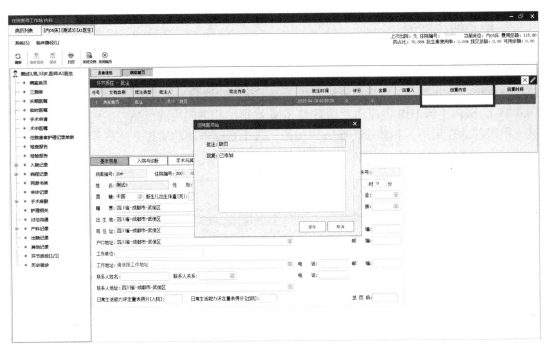

图 4-24　病案环节质控添加反馈

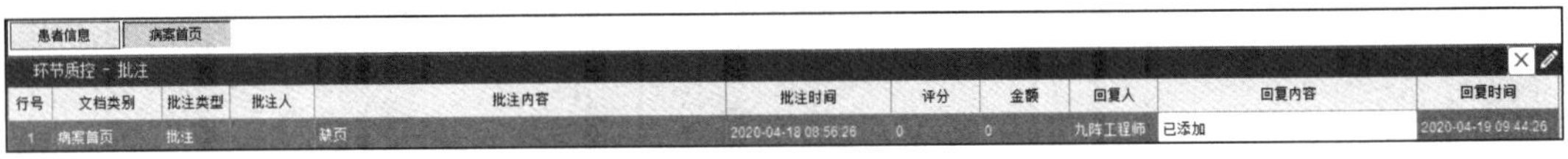

图 4-25　病案添加反馈效果图

2）静脉血栓栓塞症风险预警

静脉血栓栓塞症（venous thrombo embolism，VTE）风险预警利用人工智能技术，如自然语言处理、图卷积神经网络等，从病案中提取风险指标并自动填充 Caprini 评分量表，构建人工智能预测模型，以提升 VTE 预防意识和高危患者预防比例，降低院内 VTE 发生率，强化医疗质量管理。国内主流医疗 IT 企业已广泛应用 VTE 风险评估模块，实现与多系统对接并自动评分。上海申康医院发展中心通过建立 VTE 信息监测平台，统筹 37 家市级医院，实现了 VTE 质控指标的统一管理和多中心信息互联互通，显著提升了 VTE 规范化防治水平。

2. 优势、不足与发展方向

人工智能在医疗领域的应用显著提升了效率，几秒内即可读完整本病历；其逻辑严谨，构建了多维辩证的临床思维内核，确保质控和风险评估标准统一；数据覆盖全面，能避免人工审核遗漏；精准度高，通过自然语言处理技术从非结构化病历中提取关键信息并结构化处理，相较传统手工提取方式具有无可比拟的精确性。

人工智能在医疗病案管理中的应用虽具潜力，但仍面临挑战：逻辑规则需质控人员辅助不断完善，信息化建设水平不均衡导致病案质控效果受限，且制度规范建设尚需完善以确保电子病案的法律效力。然而，随着智能应用普及和病案质量要求提升，依托人工智能的电子病历质控系统为医疗服务质量管理带来新可能，通过标准化与统一化质量控制指标体系，将极大提高医疗服务质量、优化医院管理，并在未来医疗病案管理智能化发展中发挥重要作用。

4.4　病患管理

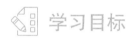 学习目标

知识目标：

（1）掌握病患管理的基本流程和方法；

（2）熟悉人工智能技术在病患管理领域中的应用场景；

（3）熟悉人工智能在病患管理领域的应用和挑战。

能力目标：

（1）能够找到患者病历信息管理、个性化医疗方案、健康教育指导等方面的方法和路径；

（2）能够有效使用人工智能工具，智能化解决岗位工作中的复杂问题。

素质目标：

（1）具备一定的人工智能素养、创新性思维、批判性思维；

（2）具有数据安全意识、隐私保护意识、医学伦理意识；

（3）树立良好的人文关怀和社会责任感，树立终身学习的观念。

重点难点

重点：病患管理的基本流程和方法、人工智能在病患管理领域的应用场景。
难点：人工智能技术的复杂性、跨学科知识的融合、伦理与法律法规问题的敏感性。

音频：典
型案例4.4

典型案例

  北京某医院骨科教授团队自主研发的人工智能辅助随访系统，可模拟人的声音，选择合适时间对患者进行批量化、自动化和个性化的术后随访。该系统通过机器学习和语音识别技术，能够自动拨打电话给患者，询问术后恢复情况、提醒复查时间等，并收集患者的反馈信息。例如，系统会询问患者伤口是否疼痛、是否按时服药、是否有异常症状等，然后将这些信息记录下来，生成结构化的随访报告，供医生查看和分析。

  与传统人工电话随访相比，该系统在电话接通率和随访率方面与人工随访无显著性差异，但节省了大量的人力资源成本，并且反馈收集率更高，能够帮助医生获得更全面的患者反馈信息，为后续的治疗和研究提供有力支持。

  针对以上案例请思考：

  （1）人工智能在医院的病患管理还有哪些应用场景？

  （2）人工智能技术在病患管理的应用方面需要迎接哪些挑战？

 关键词汇

病历信息管理 病史 个性化医疗方案 患者信息追踪 健康教育指导 慢性病管理

知识准备

4.4.1 患者病历信息管理

  患者病历信息管理是医疗系统中至关重要的一环，它在保障医疗质量、提高医疗效率、促进患者安全和支持医学研究等方面都具有深远的意义。患者病历信息作为医疗过程的重要记录，不仅是医生诊断和治疗的关键依据，对医疗质量的提升、医疗资源的合理利用和医学研究的开展也具有不可估量的价值。

1. 人工智能技术在患者病历信息管理方面的应用

1）病历数据的录入与整理

  通过语音识别录入技术，医生可以高效地将口语病历实时转化为文字并自动录入系统，显著提升病历记录速度，使医生能更专注于患者交流与诊断。同时，人工智能的自然语言处理技术能将医疗记录中的非结构化文本转化为结构化数据，便于数据查询、统计与分析，为医疗决策提供精准信息支持，如自动提取患者症状、发病时间等关键信息，并按格式存储。

2）病历质量控制与审核

  人工智能系统在病历质量控制与审核中发挥重要作用，通过实时监控与提醒功能，确保病历的完整性、准确性和规范性，从源头上提升病历质量。同时，智能查重与一致性检查功能能有效防止病历抄袭和信息不一致，降低医疗错误风险。数据质量检查与纠错功能能实时识别并纠正异常数据，确保病历信息的准确性。此外，基于大数据和知识图谱的病历信息补充建议功能，为医护人员提供缺失信息提示，使病历更加完整，提高诊断信息的全面性。这些技术的应用，共同推动了病历管理向智能化、精准化方向发展。

3）病历的存储与管理

人工智能技术在病历的存储与管理中强化数据加密与安全保障，采用先进加密算法和身份认证技术确保病历信息安全，防止泄露和篡改，区块链技术的应用更提升了数据的安全性和可信度。同时，智能分类与检索功能根据病历内容、疾病类型等因素对病历进行智能管理，使医生能高效、准确地检索所需病历，为研究疾病病例特点等提供便利，极大提升了病历管理的效率和质量，如图4-26所示。

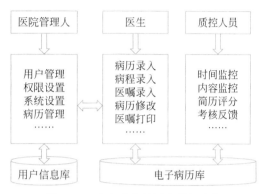

图4-26　电子病历使用者数据流程

4）辅助医疗决策与诊断

人工智能通过深度分析病历数据与运用机器学习算法，能够预测疾病风险、发展趋势和治疗风险，为医生提供提前预防与定制治疗方案的依据。同时，结合病历、临床指南和医学知识，系统能为患者推荐个性化治疗方案，综合考虑病情、身体状况和药物过敏史，确保治疗决策的科学合理，如在肿瘤治疗中精准匹配手术、化疗等手段。

5）促进病历信息共享与整合

人工智能通过数据标准化和中间件技术，实现跨机构病历信息的提取、转换与整合，构建患者完整医疗记录，助力跨区域医疗信息共享与转诊。同时，融合可穿戴设备、社交媒体等多源数据，为医护人员提供全方位患者健康视图，优化病历管理，提升医疗服务质量。

6）医学研究与数据分析

人工智能通过大数据分析病历数据，挖掘疾病规律、治疗效果与患者特征关系，助力医学研究、疾病预防和公共卫生管理。同时，在临床研究中，它还能高效筛选患者病历，评估研究方案，提升研究效率和准确性。

2. 人工智能技术在患者病历信息管理中存在的潜在风险

人工智能在医疗病案管理中的应用虽具前景，但面临多重风险：在数据安全与隐私方面，数据泄露、共享不确定性和去标识化困难威胁患者隐私；在算法准确性与可靠性方面，训练数据偏差、收集错误、可解释性不足和更新复杂性影响医疗决策；在伦理与法律层面，责任界定模糊、可能违背伦理原则及法律监管滞后性带来法律和伦理挑战。这些风险需引起重视，并采取措施加以应对，以确保人工智能在医疗领域的健康可持续发展。

4.4.2　基于病史的患者个性化医疗方案

基于病史的患者个性化医疗方案是一种以患者为中心的医疗模式，通过全面收集和分析患者的病史信息，制订出符合患者个体特点的诊断、治疗和管理方案。这种模式能够提高医疗质量，优化治疗效果，减少并发症的发生，提高患者的生活质量和满意度，是现代医学发展的重要方向之一。在实际应用中，需要不断完善病史信息的收集和管理，加强各学科之间的协作与沟通，以及持续跟踪和优化个性化医疗方案，以更好地为患者服务。

人工智能在患者个性化医疗方案中的应用如下。

1. 疾病诊断与预测

Google 乳腺癌筛查系统：利用人工智能技术分析乳腺 X 射线图像，能够识别出微小的病变，并提供详细的诊断报告。其准确性较高，可辅助医生更快、更准确地诊断乳腺癌，有助于早期发现和治疗疾病。

腾讯的帕金森症评估模型：通过深度学习和图像识别技术，让患者在摄像头前做出一系列规定动作，系统会追踪人体上百个可识别的关键节点在频率、距离、角度和速度等方面的变化，从而分析和判断患者是否患有帕金森症。该技术未来还可能应用于脑瘫患者的步态分析、评测运动员伤后恢复状态、老人运动能力等检测。

Health at Scale 的疾病预测系统：通过分析患者的历史数据和生活方式等信息，预测可能发生的健康问题，例如预测患者在手术后的并发症风险，并提供预防建议，帮助医生采取预防措施，提高手术的成功率和患者的康复效果。

2. 基因分析与个性化治疗

Tempus 的基因分析技术：对患者的基因数据进行分析，根据患者的基因突变情况，在癌症治疗中推荐合适的靶向药物和治疗方案。例如，通过分析特定基因的突变，确定患者对某种靶向药物的敏感性，从而为患者制订更精准的治疗方案，提高治疗效果。

3. 临床辅助决策

科大讯飞的 X-Doctor 系统：能够根据患者的信息，如症状、检查结果、病史等，给出诊断结果、检查建议和治疗方案。该系统通过对大量的临床数据进行学习和分析，模拟专家的推理过程，为医生提供决策支持，帮助制订更科学、更个性化的治疗方案。

Oncology AI 的智能辅助诊断和治疗决策系统：整合了全球各地的临床数据和癌症病例，通过深度学习和数据分析，为医生提供个性化的治疗建议，帮助制订治疗计划。例如，医生在接诊癌症患者时，可以利用该系统快速分析患者的病理标本和影像资料，确定癌症类型和分级，并获得个性化的治疗方案。

4.4.3　患者信息追踪与健康教育指导

通过有效的患者信息追踪和全面的健康教育指导，可以提高患者的疾病治疗效果和生活质量，促进患者的康复和健康管理。同时，也有助于建立和谐的医患关系，提升医疗服务水平和质量。在实际工作中，应根据患者的具体情况，灵活选择追踪方式和教育方法，不断优化健康教育内容和效果评估指标，为患者提供更加优质、个性化的医疗服务。

微课：智能化语音随访系统

1. 人工智能在患者信息追踪方面的应用

1）提高追踪效率

传统的患者信息追踪方式（如电话、短信追踪等）需要人工逐一进行操作，耗费大量的时间和精力。而人工智能可以通过自动化程序，同时处理大量患者的数据，快速地收集和整理信息。例如，在一个大型医院的慢性病管理项目中，利用人工智能算法可以在短时间内对成百上千名患者的检查检验结果进行分析和筛选，找出需要重点关注的患者，大大提高了信息追踪的效率。

2）增强追踪准确性

人工追踪患者信息时，可能会因为疲劳、疏忽等原因出现错误。人工智能系统可以严格按照预设的规则和算法进行数据处理，减少人为错误。例如，在记录患者的检查数据时，人工智能可以准确地识别数据格式和范围，对于异常数据能够及时发出警报，确保信息的准确性。

3）实现实时追踪

人工智能系统能够实时监测患者的健康数据，这对于一些病情变化快的患者尤为重要。例如，在重症监护病房，通过连接各种生命体征监测设备的人工智能系统，可以实时追踪患者的心率、血压、血氧等指标，一旦出现异常情况，立即通知医护人员，争取宝贵的治疗时间。

4）数据收集与整合

人工智能系统可以从医院管理平台、电子病历系统、可穿戴设备（如智能手环、智能手表等）和各种医疗检测设备等多个渠道收集患者信息。这些设备产生的数据格式和内容各不相同，人工智能通过自然语言处理和数据挖掘技术，将这些分散的数据进行整合，形成完整的患者健康档案，如图 4-27 所示。例如，智能手环可以收集患者的运动步数、睡眠质量等数据，人工智能系统可以将这些数据与患者在医院的电子病历中的疾病诊断、治疗记录等信息进行整合，为医护人员提供全面的患者信息。

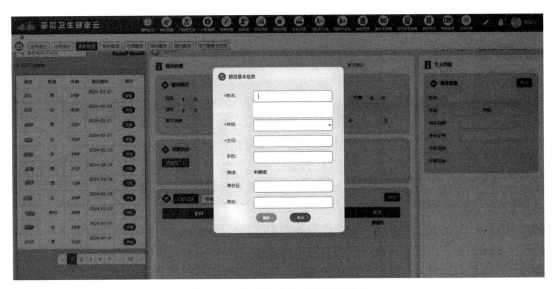

图 4-27　患者健康信息云管理平台

5）预测分析

利用机器学习算法，人工智能系统可以根据患者的历史数据（如疾病史、治疗过程、生活习惯等）预测患者病情的发展趋势。例如，对于患有糖尿病的患者，人工智能可以分析其血糖波动情况、药物使用情况、饮食运动习惯等因素，预测患者未来一段时间内血糖控制的情况，提前发现可能出现的并发症风险，为医护人员调整治疗方案提供依据。

6）智能提醒系统

人工智能系统可以根据患者的治疗计划和康复进程，自动生成提醒信息。这些提醒可以包括复诊时间、服药时间、康复训练时间等。例如，通过手机应用程序，人工智能系统可以向患者发送个性化的提醒消息，并且可以根据患者的反馈（如是否已完成提醒事项）调整后续的提醒策略，提高患者治疗的依从性。

2. 人工智能在健康教育指导方面的应用

1）个性化教育体验提升

传统的健康教育方式往往是通用性的，很难完全满足每个患者的个性化需求。人工智能可以根据患者的个体特征（如年龄、性别、疾病类型、文化程度等）和学习习惯，为患者提供量身定制的健康教育内容。例如，对于年轻患者，人工智能可以推荐通过短视频、动画等形式呈现的健康教育资料；对于老年患者，则可以提供语音讲解、简单易懂的图文资料等，提高患者对健康教育的接受度。

2）教育内容更新及时

医学知识和健康观念在不断更新，人工智能系统可以快速获取最近的研究成果和健康资讯，并将其融入健康教育内容中。这使患者能够及时了解到前沿的疾病防治知识，例如，在心血管疾病的健康教育中，人工智能可以及时更新关于新型降压药、降脂药的使用知识，以及新的心脏康复训练方法等内容。

3）扩大教育覆盖范围

借助互联网和移动设备，人工智能可以突破时间和空间的限制，将健康教育服务延伸到更多的患者。无论患者身处偏远地区还是在城市，只要有网络接入，就可以通过手机应用、在线平台等方式获得人工智能提供的健康教育指导。例如，在一些医疗资源匮乏的偏远地区，患者可以通过在线健康教育平台，学习常见疾病的防治知识，改善自身的健康状况。

4）智能问答系统

人工智能系统可以构建智能问答系统，患者可以通过语音或文字输入自己关于疾病的疑问，系统会根据预先训练好的知识图谱和问答模型，快速准确地回答患者的问题。例如，患者问："我做了心脏搭桥手术后多久可以运动？"智能问答系统会结合手术情况、患者身体恢复状况等因素，给出个性化的运动建议，如"一般术后3~6个月可以开始进行轻度的运动，如散步，但具体情况还需要根据您的复查结果来确定"。

5）虚拟健康助手

虚拟健康助手是一种通过人工智能技术实现的软件应用，它可以像私人健康顾问一样陪伴患者。虚拟健康助手可以根据患者的健康状况和目标，制订个性化的健康教育计划，并定期推送教育内容。例如，对于一位正在减肥的患者，虚拟健康助手可以每天推送关于合理饮食、适量运动的小知识，还可以监督患者记录饮食和运动情况，及时给予反馈和鼓励。

6）教育内容推荐系统

人工智能系统利用推荐算法，根据患者的疾病诊断、兴趣爱好、学习历史等因素，为患者推荐合适的健康教育资源。这些资源可以包括文章、视频、课程等。例如，对于患有慢性阻塞性肺疾病（又叫慢阻肺，chronic obstructive pulmonary disease，COPD）的患者，系统会推荐关于呼吸功能锻炼、家庭氧疗的视频教程，以及介绍 COPD 饮食注意事项的文章，帮助患者更好地进行自我管理和康复。

4.4.4　慢性病管理与长期跟踪

慢性病病程长且复杂，常伴有多种并发症。慢性病管理旨在通过病情评估、治疗调整、并发症监测及生活方式干预等，控制病情发展。慢性病的长期跟踪则借助档案建立、定期随访和信息技术，实时了解患者状况，如图 4-28 所示。这不仅能提升患者生活质量，减少并发症，还可减轻医疗负担，是医疗领域中保障慢性病患者健康的关键举措，如图 4-29 所示。

微课：慢性病患者的智慧管理

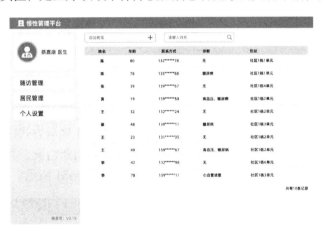

图 4-28　医生随访管理

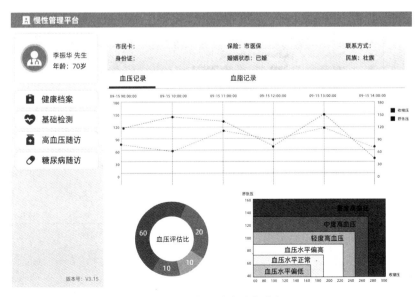

图 4-29　患者随访健康档案

人工智能技术在慢性病管理与长期跟踪方面的应用如下。

1. 疾病预测与风险评估

人工智能通过分析医疗大数据，包括病历、基因和生活方式信息，建立模型预测慢性病患者病情发展与并发症风险，同时利用图像识别等技术早期筛查疾病，如糖尿病视网膜病变和心血管疾病，助力患者早期诊断与治疗，提升治疗效果与预后。

2. 个性化治疗方案制订

人工智能通过综合分析患者多源数据，为患者定制个性化治疗方案，并实时监测生理指标和治疗反应，智能调整治疗方案，如根据高血压患者情况推荐降压药物，或依据糖尿病患者血糖数据调整胰岛素剂量，实现精准医疗。

3. 智能辅助诊断

人工智能通过快速处理医疗数据、分析病历与医学影像，显著提高诊断效率，如快速识别肺部 CT 影像中的异常。同时，其深度学习医学知识与临床经验，减少误诊漏诊，并通过反复验证诊断结果，确保诊断的高度可靠性。

4. 患者健康监测与管理

借助可穿戴设备与传感器，人工智能实现慢性病患者的远程监测，实时传输生理数据供医生随时掌握健康状况。同时，根据患者数据提供个性化生活方式建议，优化饮食、运动与睡眠。此外，人工智能还管理用药、提醒服药、监测用药情况，并干预潜在问题，如药物相互作用，全方位促进患者健康管理，如图 4-30 和图 4-31 所示。

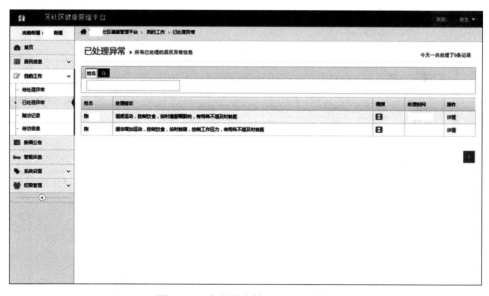

图 4-30　患者健康管理已处理异常

5. 医疗资源优化与管理

应用人工智能技术优化慢性病管理流程，如智能预约与分诊，减少等待，提高效率，并促进医疗资源下沉。通过互联网与远程医疗，基层医疗机构可连接上级医院专家，提升诊疗水平，为慢性病患者带来更高质量的医疗服务，如图 4-32 所示。

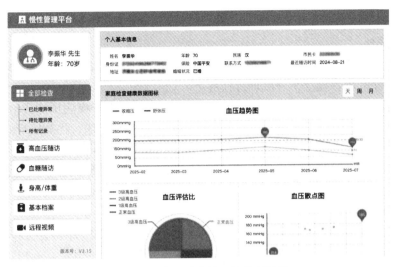

图 4-31　患者健康管理待处理异常

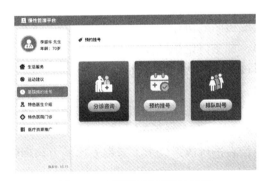

图 4-32　互联网远程预约挂号

📖 任务训练：大数据分析技术在健康服务的应用认知

H5 交互 -
智慧医院
沙盘演练

1. 任务目标

通过任务训练，熟悉大数据分析技术在健康服务领域的常见应用场景，培养创新思维和跨学科整合能力，能够将数据分析技术与医学知识相结合，解决医疗实际问题。

2. 任务准备

1）知识准备

医学专业基础：相关的医学基础知识，如流行病学、统计学、临床医学等。

人工智能基础：包括大数据分析的基本概念、工作原理及核心算法等。

2）物资准备

工具准备：电子病历、医疗资源管理平台等。

资料准备：如大数据分析相关的学术论文、研究报告、教材、视频等。

3）学生准备

按照不同的专业背景分组，每组 4 人或 5 人，以促进跨学科交流。

3. 任务实施

1）任务选择

选择一个与医疗大数据分析技术相关的具体应用场景（如医疗数据挖掘、疾病预测、患者分群、医疗资源管理等）开展训练任务。

参与医疗数据挖掘，如从电子病历中提取关键信息，用于疾病预测或治疗效果评估。基于数据分析技术的医疗资源管理，优化医疗资源的分配和使用，提高医疗效率。

2）分组讨论

对医疗大数据分析应用的成功案例进行深入研究，如智能辅助诊断系统、个性化治疗方案推荐、医疗质量评估等，分析案例中的技术实现、应用场景及效果评估。

3）报告撰写

以小组为单位撰写任务训练报告，包括训练准备、训练过程、结果分析和改进方向等。

4. 评价考核

1）过程评价（40%）

团队合作情况：小组成员间的协作与沟通。

任务参与度：出勤率、课堂讨论积极性。

训练日志：记录学习过程、遇到的问题及解决方案。

2）成果评价（60%）

实践报告：根据选择的训练任务，提交相应的实践报告，重点评估内容的完整性、分析的深度与广度、逻辑清晰度。

口头汇报：每组选派代表进行成果展示，考察表达能力与理解深度。

5. 注意事项

（1）注重医学与大数据分析的结合：在任务实施过程中，始终强调医学知识与大数据分析技术的结合，深入理解医疗人工智能数据分析应用的实际场景和需求。

（2）确保数据安全：在涉及患者数据的应用中，关注数据安全、隐私保护和伦理问题。

（3）加强团队合作：在任务实践、案例研究等环节，强调团队合作的重要性，培养团队协作精神。

（4）鼓励创新思维：尝试不同的方法和思路，培养创新思维和解决问题的能力。

（5）关注最新动态：关注医疗人工智能数据分析领域的最新动态、研究成果和相关法规政策，保持对新技术和新问题的敏感性。

模块小结

1. 内容概述

本模块围绕智慧医疗管理的核心内容，详细阐述了医疗数据管理、医疗资源智慧管理、临床工作流程管理与优化以及病患管理等方面的知识。通过本模块的学习，了解如何运用信息技术手段，对医疗数据进行高效管理，实现医疗资源的优化配置，提升临床工作流程的效率和质量，以及更加精准地管理病患信息，提供个性化的医疗服务。

2. 应用场景与案例总结

（1）医疗数据管理：电子医疗记录数据平台已成为现代医院不可或缺的一部分，它实现了患者病历信息的数字化管理，便于医生快速查阅和共享。同时，科研工作管理数据平台也为医疗研究提供了强大的数据支持，促进了医学研究的进步。跨院、跨地域信息共享打破了信息孤岛，使医疗资源能够更加高效地利用。

（2）医疗资源智慧管理：通过物资库存、设备工具、病房床位和医疗人员的智慧管理，医院能够实现对医疗资源的精准把控，减少浪费，提高资源利用效率。例如，智能物资管理系统能够实时监测库存情况，自动补货，避免了物资短缺或过剩的问题。

（3）临床工作流程管理与优化：诊疗流程的优化使患者就医更加便捷，减少了等待时间。病患远程会诊打破了地域限制，使患者能够享受到更优质的医疗服务。突发事件应急管理和医疗服务质量控制确保了医院在应对紧急情况时能够迅速响应，保障患者安全。

（4）病患管理：通过患者病历信息管理、个性化医疗方案制订、信息追踪与健康教育指导、慢性病管理与长期跟踪，医院能够为患者提供更加全面、个性化的医疗服务。这不仅提高了患者的满意度，也促进了患者的康复和健康管理。

3. 学习思考与未来展望

（1）学习思考：通过本模块的学习，可以深刻认识到智慧医疗管理在现代医疗体系中的重要作用。然而，智慧医疗管理的发展也面临着数据安全、隐私保护、技术更新等问题。因此，我们需要不断学习和探索新的技术和管理模式，以应对这些挑战。

（2）未来展望：随着云计算、大数据、人工智能等技术的不断发展，智慧医疗管理将迎来更加广阔的发展前景。未来，智慧医疗管理将更加智能化、个性化、精准化，为患者提供更加优质、高效的医疗服务。同时，智慧医疗管理也将推动医疗体系的变革和升级，促进医疗资源的均衡分配和高效利用。

习题思考

1. 单项选择题

（1）电子健康记录数据平台的主要功能不包括（　　　）。

  A. 存储患者基本医疗信息　　　　　　B. 进行在线游戏娱乐

  C. 记录患者诊疗历史　　　　　　　　D. 管理患者用药信息

  E. 整合患者检验检查结果

（2）有助于跨地和跨院信息共享中的数据传输安全的是（　　　）。

  A. 区块链技术　　　　　　　　　　　B. 纸质信件传递

  C. 没有加密的网络传输　　　　　　　D. 随意地移动存储设备复制

  E. 公开的 Wi-Fi 传输

（3）智慧血液管理平台建设指南的核心目的是（　　　）。

A. 提高医院物资管理的效率

B. 规范和指导城市级智慧血液管理平台的建设

C. 降低医疗卫生成本

D. 增加血液的供应量

（4）不是人工智能在医疗领域的应用的是（　　　）。

A. 越来越多的医院都开通了网上预约挂号、远程支付业务，减少了排队的麻烦，方便了患者的就医

B. 医生使用智能语音技术可以实现电子病历的智能语音录入

C. 使用智能影像识别技术可以实现医学图像自动读片

D. 人工智能借助大数据技术可以进行疫情监测，及时有效地预测并防止疫情的进一步扩散和发展

（5）人工智能中的自然语言处理技术在病历信息管理中的应用主要是（　　　）。

A. 对病历数据进行加密　　　　　　　B. 辅助医生进行手术操作

C. 将语音记录转化为文字病历　　　　D. 分析病历数据预测疾病风险

（6）人工智能在病历信息管理中面临的挑战之一是算法的可解释性不足，这意味着（　　　）。

A. 算法运行速度慢　　　　　　　　　B. 算法容易出现错误

C. 难以理解算法得出结果的原因　　　D. 算法需要大量数据训练

（7）人工智能中的自然语言处理技术在处理患者病史信息时，能够（　　　）。

A. 直接对患者进行疾病诊断

B. 将患者的口述病史准确转化为文字记录

C. 代替医生进行手术操作

D. 预测患者未来的疾病治愈率

（8）当人工智能根据治疗过程中的监测数据发现患者对某种治疗方案反应不佳时，它可能会（　　　）。

A. 自动停止所有治疗

B. 建议医生立即更换治疗方案，无须进一步评估

C. 分析原因并提示医生可能需要调整治疗方案

D. 忽略该情况，继续执行原治疗方案

（9）人工智能在健康教育指导中，可以通过（　　　）方式为患者提供个性化教育。

A. 根据患者年龄统一推送教育资料

B. 根据患者性别制订相同的运动计划

C. 分析患者健康数据和学习习惯推送合适内容

D. 对所有患者发送相同的疾病知识讲座链接

（10）人工智能在慢性病管理中，用于预测疾病进展主要是（　　　）。

A. 随机猜测　　　　　　　　　　　　B. 分析患者的历史医疗数据和生活习惯

C. 仅考虑患者当前症状　　　　　　　D. 按照固定的疾病发展模板

2.讨论题

（1）论述如何确保从不同地区、不同医院信息系统采集数据的完整性，怎样协调不同地区、医院的数据格式差异，如何利用平台数据为科研项目提供精准的数据支持？

（2）论述人工智能技术在患者病历信息管理及个性化医疗方案中的应用与影响。

H5 交互 -
模块 4 智
能测评

智能医疗装备

模块导学

本模块旨在全面了解智能医疗装备的核心技术和应用现状，包括智能诊断设备、智能治疗设备、智能监测设备和智能辅助设备等。通过学习，掌握各类智能医疗装备的基本原理、应用场景及发展趋势，并了解人工智能技术在医疗装备中的融合应用。

1. 学习路径建议

（1）智能诊断设备：掌握医学影像诊断设备（如超声、X射线、MRI、CT）的基本原理和临床应用，了解皮肤图像检测设备和自动化实验室设备的技术特点和应用场景。

（2）智能治疗设备：学习手术机器人、虚拟现实与增强现实手术系统和其他治疗设备（如胰岛素泵、自动心脏起搏器、智能呼吸机）的工作原理、优势及在医疗手术中的应用。

（3）智能监测设备：深入了解临床监控与报警系统、远程监测设备和智能可穿戴医疗装备的技术原理、监测参数、功能特点及其在医疗监测和健康管理中的作用。

（4）智能辅助设备：学习智能护理设备、智能康复设备、医疗服务助手和医学仿生装备的技术原理、功能特点及应用场景，了解这些设备如何辅助医疗人员提高工作效率。

2. 注意事项

（1）在学习过程中，要注重理论与实践的结合，通过案例分析加深对理论知识的理解。

（2）关注智能医疗装备领域的最新动态和技术发展，保持对新技术的敏感度和好奇心。

3. 知识导图

本模块知识导图如图5-1所示。

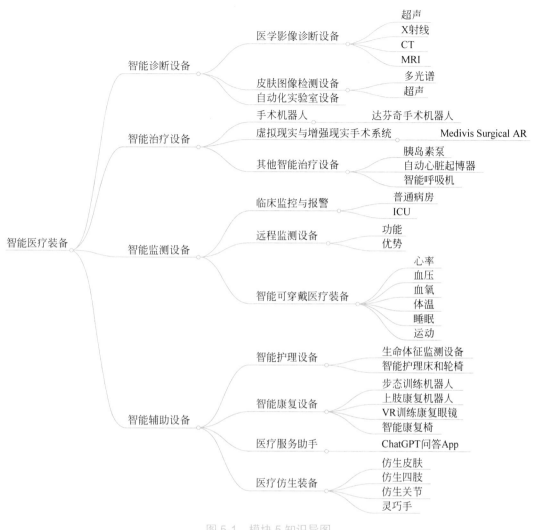

图 5-1　模块 5 知识导图

5.1　智能诊断设备

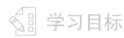 学习目标

知识目标：

（1）掌握医学影像诊断领域中的岗位现状、隐私安全；

（2）熟悉机器学习、深度学习等技术在影像诊断领域的基本原理和应用场景；

（3）了解人工智能在医学影像诊断领域中的最新研究进展和未来发展趋势。

能力目标：

（1）能够与医学影像诊断领域的专业人员有效沟通协作，具备人机协作能力；

（2）能够正确评估、有效使用人工智能工具，智能化解决医学诊断岗位工作中的复杂问题。

素质目标：
（1）树立敬佑生命、甘于奉献、精益求精的职业精神和良好的人文关怀素养；
（2）具备一定的人工智能素养、创新性思维、批判性思维和终身学习的观念；
（3）具有数据安全意识、隐私保护意识和服务沟通意识。

 重点难点

重点：人工智能在医学诊断领域的应用场景，机器学习、深度学习等关键技术。
难点：医工结合跨学科知识的融合，人工智能技术的复杂性。

音频：典
型案例5.1

典型案例

在四川某医院放射科与某软件公司合作，在工作站安装了影像人工智能诊断系统，实现影像数据的互联互通和人工智能辅助诊断应用的全覆盖，实现了人工智能系统对医学影像的自动化分析，辅助医生高效完成影像阅片，提高诊断效率。在日常使用中将患者的胸部平扫 CT 影像上传至影像人工智能诊断系统，不到 1min，系统给出了患者的影像诊断：多处肋骨骨折及双肺多发结节，并准确地标记骨折的部位，肺结节的部位、大小、性质和危险程度，而且能根据中国专家共识等给出随访建议。

为推动人工智能与医疗健康深度融合，积极探索人工智能技术在基层医疗领域应用，不断提升基层医疗机构诊疗服务能力，结合辖区基层医疗机构现有 DR、CT、MRI、病理设备和区域影像 PACS 平台，建设了区域影像智能诊断系统，引入了各类影像智能辅助诊断模块。该系统通过深度学习和大数据分析，能够实现对医学影像资料的高精度、高效率分析，为医生提供准确的诊断建议。用现代科技为患者健康保驾护航。

针对以上案例请思考：
（1）人工智能辅助诊断技术主要搭载于哪些设备上？
（2）人工智能辅助诊断技术的优点有哪些？

关键词汇

深度学习　机器学习　大数据分析　计算机数据　辅助诊断　人文关怀

 知识准备

5.1.1　医学影像诊断设备（超声、X 射线、CT、MRI）

1. 医学影像诊断

医学影像诊断是指医生通过影像设备获取人体内部组织的影像数据，再以定性和定量的形式进行疾病诊断。在众多的医学检查中，医学影像学是提供疾病筛查、诊断和治疗的最主要的信息来源，与其他辅助检查相比较，可提供病变的位置、形态、功能等重要信息。

2. 人工智能辅助诊断

在迅速发展的人工智能时代，人工智能知识的深度、广度、处理能力和准确性正在以惊人的速度进步。自 21 世纪以来，出现了深度学习技术，包括开发人工神经网络，通过大量数据库更准确地分析和诊断图像。目前，有许多软件已被用于诊断和治疗全身多种全身性疾病。随着技术的进步和计算机算法的不断创新，人工智能必须具有更广阔的发展空间和改进潜力。

3. 人工智能辅助诊断的意义

传统的医学影像分析是医生运用影像学等专业知识，凭借规律和经验对医学图像进行分析，但这种人工分析的方式效率极低。利用人工智能影像辅助诊断技术可以快速、精准筛查出少数的异常医学图像，同时自动挖掘出复杂疾病中的致病机理，对危重疾病准确分类分级，减轻医生的诊断压力，为医生做出临床诊断和制定科学的治疗方案提供关键依据，同时还能极大地缓解医疗资源不足、分配不均的现实问题。

4. 人工智能辅助诊断设备分类

1) X 射线成像设备

X 射线具有检查时长短、流程便捷、价格低廉、辐射量小、床旁操作简易等特点。近两年陆续有基于 X 射线的骨折检测、肺结核筛查、乳腺病灶检出等人工智能应用陆续获批 NMPA 三类证。

乳腺癌钼靶 X 射线筛查：目前已有多种应用不同影像学检查的乳腺人工智能技术系统获得美国食品药品管理局的批准。目前，新一代基于深度学习算法的钼靶人工智能系统在乳腺肿块检测和钙化检测方面可达到 90% 以上的准确率，几乎相当于部分医学影像专家的水准。参考文献显示，在病灶良恶性鉴别上，新一代人工智能模型能达到 87% 的灵敏度和 90% 以上的特异度，甚至超越了医学专家的水平。

DR 影像智能辅助诊断系统：DR 影像智能辅助诊断系统利用深度学习和医学图像处理技术，对 X 射线影像进行智能处理和定量分析。该系统已从静态胸部 X 射线影像分析扩展到动态影像，大幅增加了训练数据量，提高了模型的可靠性。这使该系统能多维度评估患者肺功能，为医生提供准确全面的辅助诊断信息，成为医生的得力助手。技术的加持也使 DR 影像系统在影像科室发挥更大作用，推动高级临床诊断技术的普及。

2) CT 成像设备

CT 以其成像快速、分辨率高、可行密度量化分析、经过重建后可以得到多种后处理图像等优势，搭配造影剂还可以完成血管诊断，在放射科各种日常检查里得到了广泛应用。

肺结节人工智能筛查：正常的一个肺部 CT 平扫检查具有几百张片层，而一位熟练的诊断医生想要从这些复杂的影像中发现并诊断病灶可能需要花上 20~30min，甚至是更长时间。而通过人工智能影像辅助诊断技术的精准定位与检测，自动检出实性、磨玻璃、钙化、混合结节、疑似肿块等，仅需 30s 便可自动生成结构化影像报告供医生审查，双肺结节检出率高达 99.64%，对 0.5mm 的微小结节都能瞬间定位，快速标记结节大小、密度，并初步分辨良恶性，有效帮助医生更加精准筛查肺结节，使肺癌患者及早得到良好诊治，如图 5-2 所示。

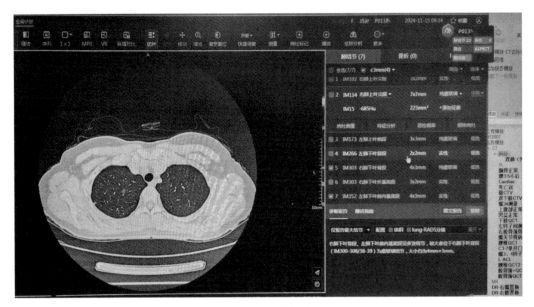

图 5-2　CT 成像显示

　　冠脉人工智能：通过冠状动脉 CTA 进行冠脉血管的识别、命名和影像后处理，判定冠脉优势型及起源，检测冠脉狭窄及斑块，通过管径及面积计算冠脉的狭窄程度，生成标准化结构化报告并胶片打印。通过临床证实冠脉人工智能与医生 CTA 后处理成像、CAD（金标准）结果对比有一致性。冠脉人工智能可以进行心包脂肪的提取，快速全自动定量脂肪组织，提高 CTA 扫描患者的心血管风险分层。冠脉人工智能通过对血管周围 FAI（冠脉周围脂肪指数）定量测量，在冠状动脉 CTA 评估的基础上增加了对心脏病风险的预测和再分层研究，如图 5-3 所示。

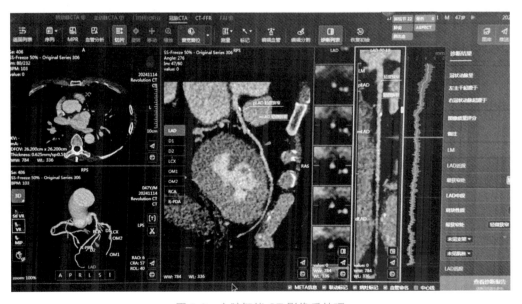

图 5-3　心脏智能 CT 影像后处理

胸部智能 CT 诊断：临床上，低剂量胸部 CT 已成为肺结节筛查和随访的主要成像方法。结合计算机辅助诊断（CAD）技术，可以有效地帮助医生识别更微小的结节，大大提高数据分析的效率。利用更先进的人工智能数据处理技术，如多视图网络，能帮助影像科专家准确检测较小的肿瘤，尤其是在微小结节的发现上。此外，胸部智能 CT 还在诊断肺部肿块、肺结核、气胸、肾积水、尘肺、肺炎等方面具有良好的正确率。目前，人工智能对肺结核和肺癌的检测、诊断相对成熟。胸部智能 CT 具有高灵敏度，但特异性不强，需要进一步研究。

3）MRI 成像设备

MRI 成像无辐射、软组织分辨率高、参数众多，且无须对比剂也可以开展心血管检查，是患者人群拓展极快的放射影像领域。近年来，人工智能在 MRI 领域研究的不断深入，诸如肿瘤检出、定性诊断、基因表型及预后预测等应用正迅速从试验阶段过渡到临床试用阶段。

脑肿瘤的诊断：使用卷积神经网络来研究 MRI 图像中脑肿瘤的识别和分割。其目的是帮助医生确定肿瘤的位置和肿瘤穿透周围区域等，提高医生的准确性、效率及诊断效能；还有对胶质瘤的分级、复发和预后监测，人工智能也可用于胶质瘤的分级。成像组学特征和多模式 MRI 的结合可以有效地预测胶质瘤的分级，并提供准确的诊断，可以帮助临床设计外科手术。

阿尔茨海默病（alzheimer's disease，AD）的诊断：随着人类社会的老龄化，老年人中更常见的疾病有很多，包括 AD。人工智能算法和脑 MRI 图像的结合可以提高疾病的诊断准确性。例如，可以通过 SPCA 结合间隔相关矩阵法评估 AD 患者的海马体，并获得良好的诊断符合率。

4）超声成像设备

超声成像是利用超声声束扫描人体，通过对反射信号的接收、处理，以获得体内器官的图像。超声成像方法常用来判断脏器的位置、大小、形态，确定病灶的范围和物理性质，提供一些腺体组织的解剖图。将人工智能与超声设备相结合，在近几年主要用于超声乳腺肿瘤的筛查、超声肿瘤特征提取及辅助诊断，服务于年轻医生的培训。

超声乳腺肿瘤的筛查，第一是发现是否存在结节；第二是对肿瘤进行辅助诊断，辅助诊断不是简单地对肿瘤做出良性、恶性的判断，而是由医生和人工智能协同诊断出肿瘤表现的特征，并得出结论；第三是超声影像人工智能辅助诊断软件服务对象应首选社区基层医院，医学影像技术专业主要培养放射科医生，导致基层社区非常缺少有经验的超声医生；第四是超声影像人工智能诊断软件还可以服务于年轻医生的培训，对于年轻医生来说，可以通过这样的系统积累肿瘤诊断的经验。

在各种影像学检查中，超声检查在甲状腺结节的检出率和良恶性的诊断上具有明显的优势。人工智能能对更多的超声征象进行分析，对于鉴别诊断甲状腺结节的良恶性有较高的效能。人工智能辅助诊断软件的出现，为超声医师提供了一种客观、稳定且准确度较高的图像分析方法。低年资超声医师联合超声人工智能辅助后诊断效能与高年资医师相近。超声人工智能辅助诊断软件可以帮助低年资医师快速提高诊断水平，减少误诊。

5.1.2 皮肤图像检测设备（多光谱、超声）

皮肤病学是比较依赖形态学特征的学科，皮肤影像是皮肤病诊断的重要手段。皮肤影像诊断由最初的望诊，发展到放大镜和显微镜辅助诊断，再到近年来数字影像学技术和智能分析。目前以皮肤镜、皮肤超声、皮肤 CT 为代表的皮肤影像技术已成为临床皮肤病诊断的重要工具。

1. 皮肤病学面临的挑战

目前皮肤影像还很难实现病理图像的自动识别诊断，另外皮肤病中有罕见病，病例非常少，标本量不足以提供机器训练所需，理想自动识别诊断的效率也难实现。

因此，人工智能模型在皮肤科诊断中面临两个重大挑战：

（1）数据来源有限，妨碍全面判断和提高诊断准确性；

（2）关于皮肤病变图像数据的隐私问题，加之缺乏足够标注的数据来训练高准确率模型。

2. 人工智能在皮肤病学领域的发展

图像识别与诊断：斯坦福大学的研究利用包含 13 万张皮肤病图像的数据库，研究表明，人工智能可以通过分析大量的皮肤病图像数据来辅助诊断。这个系统能够识别和区分良性肿瘤、恶性肿瘤和其他非肿瘤性皮肤病，其诊断结果与专业皮肤科医生相当。

病理学应用：通过显微镜检查皮肤组织，提供明确的结构异常见解。这对于区分外观相似的病症、确定疾病阶段、检测共存病症和提供预后信息至关重要。人工智能在病理学中的应用可以提高诊断的确定性，尤其是在识别癌细胞、炎症和感染如何改变皮肤结构方面。

多模态模型的融合：多模态模型通过整合不同类型的数据（如图像、临床记录、实验室结果等），能够捕捉更复杂的模式，提升诊断准确性，更贴近现实临床实践，模拟皮肤科医生综合多种信息的诊断过程，并增强模型的可解释性，如图 5-4 所示。

AI 在皮肤
检测中的
应用

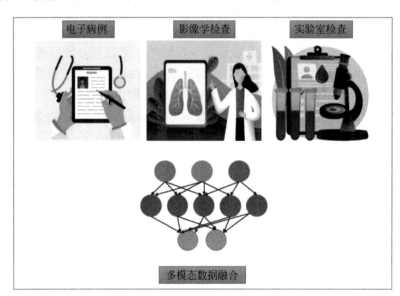

图 5-4　多模态人工智能融合过程

3. 人工智能在皮肤病学领域的应用

智能皮肤检测仪凭借先进的传感技术和智能算法，使其能够实时采集、分析和识别皮肤问题，为用户提供个性化的护肤建议。这一工作原理的持续创新，为未来智能皮肤检测仪的发展打开了更广阔的前景，将为人们带来更美丽、更健康的肌肤。

例如，多光谱人工智能皮肤诊断系统可以一次检测 8 大肌肤健康指数。多种光谱过滤拍摄模式，使用了白光、蓝光、红光、伍德光、偏振光、橙光、交叉偏振、平行偏振 8 色光源进行拍摄，即时测出和分析表皮的斑点、毛孔、皱纹和皮肤纹理，以及由于紫外线照射而产生的皮下血管和色素性病变，如卟啉（油脂）、褐色斑、红斑等，并揭示了由它们引起的如黄褐斑、痤疮、酒渣鼻和蜘蛛状静脉瘤等潜在危险。

5.1.3　自动化实验室设备

1. 自动化实验室

自动化实验室可以定义为可用于提高实验室工作流程效率的任何设备、软件、过程或通用自动化实验室技术。利用现代技术和设备来自动化实验室的各种操作和流程，解放人力、简化实验流程、智能设计实验、降低人为误差，提高实验通量、速度、准确性和可重复性等。

视频：智能皮肤影像分析仪操作

2. 自动化实验室的意义

自动化实验室设备在节省时间、减少成本、消除人为错误和提高世界各地实验室效率方面发挥着重要作用。受不断增加的市场压力的影响，很大限度缩短获得结果的时间很有必要，因此率先在自动化实验室领域进行重要创新。

3. 自动化实验室的发展情况

根据自动化的程度和规模，自动化实验室可分为 4 个阶段：单一设备形式的自动化、工作站形式的自动化、流水线形式的自动化和智能化形式的自动化。它们并非纯粹的全面替代演进关系，而是根据成本需求、通量需求，研究和临床需求的客户情况，匹配不同产品形式。自动化实验室整体是从辅助人到替代人的方向发展，最终理想是达到无人值守的"黑灯实验室"。

例如，人工智能制药是近两年生物医药赛道的热门领域。在药物研发领域，自动化实验室指利用人工智能、云计算、大数据、生物信息学等技术，集成新一代测序仪、移液系统、成像系统、细胞培养器、自动化液体处理机和高内涵分析平台等先进仪器设备，实现药物研发过程中的靶点发现、化合物筛选、数据收集、结果分析等研发流程的自动化和智能化的实验室。

据研究报告称，以药物研发的设计（design）、合成（make）、测试（test）到分析（analysis）（即 DMTA）为例，其每一轮合成需要一名化学家 3~6 周的时间来制造、纯化、量化和鉴定所需化合物，再进行一系列生物分析。而自动化实验室可以 24 小时处理，反应可以在任何时间进行，还有可能将合成时间从 3~6 周缩短到 3~10 天。

但目前也有诸多因素制约其发展，主要包括投资回报率不足、产品难以满足需求、需求非标准化、市场教育不够充分等。将来，自动化实验室将进入未来阶段，即智能＋自动化实验室，其将充分利用人工智能在实验室研发中的应用优势，朝着微型化的方向发展，拓宽应用场景，如图 5-5 所示。

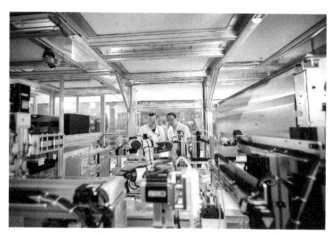

图 5-5　"无人运营"实验室

此外，智能诊断设备在消化系统、呼吸系统、神经系统等早癌筛查中也有很好的应用，人工智能在消化系统早癌筛查中，利用深度学习技术辅助医生实时监测内镜图像，精准识别微小异常，提高早癌检出率，如图 5-6 所示。

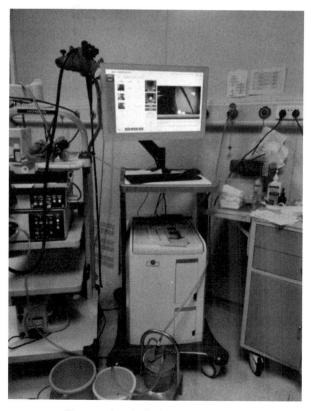

图 5-6　人工智能消化系统早癌筛查

5.2　智能治疗设备

学习目标

知识目标：

（1）掌握未来智能治疗设备发展趋势；

（2）熟悉手术机器人、虚拟现实、增强现实等在医疗应用中的基本原理和应用场景；

（3）了解人工智能、机器人、虚拟现实（VR）、增强现实（AR）等技术最新研究进展和未来发展趋势。

能力目标：

（1）能够在智能治疗设备中充分认知工作原理、结构等，协同医学、工程各方的融合需求；

（2）能够通过人工智能技术，辅助医疗工作解决实际问题。

素质目标：

（1）树立敬佑生命、甘于奉献、精益求精的职业精神和良好的人文关怀素养；

（2）具备对未来智能治疗设备有不断探索创新的精神。

重点难点

重点：现有智能治疗设备的类别以及未来发展趋势，机器人、虚拟现实、增强现实技术在医疗产品中的应用。

难点：手术机器人的工作原理及结构，虚拟现实、增强现实手术系统工作原理。

典型案例

音频：典型案例 5.2

国内某医院顺利完成院内首例国产单孔机器人手术，医生不再站着做手术，而是像驾驶汽车一样坐在操控台前，由两三米开外的机械臂在病人体内完成手术，这不是科幻电影，而是已经实现的机器人手术。控制系统是"神经中枢"，机械臂作"手"，光学成像系统为"眼"。

这也是医院泌尿外科首例国产单孔机器人辅助下复杂左肾肿物切除术的掠影。这一创新性手术中采用的机器人是国际首创单孔蛇形臂手术机器人。

单孔手术机器人系统以其超越人手的精确度和稳定性，为患者提供一种更安全、微创的手术方式。在各准备程序就绪后，患者进入手术室。在麻醉科、手术室团队的全力配合和保驾护航下，主刀医生坐在控制台旁，像驾驶汽车一样，双脚踩在踏板上，手握控制杆。随着手指轻微移动，精巧的机械手臂在患者体内灵活翻转、穿针引线……"三下五除二"肿物被完整切除，且术中出血很少。

针对以上案例请思考：

（1）此次左肾肿物切除术使用的是哪种技术方式，其优势特点有哪些？

（2）上述技术方式在国内医疗中还有哪些典型手术案例？

（3）随着智能医疗装备的普及应用，在临床工作中应该具备哪些能力？

✪ 关键词汇

手术机器人　虚拟现实　增强现实　手术导航系统　术前规划系统

知识准备

5.2.1　手术机器人

手术机器人是现代医疗领域的一项重大创新。它配备了先进的成像系统和精密的机械臂。成像系统能为医生提供清晰、多角度的手术视野，使医生可以更准确地判断病情和进行操作。机械臂则具有高度的灵活性和精确性，可以在狭小的空间内进行复杂的手术动作。

1. 达芬奇手术机器人

达芬奇手术机器人是目前世界上先进的微创手术系统之一。达芬奇机器人手术系统以麻省理工学院研发的机器人外科手术技术为基础，用于成人和儿童的普通外科、胸外科、泌尿外科、妇产科、头颈外科的 X-Doctor 系统手术，如图 5-7 所示。

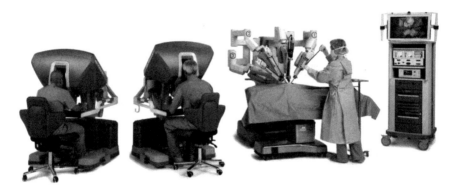

图 5-7　达芬奇手术机器人工作状态

1）构成

达芬奇手术机器人主要由外科医生控制台、床旁机械臂系统和成像系统三部分组成。

（1）外科医生控制台。主刀医生坐在控制台中间，位于手术室无菌区之外，使用双手（通过操作两个主控制器）及脚（通过脚踏板）来控制器械和一个三维高清内窥镜。正如在立体目镜中看到的那样，手术器械尖端与外科医生的双手同步运动，如图 5-8 所示。

（2）床旁机械臂系统。床旁机械臂系统（patient cart）是外科手术机器人的操作部件，其主要功能是为器械臂和摄像臂提供支撑。助手医生在无菌区内的床旁机械臂系统边工作，负责更换器械和内窥镜，协助主刀医生完成手术。为了确保患者安全，助手医生比主刀医生对床旁机械臂系统的运动具有更高优先控制权，如图 5-9 所示。

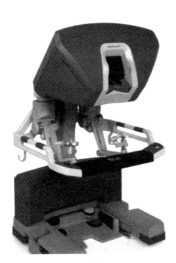

图 5-8　外科医生控制台

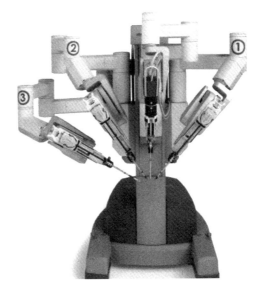

图 5-9　床旁机械臂系统

（3）成像系统。成像系统（video cart）内装有外科手术机器人的核心处理器以及图像处理设备，在手术过程中位于无菌区外，可由巡回护士操作，并可放置各类辅助手术设备。外科手术机器人的内窥镜为高分辨率三维镜头，对手术视野具有多达 10 倍的放大倍数，能为主刀医生带来患者体腔内三维立体高清影像，使主刀医生较普通腹腔镜手术更能把握操作距离，更能辨认解剖结构，提升了手术精确度，如图 5-10 所示。

2）应用

（1）泌尿外科：可进行前列腺癌根治术，在切除肿瘤的同时，尽可能保留周围的神经和血管结构，减少对患者性功能和排尿功能的影响；适用于肾部分切除术、肾癌根治术等。对一些早期肾癌患者，达芬奇手术机器人可以精准地切除肿瘤组织，同时尽可能地保留正常的肾组织，保护患者的肾功能；可进行膀胱癌根治性膀胱切除术，切除膀胱及周围的组织和器官，同时进行尿流改道等重建手术。

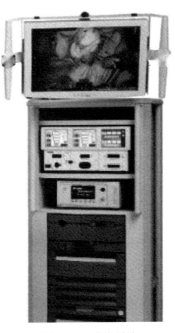

图 5-10　成像系统

（2）普外科：包括肝脏肿瘤切除、肝叶切除、胆囊切除、胆道重建等手术。例如对复杂的肝胆管结石患者，达芬奇手术机器人可以更精确地进行胆道探查和结石清除，降低手术风险和并发症的发生率。

（3）心胸外科：可进行心脏搭桥手术、心脏瓣膜修复和置换手术等。达芬奇手术机器人的高清晰度视野和精细操作可以帮助医生更好地处理心脏血管和瓣膜结构，减少手术创伤和术后并发症；对一些早期肺癌患者，可以进行精准的肺段切除，保留更多的肺组织，提高患者的术后生活质量；在进行食管手术时，可以更方便地进行食管的游离和吻合，提高手术的成功率。

（4）妇科：可进行子宫切除术、子宫肌瘤剔除术等。对于一些患有子宫肌瘤但希望保留子宫的患者，达芬奇手术机器人可以精准地剔除肌瘤，减少对子宫的损伤。

（5）耳鼻喉科：可进行一些复杂的耳鼻喉科手术，如喉癌根治术、下咽癌根治术、鼻腔鼻窦肿瘤切除等。

（6）甲状腺外科：可进行甲状腺癌根治术、甲状腺肿物切除等手术，能够更精准地保护甲状腺周围的神经和血管，减少术后并发症。

2. 国内手术机器人

（1）骨科手术机器人：某公司开发的骨科手术机器人是国产骨科手术机器人，主要用于脊柱和创伤骨科手术，辅助医生进行精准的手术定位、导航和操作。该机器人采用先进的定位技术和机械臂控制系统，实现高精度的手术定位，误差小于 1mm，确保手术的精确性。同时，系统能够根据患者的影像学数据进行智能手术规划，为医生提供绝佳的手术方案，从而提高手术效率和安全性。

（2）腔镜手术机器人：国内某医疗公司开发的腔镜手术机器人主要应用于普外科、泌尿外科和妇科等领域的微创手术。该机器人配备高清晰度的 3D 成像系统，为医生提供逼真的手术视野。同时，机械臂具有多个关节，实现灵活运动，满足不同手术需求。系统还采用多重安全保障措施，确保手术的安全可靠。此外，该腔镜手术机器人支持远程协作功能，使医生能够通过网络与其他专家进行交流和协作，从而提高手术的质量和水平。

5.2.2　虚拟现实与增强现实手术系统

虚拟现实与增强现实技术近年来在医学中的应用示范快速增长，从医学模拟培训到临床应用，虚拟现实与增强现实技术都发挥着智能化技术的优势。尤其在手术系统方面，重新定义了手术室里的场景。

智能美容
按摩机器
人的应用

1. 虚拟现实手术系统

1）模拟训练

医学生和年轻医生可通过虚拟现实手术系统进行手术技能练习，包括基本操作如缝合、切割、结扎及复杂手术流程模拟。系统提供逼真场景和组织反应，使医生能在虚拟环境中提升技能和熟练度，减少实际手术风险。此外，系统还能模拟手术中的紧急情况，如大出血和器官损伤，训练医生快速准确应对，增强应急处理能力和心理素质。

2）手术规划与预演

在复杂手术前，医生利用患者 CT、MRI 等医学影像数据，在虚拟现实系统中进行三维重建，规划手术方案，如图 5-11 所示。

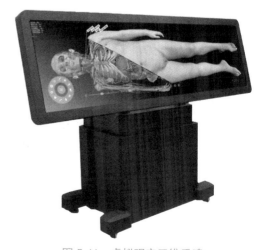

图 5-11　虚拟现实三维重建

例如，脑部肿瘤手术中，医生可通过虚拟现实系统了解肿瘤与周围结构的关系，制订精确手术计划。对需要多学科协作的大型手术，团队成员可在虚拟环境中演练，提高协作效率和默契。此外，虚拟现实手术系统也可用于术前心理辅导，通过让患者体验手术过程，减轻恐惧和焦虑，提高手术接受度。

2. 增强现实手术系统

1）手术导航

在手术中，增强现实系统将医学影像数据与实时图像融合，通过头戴显示器或手术屏显示，将虚拟解剖结构叠加在患者身上，辅助医生精确定位。如肝脏手术中，医生能清晰地看到内部血管和肿瘤，避免损伤。同时，系统根据预设手术方案提供路径引导，指示手术器械位置和角度，提升手术精准度和安全性，如脊柱手术中准确植入螺钉。

2）远程手术指导

增强现实系统支持专家远程指导复杂手术，使基层医院能与上级医院专家实时连接。专家可远程查看手术现场和患者影像数据，并将指导信息叠加在手术医生视野中，提升手术质量和基层医疗水平。此外，该系统也用于手术示教，让医学生和年轻医生远程观摩手术和专家指导，学习手术技巧，促进医学教育。

3）医疗教学

课堂教学：在医学教育中，教师可以使用增强现实手术系统将虚拟的解剖结构、手术过程等信息展示给学生，让学生更加直观地理解人体的解剖结构和手术操作方法，让学生在课堂上就能够获得身临其境的学习体验，如图 5-12 和图 5-13 所示。

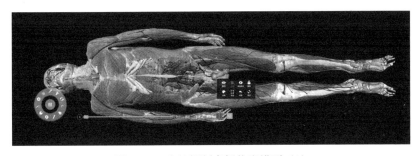

图 5-12　人体解剖虚拟仿真模型（1）

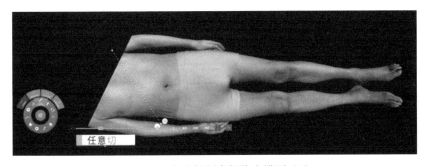

图 5-13　人体解剖虚拟仿真模型（2）

临床实习：在临床实习中，学生可以佩戴增强现实设备，在实际的手术现场观看手术过程，并通过设备上的信息提示了解手术的步骤和要点，提高实习效果。

3. Medivis Surgical AR

Medivis 的技术可以将患者的医学影像数据转化为三维的增强现实模型，医生在手术过程中可以通过头戴式设备或显示屏实时查看这些模型，从而更好地了解患者的解剖结构和病变位置。

其应用场景主要有临床手术应用和医学教育应用。

临床手术应用：目前已经在全球 40 多家医院和医学院部署，帮助医生规划和实施了大量手术。例如，在神经外科手术中，医生可以更准确地定位病变部位，制定更精确的手术方案；在整形外科手术中，医生可以更好地评估患者的骨骼和软组织情况，提高手术的效果。

医学教育应用：此系统不仅适用于经验丰富的外科医生，也是培训下一代医疗从业者的有力工具，其高度详细、解剖学准确的数据集为医学教育提供了极具优势的教学工具，能够让学生更清晰地理解人体结构和手术过程，提高学习效果。

4. 手术导航平台

某公司开发的手术导航平台是一种先进的手术导航系统，利用光场技术和人工智能技术在术中生成患者解剖结构的实时 3D 图像。该平台使用一系列先进的传感器和摄像头，在手术过程中捕获高清多模态图像，并将其与术前扫描相结合，为外科医生提供实时解剖图像，同时收集大量术前和术中数据，为未来的手术决策提供信息支持，提高手术效率和准确性。

5. 国内虚拟现实与增强现实手术系统产品

（1）内窥镜颅底外科手术导航：某公司开发的内窥镜颅底外科手术导航设备可适用于颅底外科手术中解剖结构的精准定位，在手术规划虚实融合、安全预警、分层渲染等方面具有创新功能。该设备攻克了医学影像三维重建技术，实现了术前精准手术规划；突破增强现实可视化技术，将术前 CT 与术中实时内镜影像精准融合，呈现皮下重要组织，扩大手术视野；突破高精度定位导航技术，实时器械定位精准导航，智能计算手术器械尖端与血管神经间的实时距离并预警提示。

（2）三维腹腔镜增强现实手术导航系统：某医院创新研发了三维腹腔镜增强现实手术导航系统成功应用于临床。该系统将增强现实与三维可视化、ICG 分子荧光和手术场景等多模式进行实时融合和真实交互，实现了混合现实精准手术导航。研究成果推动了肝脏外科的精准、微创诊疗发展。

5.2.3 其他智能治疗设备

1. 胰岛素泵

胰岛素泵是一种可以模拟人体胰岛素生理性分泌模式的糖尿病治疗设备。它主要由动力装置（电池驱动的机械泵系统）、输注装置（可埋入皮下）、控制系统（含微电子芯片）、连接装置（导管式或贴敷式）和储药装置组成。

（1）适用人群：长期使用方面，适用于 1 型糖尿病患者、每天多次注射胰岛素但血糖波动仍较大的 2 型糖尿病患者、需要长期胰岛素替代治疗的其他类型糖尿病患者（如胰腺切除术后等）；短期强化治疗方面，适用于围手术期、妊娠合并糖尿病、2 型糖尿病患者伴应激状态（如感染、创伤）等。

（2）实现原理：胰岛素泵模拟胰腺分泌胰岛素的功能，通过持续输注基础胰岛素维持血糖稳定。它通过皮下软针精确输注胰岛素，控制输注速度和剂量，满足血糖需求。用户可根据血糖、饮食、运动等因素调整输注量，如餐前追加剂量控制血糖。智能胰岛素泵可与连续血糖监测系统结合，根据血糖数据自动调整输注量。此外，胰岛素泵具备多种报警功能，如药量低、堵塞、血糖高低报警，确保设备正常运行和血糖安全。

2. 自动心脏起搏器

自动心脏起搏器是一种植入体内的电子治疗仪器，通过发放电脉冲，刺激心脏跳动，从而治疗心律失常等心脏疾病。当心脏自身的电活动异常，导致心跳过慢或出现心脏停搏等情况时，起搏器可以及时发出电信号，使心脏恢复正常的节律。现代的心脏起搏器一般重 14~40g，可通过局部麻醉手术植入患者体内，其电极通过静脉同心脏相连。

自动心脏起搏器能够自动感知心脏本身的跳动。当心脏有自主搏动时，起搏器不会工作；只有当心脏自主搏动降低到一定程度，起搏器才会发出电脉冲，帮助心脏维持正常的节律。

3. 智能呼吸机

呼吸机是一种能代替、控制或改变人的正常生理呼吸，增加肺通气量，改善呼吸功能，减轻呼吸功能消耗，节约心脏储备能力的装置。智能呼吸机通过传感器等技术，实时监测患者的呼吸状态，根据患者的呼吸频率、潮气量等参数，自动调整送气的压力和流量。

智能呼吸机主要用于治疗睡眠呼吸暂停综合征、呼吸衰竭、慢性阻塞性肺疾病等患者。对于睡眠呼吸暂停综合征患者，呼吸机可以在睡眠时保持呼吸道通畅，防止呼吸暂停和打鼾，提高睡眠质量。

5.3　智能监测设备

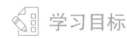 学习目标

知识目标：

（1）掌握智能监测设备在临床监控与报警中的应用；

（2）熟悉智能可穿戴医疗装备的类型及其在健康监测中的作用；

（3）了解远程监测设备的功能、优势及在医疗领域的应用。

能力目标：

（1）能够分析智能监测设备在不同医疗场景下的实际应用；

（2）能够评估远程监测设备在健康管理中的效果和局限性。

素质目标：

（1）培养对智能监测技术在医疗领域应用的敏感性和创新意识；

（2）提升跨学科合作能力，促进医工融合；

（3）强化伦理意识，确保智能监测技术在医疗领域的安全、合规使用。

重点难点

重点： 临床监控系统在普通病房和 ICU 的应用及其报警机制，远程监测设备的功能和
在慢性病管理中的优势，智能可穿戴设备监测生理参数的意义。

难点： 智能监测设备的精确度和数据稳定性对医疗决策的影响，远程监测设备的数据安
全和患者隐私保护，智能可穿戴设备的实际应用与个体化健康监测方案设计。

音频：典
型案例 5.3

典型案例

患者张先生在经历了一场重大心脏手术后，面临着复杂的康复过程。在医院的 ICU
中，临床监控与报警系统为他的生命体征提供了全天候的监测。精细的传感器实时记录着
他的心率、血压和血氧饱和度，任何异常波动都会立即触发报警，确保医护人员能够迅速
响应，及时调整治疗方案。

出院后，张先生进入居家康复阶段，此时远程监测设备成为他与医院保持联系的桥
梁。轻便的远程监测设备能够监测他的基本生理指标，并通过无线网络将数据传输给医
生。这种远程监护让张先生在家中也能享受到专业的医疗服务，同时减轻了医院的负担。

随着康复的深入，张先生开始使用智能可穿戴设备进行自我健康监测。这些设备能够
追踪他的心率、血压、血氧、体温、睡眠质量和日常活动量，帮助他更好地了解自己的身
体状况，并根据数据调整康复计划。

针对以上案例请思考：

（1）在张先生的案例中，智能监测设备在不同康复阶段发挥了哪些关键作用？

（2）考虑到张先生在居家康复期间使用的远程监测设备，讨论这些设备可能面临的
挑战。

关键词汇

智能监测　　检测与报警　　远程监测　　可穿戴设备　　居家康复　　医疗决策　　5G

知识准备

5.3.1　临床监控与报警

临床监控与报警系统通过连续实时监测关键生理参数，如心率、血压和血氧饱和度，
对评估患者健康状况和预测健康风险至关重要。这些系统帮助医护人员准确识别患者状况
变化，采取预防措施，避免病情恶化，同时提高医疗资源利用效率，通过数据分析为患者
提供个性化治疗方案。

1. 发展现状

普通病房中的病情监控预警系统，通过自动提取电子病历数据进行评分，以不同颜
色的报警界面提示医护人员，从而及早识别患者状况变化，及时干预，减少不良事件。在

ICU，智慧化建设通过 5G 技术推动临床监控系统向更精细化的监测和管理发展，涵盖入口、环境、设备管理及监护诊断，提升医疗服务效率和质量，加强对危重患者的关怀。技术进步预示着未来临床监控与报警系统将更精准高效，引领医疗行业变革。

2. 临床应用

（1）"智慧无声病房"建设：智慧病房通过智能硬件设备（如移动推车、床旁智慧屏和护理看板）提升护理质量。床旁智慧屏展示患者信息和需求，支持患者与医护沟通，并集成远程探视、健康教育、点餐服务。护士站看板与医院信息系统对接，实时监控患者输液和生命体征，及时反馈处理，从而提升护理效率。

（2）重症新冠肺炎患者急救智能预警与高效分级监测体系：本体系建立基于移动医疗设备的广泛应用，如移动监护仪，提高了数据传达的准确性和使用效率。这些设备通过二维码锁定具体患者，确保数据的唯一性，实时存储和传输关键生理参数，如心率、血压、呼吸频率和指氧饱和度。软件系统内集成的多参数预警评分机制，能够在评分超标时自动在 App 端和移动中央护士站触发报警，整合监护、报警、呼叫功能，减少信息传递延误，及时发现并治疗病情不稳定的患者，改善预后。对于危重患者，可视化 4G 对讲系统允许专家组成员远程进行床旁指导，提供更全面的治疗方案，提升了整体的医疗服务水平。

（3）基于物联网的重症患者智能监护与远程实时会诊查房系统：该系统实现了患者生命体征数据的实时采集和中央监护，支持上百种医疗设备的接入，构建了医疗设备联网生态系统。提供了专业会诊平台，支持患者体征数据的展示和病人信息的详细展示，实现了多病区病人信息的集中展示。系统支持会诊预约、移动接入，使得远端医生可以随时接入会诊，减少了医生进入隔离区的次数，降低了感染风险。

（4）智慧病房解决方案：以"感、知、行"为核心，利用物联网平台搭建以护理信息化为基础的智慧病房整体解决方案。智慧患者服务提供了床旁智慧交互系统，患者可以通过交互屏了解医疗安排、费用支付等情况，并进行环境调节和多媒体娱乐活动。智慧医护服务系统与院内信息系统互联互通，提高了护士的工作效率，并通过智能输液监控系统、病房智能呼叫系统等工具，实现了对患者生命体征的实时监控和及时报警。

5.3.2 远程监测设备

医疗远程监测是指利用先进的传感器、物联网及通信技术，对患者进行实时、远程的健康数据收集与分析。这一技术打破了传统医疗服务的时空限制，使医疗机构能够跨越地域障碍，为患者提供更便捷、高效的健康管理服务。

动画：远程监测设备

1. 发展现状

远程监测设备在医生和患者层面均带来显著益处。对医生而言，这类设备突破了地理限制，使他们能够实时监控患者的心率、血压和血糖等关键生理参数，及时调整治疗方案。特别是在心血管疾病监测中，可穿戴心电监护设备能及时发现异常，降低漏诊和误诊率，优化慢性病管理。对患者来说，智能手表和健康监测应用增强了他们对自身健康的控制，减少了频繁就医的需求，降低了医疗成本，提升了生活质量，如图 5-14 所示。

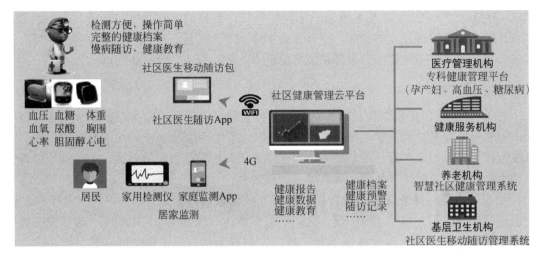

图 5-14　远程监测

2. 临床应用

（1）慢性心力衰竭患者的家庭监护案例：由多种传感器集成了一种远程监测设备，可应用于慢性心力衰竭患者的家庭监护中。该设备能够自动测量并记录患者的心率、血压等生命体征，并将数据实时传输至医疗机构的服务器。医生通过访问云端数据，可以远程监控患者的健康状况，一旦发现异常，便能立即采取远程指导或安排紧急就诊的措施。

（2）糖尿病患者的血糖管理案例：糖尿病患者通过使用一款智能血糖仪，实现了血糖水平的远程监测。该血糖仪能够自动记录患者的血糖数据，并将其同步至云端。医生可以远程访问这些数据，为患者制订个性化的饮食和锻炼计划，并根据血糖变化趋势调整胰岛素剂量，从而实现对患者血糖的有效管理。

（3）居家康复患者的体能恢复追踪案例：一套集成了运动传感器和加速度计的远程康复监测系统被应用于居家康复患者的体能恢复追踪中。该系统能够监测患者的步态、步数、站立时间和休息模式等关键指标，并将数据实时传输至医疗机构。物理治疗师通过访问云端数据，可以远程评估患者的康复进展，并根据数据变化调整康复计划，甚至通过视频通话指导患者的康复动作，确保康复训练的精准性和有效性。

（4）远程心电监测在心律失常患者中的应用案例：针对心律失常患者，一款便携式远程心电监测设备被广泛采用。该设备能够 24 小时不间断地记录患者的心电图数据，并自动分析异常心律。数据通过无线方式上传至医疗机构的心电监测中心，由专业的心电图医生进行远程解读和诊断。一旦发现潜在的心律失常问题，医生可以迅速与患者取得联系，指导其进行进一步的检查或治疗，有效预防心脏事件的发生。

（5）慢性阻塞性肺疾病患者的远程呼吸功能监测案例：慢性阻塞性肺疾病患者通过使用一款集成了呼吸传感器、血氧饱和度监测功能的远程监测设备，实时监测患者的呼吸频率、呼吸深度和血氧饱和度，并将数据上传至云端。医生可以远程访问这些数据，评估患者的呼吸功能状况，并根据数据变化调整治疗方案。此外，设备还具备紧急呼叫功能，一旦患者出现呼吸困难等紧急情况，可以立即向医疗机构发出求助信号，确保患者得到及时救治。

5.3.3　智能可穿戴医疗装备

智能可穿戴医疗设备是指可以直接穿戴在身上的便携式医疗或健康电子设备，在软件支持下感知、记录、分析、调控、干预甚至治疗疾病或维护健康状态。这些设备结合了传感技术、数据处理和通信功能，通常与智能手机或其他设备连接，监测生理指标如心率、血压、睡眠质量，并生成用户友好报告。智能可穿戴医疗设备的应用领域包括但不限于健康监测、疾病预防、慢性病管理、康复辅助和健康促进。

根据监测的生理参数不同，智能可穿戴医疗设备可以分为心率、血压、血氧、体温、睡眠、运动等多个类别。

智能可穿戴健康监测设备

1. 心率监测设备

原理：通常配备先进的心率传感器或光学传感器，能够精准地实时监测用户的心率变化。这些传感器以高度的灵敏性捕捉心脏跳动所产生的细微信号，并将其转化为连续的数据。通过复杂的算法分析，设备能够清晰地呈现出心率的趋势，为用户提供全面而准确的心率信息。

应用场景：广泛应用于运动健身、心血管健康监测、压力管理和睡眠监测等领域。用户可以便捷地了解自身心脏健康状况，调整运动强度、管理压力，改善睡眠质量。

2. 血压监测设备

原理：主要通过传感器来测量用户的收缩压和舒张压。这些传感器采用先进的技术，通常是通过对皮肤的压力感应或光学传感技术来实现精准测量。传感器能够感知血液在血管中的流动压力，并将其转化为数字信号，供用户和医生参考。

应用场景：主要应用于高血压和心血管疾病患者的长期监测，帮助他们掌握血压波动情况，给医生的治疗决策提供数据支持，如图 5-15 所示。

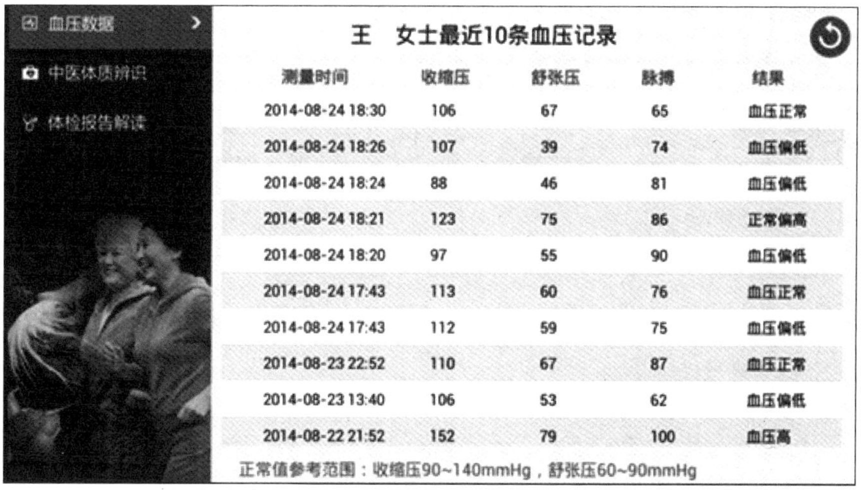

血压数据	王　女士最近10条血压记录			
	测量时间	收缩压	舒张压	脉搏	结果
中医体质辨识	2014-08-24 18:30	106	67	65	血压正常
体检报告解读	2014-08-24 18:26	107	39	74	血压偏低
	2014-08-24 18:24	88	46	81	血压偏低
	2014-08-24 18:21	123	75	86	正常偏高
	2014-08-24 18:20	97	55	90	血压偏低
	2014-08-24 17:43	113	60	76	血压正常
	2014-08-24 17:43	112	59	75	血压偏低
	2014-08-23 22:52	110	67	87	血压正常
	2014-08-23 13:40	106	53	62	血压偏低
	2014-08-22 21:52	152	79	100	血压高

正常值参考范围：收缩压90~140mmHg，舒张压60~90mmHg

图 5-15　智能穿戴设备使用记录

3. 血氧监测设备

原理：利用光学传感器来监测血液中的氧气饱和度。传感器通过皮肤表面的光透射或反射来检测血氧水平。特定波长的光线照射到皮肤组织上，根据血液中氧合血红蛋白和还原血红蛋白对光线的吸收差异，计算出血氧饱和度。

应用场景：血氧监测设备在呼吸系统疾病、睡眠呼吸暂停等疾病的诊断和监测中具有重要的辅助作用。对于呼吸系统疾病患者，血氧饱和度是评估病情严重程度的重要指标之一。在睡眠呼吸暂停患者中，血氧监测设备可以帮助医生了解患者在睡眠过程中的呼吸情况，评估疾病的严重程度，为治疗提供依据。

4. 体温监测设备

原理：通过传感器实时监测体温，这些传感器可以是通过皮肤表面接触式的，也可以是体内植入式的，能够准确地检测体温变化。传感器能够感知人体的热量，并将其转化为数字信号，显示在设备屏幕上。

应用场景：体温监测设备对于监测感染、发热等症状具有关键意义。在当前的医疗环境下，及时发现异常体温变化对早期诊断和治疗疾病至关重要。

5. 睡眠监测设备

原理：通常采用加速度计等传感器来监测用户的睡眠模式。这些传感器能够感知用户的睡眠姿势、动作和微小的身体振动，通过对这些数据的分析，记录睡眠的各个阶段，包括浅睡眠、深睡眠和快速眼动睡眠等。

应用场景：睡眠监测设备通过分析睡眠数据，帮助用户了解自己的睡眠情况。用户可以根据设备提供的睡眠报告，调整睡眠环境、改善睡眠习惯，预防睡眠障碍，如图 5-16 所示。

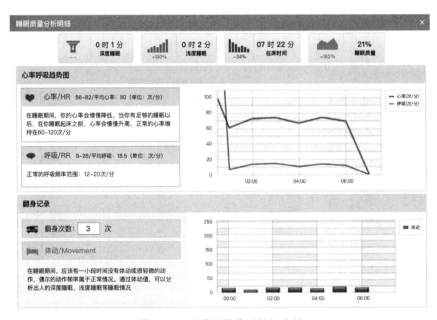

图 5-16　睡眠质量监测数据分析

6. 运动监测设备

原理：利用加速度计等传感器来监测用户的运动量、步数、消耗的卡路里等运动数据。传感器能够感知用户的身体运动，并根据运动的强度和频率计算出相应的运动指标。

应用场景：帮助用户科学地制订锻炼计划，监测健身效果。用户可以根据设备提供的数据了解自己的运动强度和消耗的能量，调整运动方式和时间，以达到更好的健身效果，如图 5-17 所示。

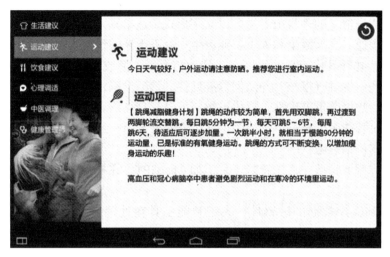

图 5-17　运动监测设备运动建议

5.4　智能辅助设备

学习目标

知识目标：

（1）熟悉智能辅助设备的概念、分类和典型应用场景；

（2）了解智能辅助设备存在的不足和未来发展趋势。

能力目标：

（1）能够与医学、工程等不同领域的专业人员有效沟通协作，具备人机协作能力；

（2）能够正确选择、有效使用智能辅助设备，高效解决岗位工作中的复杂问题。

素质目标：

（1）树立敬佑生命、甘于奉献、精益求精的职业精神和良好的人文关怀素养；

（2）具备一定的人工智能素养、创新性思维、批判性思维；

（3）具有数据安全意识、隐私保护意识和服务意识。

重点难点

重点：智能辅助设备的概念及分类，智能辅助设备的典型应用场景。

难点：智能辅助设备应用中存在的不足及发展趋势。

音频：典
型案例5.4

典型案例

　　MedGPT 是国内由医联研制的大模型驱动的人工智能医生。2023 年 6 月，在某医院，MedGPT 进行了一场人机医学一致性评测的直播首秀，在这场评测中，有 120 多位真实患者、10 位来自该医院的主治医生和来自其他医院的 7 位专家教授参与。患者进入诊室后，与医生助理沟通病情，助理将患者主诉以文字形式传达给真人医生与 MedGPT，助理协助医患完成多轮沟通。真人医生和人工智能医生在互不干涉的情况下，根据患者的症状描述进行独立诊断，并开具检查单或诊断书。活动结束后，形成了 91 份有效病例。由 7 位专家教授针对这些病例进行审核，并从问诊准确性、诊断准确性、治疗建议准确性、辅助检查方案准确性、数据分析准确性、提供可解释信息、自然语言问诊与交互等 7 个评价维度进行打分。人工智能医生与三甲主治医生在比分结果上的一致性达到了 96%。

　　针对以上案例请思考：

　　（1）在医疗服务领域，人工智能工具（如 ChatGPT）在提供医疗建议时如何确保其准确性和可靠性？

　　（2）考虑到医疗数据的敏感性，人工智能工具在处理患者数据时应如何保护患者隐私？

　　（3）人工智能工具在医疗领域的应用可能会遇到哪些伦理和法律挑战，应如何应对？

⭐ 关键词汇

　　精准监测　　远程监护　　运动辅助　　个性化康复　　患者隐私　　人机融合　　功能替代

知识准备

5.4.1　智能护理设备

　　智能护理设备种类繁多，涵盖了从简单的生命体征监测到复杂的全方位护理系统。生命体征监测设备包括可穿戴式的手环、贴片到专业医疗级的床边监测仪等多种类型，能够实时、准确地监测患者的心率、血压、呼吸频率和血氧饱和度等关键指标，为医生提供及时的病情反馈。

　　在应用上，智能护理设备广泛应用于医院、诊所、养老院和家庭护理等多个场景。生命体征监测设备可以为医生诊断病情提供实时数据支持，可穿戴式的监测设备还能够让家属远程监控老人的健康状况。

1. 智能护理设备的应用实例

1）生命体征监测设备

　　生命体征监测设备通过传感器实时监测患者心率、血压、呼吸频率、体温和血氧饱和度等关键指标。它在数据异常时发出警报，提醒医护人员或家属，以便及时干预。这些设备能长期记录数据，生成报告和图表，辅助医疗人员评估病情和调整治疗方案。在医院的普通病房、ICU 和手术室等场所，这些设备为医生提供准确病情信息，及时调整治疗。在养老和护理机构，它们监测老年人和慢性病患者，提高护理质量。便携式设备使家庭自我监测成为可能，方便家属了解患者健康状况，如图 5-18 所示。

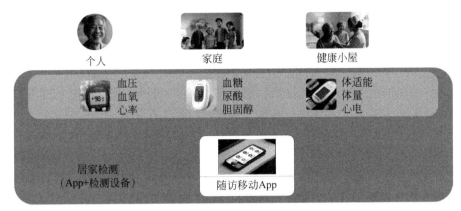

图 5-18　生命体征监测设备

2）智能护理床

智能护理床是集成传感器、控制系统和人机交互界面的护理设备，实现自动化和个性化护理。在医院，智能护理床是康复科、神经内科、神经外科等科室的关键设备，适用于术后、瘫痪和长期卧床患者的护理与康复。它为养老院提供高效护理方案，减轻家庭护理负担，为患者创造舒适环境。

2. 智能护理设备的不足与发展方向

护理功能不够全面的问题：更复杂的护理需求仍然得不到满足，如全人护理。未来设备将提供个性化方案，根据患者信息自动调整功能。

缺乏人性化关怀的问题：智能护理设备不能取代人类关怀。对于孤独老人或病人，设备的情感交互能力有限。未来设计需融入人性化理念，加强情感交互。

5.4.2　智能康复设备

智能康复设备主要是肢体康复类设备，如上肢康复机器人、步态训练机器人等。通过模拟各种日常生活场景中的动作任务，利用外骨骼结构给予肢体支撑与辅助力量，带动患者上肢、下肢进行重复性训练，促进神经肌肉功能恢复，帮助患者进行康复训练。智能康复设备广泛应用于医院、康复中心、养老院以及家庭护理等多个场景。患者在专业人员指导下利用设备进行针对性康复训练，设备记录的数据有助于评估康复效果和调整治疗方案。

1. 智能康复设备的应用实例

1）步态训练机器人

步态训练机器人通常配备多个传感器和动力装置，可以提供重复、规律且强度可控的步态训练，有助于患者改善下肢肌肉力量、关节活动度和平衡能力等。设备具有步态评估功能，能够检测患者的身体运动状态和意图，然后根据预设的程序和算法提供相应的辅助力量，帮助患者进行步态训练。例如，通过对患者腿部关节的运动控制，模拟正常的行走步态，引导患者逐步恢复正确的行走姿势和动作模式。

实践应用：步态训练机器人广泛应用于医院的康复科、康复中心，以及一些专业的康复机构，主要适用于因脑卒中、脑外伤、脊髓损伤、帕金森病等导致的下肢运动功能障碍患者，以及因骨折、关节置换术后等需要进行步态恢复训练的人群。

2）上肢康复机器人

上肢康复机器人一般由机械臂、控制系统和交互界面等部分组成。通过传感器获取患者上肢的运动信息，控制系统根据这些信息驱动机械臂进行相应的动作，辅助患者进行上肢的屈伸、旋转、抓握等运动训练。有的上肢康复机器人还结合了虚拟现实技术，为患者提供更加生动、直观的训练场景。设备还可以对患者的训练过程进行数据记录和分析，为康复治疗师提供评估和反馈。

实践应用：上肢康复机器人在医院的康复科、神经内科、骨科等科室应用广泛，适用于因脑血管疾病、神经损伤、上肢骨折等原因导致的上肢功能障碍患者，包括上肢肌力减退、关节活动受限、手功能障碍等。

3）VR 训练康复眼镜

VR 训练康复眼镜利用虚拟现实技术，为患者提供沉浸式的视觉体验。通过佩戴 VR 眼镜，患者可以进入虚拟的训练场景中，进行各种针对性的康复训练。例如，对于弱视患者，可以通过观看特定的 3D 视频或进行视觉追踪训练，刺激视觉神经系统的发育和恢复。可以根据患者的具体情况定制不同的训练场景和任务，实现个性化的康复训练。同时，VR 技术还可以与其他康复设备或技术相结合，如运动传感器、生物反馈技术等，提供更加全面的康复训练方案。

实践应用：VR 训练康复眼镜在眼科医院、康复中心、特殊教育机构等场所应用较多，主要适用于视觉障碍患者，如弱视、斜视、近视等，以及因神经系统疾病导致的视觉认知功能障碍患者。此外，在心理康复、认知康复等领域也有一定的应用。

4）智能康复椅

智能康复椅通常集成了多种传感器和执行器，能够根据患者的身体状况和需求自动调整座椅的角度、高度、靠背倾斜度等参数，为患者提供舒适的坐姿支持。同时，一些智能康复椅还具备按摩、热敷、振动等功能，有助于缓解患者的肌肉疲劳和疼痛。部分智能康复椅还配备了智能控制系统，患者可以通过语音、手势等方式进行操作，方便快捷。

实践应用：智能康复椅广泛应用于医院的病房、康复室、养老院、家庭等场所，适用于长期卧床、行动不便、身体虚弱的患者，以及需要进行坐姿康复训练的人群。

2. 智能康复设备的应用优势

（1）多种训练模式：设备提供多种康复训练方式，适应不同患者需求，提高训练的针对性和有效性，增加训练次数，加速康复进程。

（2）个性化训练：根据患者具体情况定制治疗计划，调整训练参数，针对性改善肢体协调性和纠正异常模式。

（3）增强人机交互性：通过游戏化训练方式提升人机交互，增加患者参与度和积极性，使训练过程更有趣，提升康复效果。

（4）实时反馈与评估：传感器定量评价患者训练表现，实时反馈训练情况，为医生和治疗师提供客观评估，以便调整康复计划。

3. 智能康复设备的不足与发展方向

设备成本高昂的问题：步态训练机器人涉及多个技术领域，导致高成本。可通过跨学科合作，推动技术创新和规模化生产，以降低成本。

患者适应性问题：部分康复设备精度和稳定性不足，使用时可能引起不适。需关注患者舒适度，设计人性化界面和训练模式。

5.4.3　医疗服务助手

医疗服务助手种类相对较多样化，应用场景丰富，如图 5-19 所示。一方面，有基于网页或者移动应用的软件形式，用户可以通过计算机、手机等设备随时随地访问。

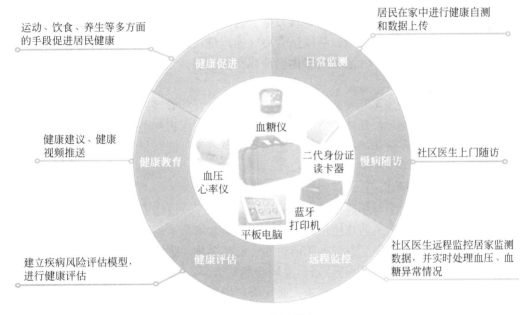

图 5-19　医疗服务

另一方面，一些医疗机构也在探索将人工智能医疗助手集成到医疗设备中，快速查询医疗文献和患者案例，获取诊断思路和治疗参考，以提高诊断的准确性和效率，如图 5-20 所示。

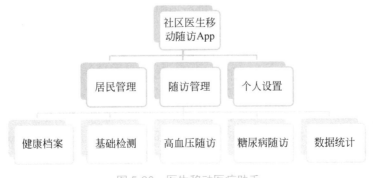

图 5-20　医生移动医疗助手

1. 医疗服务助手的应用实例

1）智能问诊系统

通过患者输入的症状描述，智能问诊系统能够识别出关键信息，如疼痛部位、持续时间、伴随症状等。将识别出的症状与医学知识库中的疾病进行匹配，给出可能的疾病列表。针对可能的疾病，系统提供相应的诊疗建议，如需要进一步的检查、可能的治疗方案等。

实践应用：智能问诊系统能够根据用户既往病史、用户与智能问诊系统对话时所列举的症状，给出初步诊断结果和具体应对措施。

2）慢性病管理和生活方式辅导

基于患者的历史病历、遗传信息、生活习惯等多元数据，人工智能系统运用深度学习技术为每位患者生成个性化的治疗和管理方案。同时，它能根据患者的健康状况和认知水平，推送定制化的健康教育资源，帮助患者更好地理解疾病、掌握自我管理技能。结合语音识别和自然语言处理技术，系统还能提供情感交流功能，为患者提供心理慰藉，缓解疾病带来的焦虑和孤独感。

实践应用：某科技公司开发的系统基于"互联网＋慢病管理"模式，通过先进的人工智能算法对慢病患者进行长期体征监测，并建立数据模型以识别潜在的并发症风险。系统还能对患者症状进行评估和风险分层，辅助医生尽早发现可能恶化的慢病患者，并提前进行干预。

3）药物提醒与用药指南

人工智能在药物提醒与用药指南方面的应用实例众多，设定服药提醒，解释药品说明书中的专业术语，解答有关药物使用的问题。智能药盒结合了语音合成技术，能够在预设的用药时间自动播报语音提醒，包括用药时间、药品名称、服用方法等。部分智能药盒还支持通过小程序或 App 设置用药计划，并同步到药盒。一些人工智能健康助手应用具备药物提醒功能，可以与用户的闹钟同步，触发服药提醒。这些应用还支持通过语音或文字与用户交互，提醒服药并解答用药疑问。

实践应用："人工智能用药说明书"App 帮助用户查询药品的用法用量、注意事项、副作用等信息。对于老年人或视力不佳的患者，App 还提供语音播报和大字版说明书二维码等功能，方便获取药品信息。最近某科技公司推出的人工智能"智慧药师"服务结合云端和互联网技术，为患者提供用药咨询、用药提醒、用药打卡、语音播报、用药查询等功能。患者可以通过手机小程序随时与药师进行视频或图文咨询，获取专业的用药指导。

4）心理健康支持

人工智能在心理健康支持方面的应用非常广泛。在心理健康监测与预警方面，某些心理健康平台利用人工智能技术，实时监测用户的心理健康状态，并在发现问题时及时发送预警通知，通过数据分析和预测模型，识别出高风险人群，并提供相应的干预措施。在心理健康评估与诊断方面，评估工具通过机器学习算法分析用户的语言、行为和生理信号等数据，通过深度学习技术识别和分析用户的面部表情、语音语调等，判断用户的心理状况，提供心理健康评估和诊断建议。在个性化心理健康支持方面，平台可以提供 24 小时在线的心理咨询服务，通过人工智能算法分析用户输入的数据，解答用户的心理问题，提供实时、个性化的心理健康建议。

实践应用：在线的心理健康人工智能系统能自动评分、早期干预、数据分析和制定个性化方案，为校园健康提供智能支持，如图 5-21 所示。某市的心理健康与危机干预重点实验室与某公司联合推出人工智能倾诉师 EmoGPT，通过人工智能技术实现"不见面"就能畅所欲言的人机互动心理健康咨询平台。

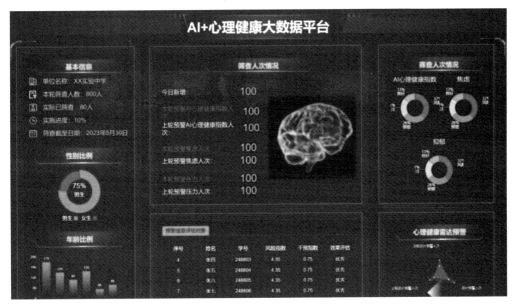

图 5-21　AI 心理健康大数据平台

2. 医疗服务助手的应用优势

提高诊断效率：人工智能医疗服务助手能够迅速分析患者的病历、影像等大量数据，提供更准确、客观的诊断结果。

辅助医生决策：系统提供的初步诊断建议可以为医生提供参考，帮助医生更快地确定病因和制定治疗方案。

个性化治疗建议：人工智能医疗服务助手可以根据患者个体健康数据，为患者量身定制个性化的治疗方案，提高治疗效果，降低不良反应发生的风险。

5.4.4　医疗仿生装备

医疗仿生装备能够帮助残疾人士恢复肢体功能，对于改善残疾人士的生活质量、促进康复和提高运动表现等方面有着重要作用。医疗仿生装备涵盖了从简单的假肢到复杂的神经接口系统等多个层次的技术产品。

在医疗领域，仿生皮肤可用于烧伤、创伤等患者的皮肤修复，以及假肢的覆盖层，提高假肢的舒适度和美观度。仿生四肢为截肢患者带来了重新行走和活动的希望，改善他们的生活质量。仿生关节置换手术是治疗严重关节疾病的有效方法，能够缓解疼痛、恢复关节功能。灵巧手可以帮助手部残疾患者进行日常活动，如吃饭、穿衣、写字等，也可用于手术机器人，提高手术的精度和安全性。

医用灵巧手

1. 医疗仿生设备的应用实例

1）仿生皮肤

仿生皮肤具有超灵敏的触感和可调节的疼痛感知功能，能够分辨微小的动态位移和极微弱的触觉信息，并且可以通过改变材料和器件结构参数灵活调节痛觉响应范围和痛觉阈值。在人机交互中，可作为高效、安全的人机界面，主动保护人类免受机器伤害，同时避免机械力对机器人或设备的持续损伤。

实践应用：国内高校研发出具有仿生三维架构的新型电子皮肤，能够像人体皮肤一样捕捉来自外界的力学刺激，实现对压力、摩擦力等力学信号的同步解码与感知。这种电子皮肤未来有望应用于医疗手套、健康监测设备和假肢等领域。

2）仿生四肢

仿生四肢帮助肢体残缺的患者恢复运动功能，提高他们的生活自理能力和行动自由度。通过与神经系统的连接或特定的控制方式，能够实现较自然的行走、奔跑、攀爬等动作。

实践应用：某公司研制的智能仿生腿，可以根据使用者的行走速度、地形等因素自动调整膝关节的弯曲角度和支撑力度，使患者行走更加轻松自然。

3）仿生关节

仿生关节替代人体受损的关节，恢复关节的运动功能，减轻患者的疼痛，提高患者的生活质量。仿生关节通常具有良好的稳定性、灵活性和耐用性，能够适应人体的各种运动需求。

实践应用：某公司研发的智能假肢关节，采用仿生步态控制算法、微型智能液压阻尼系统等技术，能够实现自然流畅的行走步态，帮助截肢患者回归正常生活。

4）仿人形灵巧手

在医疗领域，灵巧手可用于辅助残疾人进行日常生活活动，如抓取餐具、穿衣等；在手术中，可作为手术机器人的末端执行器，辅助医生进行精细的手术操作。

实践应用：麻省理工学院在灵巧手方面的研究对全球机器人行业产生了深远的影响，部分国内企业与麻省理工学院合作，共同研制医学领域使用的人形灵巧手，嵌入基于凝胶的柔性传感器，能够模仿人手的柔软和可变形特性，在康复辅具等医疗装备研发方面持续创新。

清华大学、天津大学等高校也在灵巧手方面有着一定的突破，研发多种灵巧手，如12 自由度柔性手、24 自由度灵巧手、刚性的二指手、触觉感知五指手等，如图 5-22 所示。

2. 医疗仿生设备的应用优势

（1）提高生活质量：通过模拟或增强自然肢体的功能，帮助用户执行日常活动，如行走、抓握物品等，从而显著提高他们的独立生活能力。

（2）精准控制与自然动作：许多现代仿生装置配备了复杂的传感器网络，能够感知压力、温度甚至触觉，使用户能够更准确地与周围环境互动。

（3）个性化定制：根据每个用户的独特需求和解剖结构设计制造，允许用户根据不同的活动需求调整设置，改变抓握力度或行走速度。

创新与优势

采用拇指欠驱动微机构和拇指外旋运动传动机构，拇指具两个主动关节和一个从动关节，其动作形式更接近自然人的拇指动作。克服国内外现有5自由度仿生手只有基指节运动的缺点

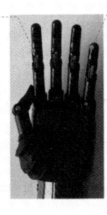

手指微机构具有力封闭的机械自锁能力。即使失电，仿生手所持物体也不会跌落

由内衬与外皮组成仿生手皮，外观逼真。能实现人手皮的某些功能。仿生手皮的研究在国内尚未开展，该项研究将填补这方面的空白

- 突破信号复杂场景，自主研发传感器实施信号稳定采集；
- 抗王扰性强；
- 实现技术突破，达到自由度8+的电机驱动等同于人手24个自由度的功能效果；
- 兼顾功能和成本

图 5-22　仿人形灵巧手

（4）促进康复过程：一些仿生装备可以作为物理治疗的一部分，帮助加速康复进程，尤其是在神经损伤后的再学习阶段。

3. 医疗仿生设备的不足与发展方向

（1）生物相容性问题：与人体组织的长期兼容性仍有待提高，可能会出现排异反应、炎症等并发症，应探索具有类似人体皮肤组织结构的材料。

（2）能源供应限制问题：仿生四肢通常需要电池或其他能源来驱动，但是目前电池的续航能力有限，后续应提高能源的续航能力和能量密度，减少能源供应对仿生四肢使用的限制。

（3）传感器精度和反馈问题：目前传感器的精度和反馈的准确性仍有待提高，应融合多种感知能力，结合触觉传感器感知物体的表面特征和硬度，实现对物体的精准抓取和操作。

📖 任务训练：大模型技术在医疗领域中的应用认知

H5 交互 - 典型案例与 AI 技术连线匹配

1. 任务目标

通过任务训练，增强大模型应用能力，熟悉大模型技术在健康服务领域的常见应用场景，培养创新思维和跨学科整合能力，能够将大模型技术与医学知识相结合，解决医疗实际问题。

2. 任务准备

1）知识准备

医学专业基础：相关的医学基础知识和中医基础知识，如解剖学、病理学、药理学等。

人工智能基础：医用大模型的基本概念、工作原理及核心算法，如深度学习、自然语言处理等。

2）物资准备

工具准备：必要的软件工具，如中医问诊系统、健康管理系统等。

资料准备：如医用大模型相关的学术论文、研究报告、教材、视频等。

3）学生准备

按不同的专业背景进行分组，每组 4 或 5 人，以促进跨学科交流。

3. 任务实施

1）任务选择

选择一个与医药卫生相关的具体场景（如疾病诊断辅助、药物推荐、患者健康管理等）开展训练任务。

（1）疾病诊断辅助系统实践训练：基于医用大模型的疾病诊断辅助系统，辅助医生进行疾病诊断，提供诊断建议或参考。

（2）药物推荐辅助系统实践训练：基于医用大模型的临床决策支持系统，结合患者的病情和医生的需求，提供个性化的药物推荐。

（3）患者健康管理系统实践训练：基于医用大模型的健康管理系统，结合患者的病情和医生的需求，提供个性化健康指导。

2）分组讨论

讨论医用大模型技术应用的成功案例，如疾病诊断辅助、药物推荐、患者健康管理等，分析案例中的技术实现、应用场景及效果评估。

3）报告撰写

以小组为单位撰写任务训练报告，包括小组讨论、个人感悟和收获。

4. 评价考核

1）过程评价（40%）

团队合作情况：小组成员间的协作与沟通。

任务参与度：出勤率、课堂讨论积极性。

训练日志：记录学习过程、遇到的问题和解决方案。

2）成果评价（60%）

实践报告：根据选择的训练任务，提交相应的实践报告，重点评估内容的完整性、分析的深度与广度、逻辑清晰度。

口头汇报：每组选派代表进行成果展示，考察表达能力与理解深度。

5. 注意事项

（1）注重医学与大模型的结合：在任务实施过程中，始终强调医学知识与医用大模型技术的结合，深入理解医用大模型在医疗领域的应用场景和需求。

（2）实践为主，理论为辅：通过实践活动和项目，亲手操作和分析，加深对大模型技术的理解和掌握。

（3）加强团队合作：在任务实践、案例研究等环节，强调团队合作的重要性，培养团队协作精神。

（4）鼓励创新思维：尝试不同的方法和思路，培养创新思维和解决问题的能力。

（5）强调伦理教育：讨论人工智能在医疗领域的潜在风险，培养职业道德意识。

（6）关注最新动态：关注医用大模型领域的最新动态、研究成果和技术前沿，保持对新技术和新问题的敏感性。

模块小结

1. 内容概述

本模块围绕智慧医疗管理的核心内容，详细阐述了医疗数据管理、医疗资源智慧管理、临床工作流程管理与优化以及病患管理等方面的知识。通过本模块的学习，可以了解如何运用信息技术手段，对医疗数据进行高效管理，实现医疗资源的优化配置，提升临床工作流程的效率和质量，以及更加精准地管理病患信息，提供个性化的医疗服务。

2. 应用场景与案例总结

（1）医疗数据管理：电子医疗记录数据平台已成为现代医院不可或缺的一部分，它实现了患者病历信息的数字化管理，便于医生快速查阅和共享。同时，科研工作管理数据平台也为医疗研究提供了强大的数据支持，促进了医学研究的进步。跨院、跨地域信息共享打破了信息孤岛，使医疗资源能够更加高效地利用。

（2）医疗资源智慧管理：通过物资库存、设备工具、病房床位和医疗人员的智慧管理，医院能够实现对医疗资源的精准把控，减少浪费，提高资源利用效率。例如，智能物资管理系统能够实时监测库存情况，自动补货，避免了物资短缺或过剩的问题。

（3）临床工作流程管理与优化：诊疗流程的优化使患者就医更加便捷，减少了等待时间。病患远程会诊打破了地域限制，使患者能够享受到更优质的医疗服务。突发事件应急管理和医疗服务质量控制确保了医院在应对紧急情况时能够迅速响应，保障患者安全。

（4）病患管理：通过患者病历信息管理、个性化医疗方案制定、信息追踪与健康教育指导、慢性病管理与长期跟踪，医院能够为患者提供更加全面、个性化的医疗服务。这不仅提高了患者的满意度，也促进了患者的康复和健康管理。

3. 学习思考与未来展望

（1）学习思考：通过本模块的学习，深刻认识到智慧医疗管理在现代医疗体系中的重要作用。然而，智慧医疗管理的发展也面临着数据安全、隐私保护、技术更新等问题。因此，需要不断学习和探索新的技术和管理模式，以应对这些挑战。

（2）未来展望：随着人工智能、大数据、云计算等技术的不断发展，智慧医疗管理将迎来更加广阔的发展前景。未来，智慧医疗管理将更加智能化、个性化、精准化，为患者提供更加优质、高效的医疗服务。同时，智慧医疗管理也将推动医疗体系的变革和升级，促进医疗资源的均衡分配和高效利用。

习题思考

1. 单项选择题

（1）医疗影像人工智能的三大要素是（　　　）。

    A. 算法、数据和算力　　　　　　B. 算法、算力和应用

    C. 算法、数据和服务　　　　　　D. 算法、算力和效率

（2）人工智能辅助医疗诊断技术能搭载于（　　　）。

  A. X 射线成像设备　　　　　　　　B. CT 成像设备

  C. 磁共振成像设备　　　　　　　　D. 以上选项都是

（3）肿瘤的计算机辅助诊断主要依赖于（　　　）。

  A. 患者的症状和体征　　　　　　　B. 影像学和病理学检查结果

  C. 遗传信息和分子生物学研究　　　D. 人工智能技术

（4）人工智能在医疗诊断领域中的主要应用是（　　　）。

  A. 影像识别　　　　B. 病例分析　　　　C. 基因测序　　　　D. 以上选项都是

（5）下列不是虚拟现实与增强现实手术系统功能描述的是（　　　）。

  A. 模拟训练　　　　　　　　　　　B. 手术规划与预演

  C. 手术中导航　　　　　　　　　　D. 远程手术指导

  E. 快速阅读影像数据

（6）临床监控与报警系统在普通病房和 ICU 中的智能化发展主要得益于（　　　）技术。

  A. 人工智能、大数据、云计算和 5G　　B. 仅人工智能和大数据

  C. 仅云计算和 5G　　　　　　　　　D. 仅 5G

（7）远程监测设备可以为医疗机构（　　　）。

  A. 增加医院的装饰美观　　　　　　B. 减少医疗服务的时空限制

  C. 限制患者活动范围　　　　　　　D. 增加医护人员的工作量

（8）智能可穿戴医疗设备的应用优势中，（　　　）可以帮助用户及时采取行动以避免潜在的健康风险，起到预防作用。

  A. 实时监测　　　　　　　　　　　B. 个性化健康管理

  C. 远程医疗　　　　　　　　　　　D. 提高生活质量

  E. 预警功能　　　　　　　　　　　F. 数据整合

（9）医疗服务助手的（　　　）与医疗数据的复杂性和多样性有关。

  A. 模型可解释性不足问题　　　　　B. 隐私和安全问题

  C. 数据质量问题　　　　　　　　　D. 设备成本高昂问题

（10）（　　　）的发展受益于材料科学、生物工程和机器人技术的进步。

  A. 所有医疗设备　　　　　　　　　B. 仅智能护理设备

  C. 医疗仿生装备　　　　　　　　　D. 传统医疗设备

2. 论述题

（1）床监控与报警系统在提高医疗服务质量和效率方面有哪些优势？

（2）智能可穿戴设备在当今社会中的普及和广泛应用引发了对个人隐私和数据安全的担忧。讨论一下加强数据保护和安全的措施。

H5 交互 - 模块 5 智能测评

| 模块 6 |

人工智能在健康产业中的发展

模块导学

本模块旨在深入了解人工智能在健康产业的广泛应用及其发展前景，包括人工智能在早期疾病筛查及预测、个性化医疗、精准医学、公共卫生系统和医学交叉领域研究前沿的应用。通过学习，掌握人工智能技术在健康产业中的核心原理、技术方法、应用场景和未来趋势。

1. 学习路径建议

（1）人工智能与早期疾病筛查及预测：了解人工智能在癌症早期筛查、慢性病预测及亚健康检测中的应用原理和技术方法，掌握相关算法和模型的基本原理。

（2）人工智能与个性化医疗：学习人工智能如何助力个性化药物筛选、治疗方案推荐、中医体质分析及个人健康助理等，理解个性化医疗的核心价值。

（3）人工智能与精准医学：深入了解人工智能在精准诊断、癌症筛查、基因信息分析及治疗方案定制中的应用，掌握精准医学的基本概念和技术体系。

（4）人工智能与公共卫生系统：学习人工智能在公共卫生政策制定与评估、传染病监测与预警及防控策略效果预测中的作用，了解公共卫生系统的运作机制。

（5）人工智能与医学交叉领域研究前沿：探索人工智能在免疫疗法、基因疗法及新药研发等医学交叉领域的前沿研究，了解未来医学的发展趋势。

2. 注意事项

（1）关注人工智能在健康产业中的最新动态和技术发展，保持对新技术的敏感度和好奇心。

（2）强调伦理和隐私保护，确保技术应用符合相关法律法规和伦理标准。

3. 知识导图

本模块知识导图如图 6-1 所示。

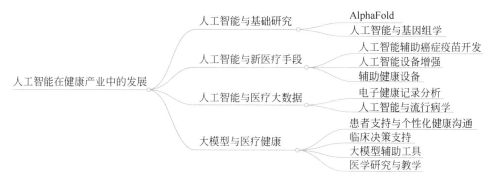

图 6-1　模块 6 知识导图

6.1 人工智能与基础研究

学习目标

知识目标：

（1）掌握人工智能关键技术和概念；

（2）熟悉人工智能如何推动化学、生理学、分子生物学等领域的发展；

（3）熟悉深度神经网络、蛋白质结构预测、核磁共振、X 射线、冷冻电镜等技术和方法在人工智能辅助基础研究中的应用；

（4）了解人工智能在医疗领域的潜力。

能力目标：

（1）能够分析人工智能技术在基础研究中的具体应用案例，理解其背后的科学原理；

（2）能够在掌握本专业学科基础知识的基础上，探索人工智能在基础研究和医疗领域的新应用，提出创新性的研究思路或项目；

（3）能够将理论知识转化为实际应用的能力，通过实践加深对人工智能技术的理解和掌握。

素质目标：

（1）具备一定的科学素养，具备对新兴科技（如人工智能）在基础研究和医疗领域应用的批判性思维和评估能力；

（2）树立终身学习能力和创新意识，不断追求新知，适应科技快速发展的时代需求；

（3）具备人文关怀精神，以人为本，具备一定的社会责任意识。

重点难点

重点：人工智能关键技术与概念，人工智能在医疗领域的潜力。

难点：科学原理与技术应用的结合，创新思维和跨学科融合的能力。

音频：典型案例 6.1

典型案例

近年来，人工智能技术开始渗透到基础医学研究领域，尤其在基因编辑技术中展现出巨大潜力。科学家利用人工智能算法，对海量的基因数据进行分析，预测基因编辑的可能效果。例如，在某项研究中，人工智能成功预测了特定基因编辑对癌细胞生长的影响，为癌症治疗提供了新的思路。这一应用不仅加速了基因研究的速度，还提高了研究的准确性和效率。

针对以上案例请思考：

（1）在基础医学研究中，人工智能还有哪些潜在的应用场景？

（2）你认为人工智能技术将如何改变医疗方式和健康观念？

关键词汇

人工智能　X 射线　个性化医疗方案　深度学习

知识准备

近年来，人工智能的发展日新月异，正在以前所未有的深度和广度影响着医疗健康领域。本部分将从基础研究、医疗手段、医疗模式三个方面探讨人工智能技术在可以预见的将来在医疗健康领域产生的影响。

人工智能正在从化学、生理学、分子生物学等角度，推动对生理过程的理解和致病机理的探究。这些基础研究是人类战胜疾病的终极武器，甚至可以帮助人们找到延缓衰老、增加寿命的基因片段。

6.1.1　AlphaFold

2020 年 11 月 30 日，英国的 DeepMind 公司在 *Nature* 上公布了一个称为 AlphaFold2 的人工智能系统，这个系统可以预测蛋白质分子结构，比传统方法效率提高了数百倍。*Nature* 的评论文章称："It will change Everything（所有事情将为之改变）"。

这个 AlphaFold2 为什么会引起这么大的轰动呢？我们知道，蛋白质是所有生命活动的基础，要深入了解生命过程，就必须知道参与生命活动的蛋白质的特性和功能，而蛋白质的功能是由其结构决定的，要知道蛋白质的功能就需要解析它的结构。

然而，解析蛋白质的结构是件非常困难的事。这是因为蛋白质是由氨基酸序列经过多重折叠形成的，就类似于把一个弹簧折来折去可以得到各种古怪的形状，最后形成的结构非常复杂，如图 6-2 所示。为了解析蛋白质的结构，人们设计了核磁共振仪、X 射线、冷冻电镜等一系列极其昂贵的设备，耗费了大量时间和精力。例如，一种模蛋白结构的检测花了科学家 10 年时间。经过 60 年的艰苦奋战，170000 种蛋白质的结构已经被确定，但还有 200000000 种已知蛋白质等待检测，这是个让人绝望的数字。

1972 年诺贝尔化学奖得主克里斯蒂安·安芬森（图 6-3）提出了一个理论，认为蛋白质的稳定结构可以由氨基酸序列来确定。这一理论对生物学家是一个极好的消息，因为氨

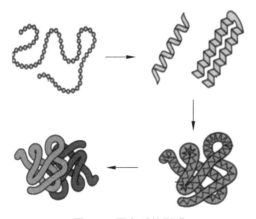

图 6-2　蛋白质的形成

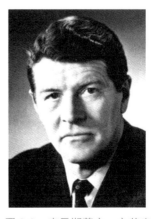

图 6-3　克里斯蒂安·安芬森

基酸序列是容易确定的，只是不知道这些序列怎么左折右叠地形成了蛋白质。但如何将这一理论应用到实践中呢？全世界很多科学家行动起来，希望用计算的方法来预测蛋白质的结构，并专门举办了一项赛事，称为"蛋白质结构预测技术的关键测试"（CASP），1994年开始，每两年一次。然而，最初的结果并不理想，达不到仪器测量的精度。

2018 年，DeepMind 基于深度神经网络开发了 AlphaFold，它是一款可以预测蛋白质结构的人工智能系统，并赢得了当年 CASP 竞赛的冠军。2020 年，改进后的版本 AlphaFold2 性能得到极大提升，预测误差降低到 1.6Å，相当于一个原子的尺度。Anfinsen 的理论被证明了，困扰人们 50 年的难题解决了，现在科学家在计算机前输入一个氨基酸序列就可以得到一个蛋白质的结构。不久以后，DeepMind 用 AlphaFold2 预测了 2 亿种蛋白质结构，几乎囊括了人类已知的所有蛋白质。不仅如此，DeepMind 还将这些蛋白质的预测结果公布在网上，任何研究者都可以免费使用，极大地推动了分子生物学的研究进程。毫不夸张地说，AlphaFold 开启了分子生物学的新时代。

2024 年 5 月 8 日，DeepMind 再次升级 AlphaFold 到版本 3。与 AlphaFold2 相比，AlphaFold3 不仅可以预测蛋白质、核酸等生物分子的空间结构，还可以预测它们之间相互作用的结果，例如蛋白质和核酸如何结合，药物分子和离子如何作用于蛋白质等。

对生物分子作用结果的预测具有革命性的意义。首先，我们的生命活动本质上是蛋白质、核酸、离子等相互作用的过程，如果理解了这些过程，相当于探知到了生命的秘密。其次，很多疾病都是因为上述过程出了故障导致的，要治疗这些疾病，需要查找是哪里出了问题，从而设计针对性的治疗方案。

AlphaFold3 为加速开发新药开辟了一条"高速公路"，可以极大缩短新药的研发周期。不仅如此，研究者正在利用 AlphaFold 做更多事情，如寻找可以快速降解塑料的酶，解决抗生素耐药性等。可以预期，随着人工智能技术在生物医学领域的广泛应用，很多疑难杂症将迎刃而解，人类的生活质量将实现一个新的飞跃。

2024 年 10 月 9 日，瑞典皇家科学院将 2024 年诺贝尔化学奖授予 AlphaFold 的主要贡献者戴米斯·哈萨比斯和约翰·江博（图 6-4），以表彰他们对人类作出的杰出贡献。

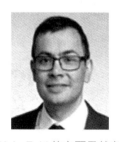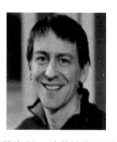

图 6-4　AlphaFold 的主要贡献者戴米斯·哈萨比斯和约翰·江博

6.1.2　人工智能与基因组学

基因组学是研究生物体全部遗传信息的科学，致力于揭示生命的基本构造和运作机制。自从 2003 年人类基因组计划（Human Genome Project）成功绘制了人类的完整基因组序列以来，基因组学的进展推动了许多领域的重大突破，尤其是在医学方面。通过深入研究基因序列，科学家可以理解疾病的遗传基础，从而为个性化医疗、基因疗法和药物开发提供更科学的依据。特别是在复杂疾病的研究中，例如癌症、心血管疾病和神经退行性疾病，基因组学帮助识别了与疾病相关的关键基因突变，揭示了生物过程中的调控机制。基因组学在医学上的重要性日益凸显，而人工智能的介入则进一步加速了这一领域的进步。

人工智能在基因组学的应用有众多方面。例如，在解析基因序列分析方面，人工智能能够更加快速、准确地识别基因组中的变异（如检测单核苷酸多态性、插入缺失变异等），从而为罕见病和遗传病的诊断提供依据。在基因 - 疾病关联分析方面，人工智能可以分析病人群体和正常人群体的基因序列，以确定哪些基因变异可能与疾病有关。有了这些分析，一个人从诞生那天起就可以分析出他未来有可能患哪些疾病，从而及早采取针对性治疗措施。

本小节以 2024 年 3 月发表在《PLOS 计算生物学》上的一篇文章来说明人工智能在基因组学上的突破。这篇文章的目标是实现更强大的基因组宽关联（genome-wide association studies，GWA）。GWA 的目的是定位决定某种外在表型的基因位置，如色盲症所对应的基因、阿尔兹海默症对应的基因等。除此之外，如直发还是卷发、眼睛是蓝色还是黑色等外在表型（phenotype）都可以找到相关的基因形态（genotype）。将基因形态和外在表型关联起来，就是 GWA。

传统 GWA 方法基于单变量显著性检验，即检测某一基因 x 在两组对象（如色盲人群和非色盲人群）中的差异是否"显著"。这里的"显著"是指基因 x 在两个人群中具有统计学上的差异性，即差异是真实的，不太可能是因为噪声引起的。如果确认某一个基因是显著的，即可将该基因与相应的外在表型关联起来。

这种基于显著性检验的方法有很大缺陷，首先，外在表型必须是单一变量，否则无法进行分组，也就无法进行显著性检验。例如想把脑部 CT 图片作为表型，就需要先把这些图片归结为一个变量。其次，显著性检验是个线性模型，无法描述基因形态和外在表型间复杂的非线性关系。

PLOS 的这篇文章提出了一种基于深度学习的 GWA，思路是如果可以用外在表型数据预测出基因形态，就说明两者是相关的。如图 6-5 所示，首先获得大量外在表型数据，如脑部 CT 照片，再测量出某个基因的值，这里用单核苷酸多态性（SNP）取值来代表。图中测试的 SNP 是 rs123，取值可以是 AA、Aa 或 aa。将取值分为两组，一组为 AA，代表显性表征人群，另一组为 Aa 或 aa，代表对照人群。训练一个深度神经网络，从 CT 照片预测 SNP 的取值（AA 或 Aa/aa）。训练完成后，再用一组独立的测试集进行测试。如果测试的精度足够高，则意味着 SNP rs123 与该组 CT 照片显示的形态具有相关性。

目前，人工智能在基因组学的很多方面展现出极大的潜力。未来，首先，随着深度学习模型的不断优化，对基因组数据分析的准确性和效率将进一步提高，使我们能够处理更加复杂的多维数据。其次，人工智能强大的复杂数据处理能力有望促进多组学数据的整合分析。人类疾病往往涉及多层次的生物学信息，包括基因组、转录组、蛋白质组、代谢组等。人工智能可以通过多模态学习的方法，将这些数据进行整合，全面了解疾病的发生机制。最后，随着大规模基因组数据共享平台的发展，人工智能将获得更多数据支撑，有望构建基因组大模型，成为基因组研究的基础模型。

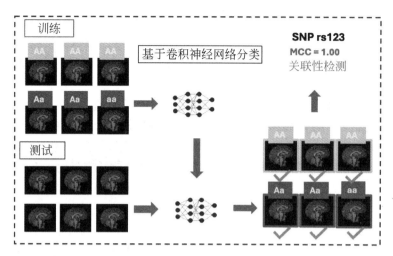

图 6-5　基于深度学习的 GWA

　　因篇幅所限，本模块只能列举一些典型的例子，来说明人工智能对基础科学的推动作用。事实上，人工智能正在生物、化学、生理学等学科引发一系列革命性变革，这些变革将彻底改变我们对人类自身的认识，理解生命过程的基本原理。这一理解将让我们从诞生之初即了解自身健康的全貌，甚至可能及早发现并修复基因缺陷，防病于未然；哪怕生了病，也可以快速定位疾病的根本原因，并根据自身的生理环境设计针对性的治疗方案，以达到根除疾病、避免副作用的目的。

　　基础科学的革命将引发医疗领域的革命，这场革命将是彻底的、深刻的，将改变人类几千年来依靠经验（包括主观经验和科学实验）寻医问药的历史，推动人类进入预防性医疗、精准医疗、快速医疗的时代。

6.2　人工智能与新医疗手段

学习目标

知识目标：

　　（1）熟悉脑机接口的基本概念及其在医疗健康领域的应用；

　　（2）了解传统医疗手段的局限性，以及人工智能如何通过深度学习算法等提升效率和精准度；

　　（3）了解人工智能在 RNA 和 DNA 测序、新生抗原预测、个性化疫苗设计、免疫反应预测等方面的应用。

能力目标：

　　（1）能够对人工智能增强医疗设备的图像处理能力进行评估，理解其技术原理和优势；

　　（2）能够评估脑机接口技术在医疗健康领域的应用效果，识别其潜在的风险和挑战；

　　（3）能够针对本专业岗位工作中的难题，运用人工智能技术提出创新的解决方案。

H5 交互-人工智能与基因组学研究案例分析

素质目标：

(1) 具备一定的科学素养和批判性思维；

(2) 强化人工智能伦理意识，培养在科研和医疗实践中遵循伦理原则，关注患者权益和隐私保护；

(3) 具有良好的沟通能力和团队合作精神。

重点难点

重点：脑机接口的基本概念与应用，人工智能在医疗健康中的应用。

难点：图像处理能力与评估，医疗健康领域脑机接口技术的风险评估，创新思维和跨学科融合能力。

典型案例

在国内某知名肿瘤专科医院，一项革命性的人工智能辅助精准医疗项目正在悄然改变肺癌患者的命运。该项目依托人工智能技术和深度学习算法，对肺癌患者的肿瘤组织进行了深入的基因测序分析。通过海量数据的比对与挖掘，人工智能系统成功识别出了多个与肺癌发生、发展及预后密切相关的基因突变位点。基于这些精准的基因信息，医疗团队为患者量身定制了靶向治疗方案。不同于传统的"一刀切"式治疗，这些方案针对患者的特定基因变异，选择了最有可能发挥作用的靶向药物，从而实现了治疗的"精准打击"。该项目通过持续的数据收集与分析，不断优化人工智能算法，提高精准度。

音频：典型案例6.2

针对以上案例请思考：

(1) 个性化的靶向治疗方案相比传统治疗方案有哪些显著优势？

(2) 你认为这个典型案例对于未来精准医学的发展有哪些启示？

关键词汇

人工智能　脑机接口　X 射线

知识准备

未来，人工智能可以为人类开发出更多新药和医疗设备，使我们有对抗疾病更强大的武器。本节举几个重要例子来说明人工智能在创新医疗手段上的贡献。

6.2.1　人工智能辅助癌症疫苗开发

人的身体里有一个免疫系统，能够识别和消灭具有特殊标记的蛋白质片段，从而发现并清除入侵者或被感染的细胞。疫苗的工作原理就是通过注射弱化或灭活的病原体或其代谢产物来刺激免疫系统，使身体产生对该病原体的免疫力。

微课：人工智能辅助癌症疫苗开发

类似的方法也可以用来开发能对抗癌症细胞的疫苗，基本的方法是告诉免疫系统包含什么样特征的细胞是癌细胞，从而让免疫系统识别这些癌细胞并杀灭它们。这一方法称为免疫疗法。和现有的放射疗法、化学疗法不同，免疫疗法针对性地杀死癌细胞，不会伤害正常细胞，可以起到根治癌症的效果。

近年来，免疫疗法已经取得了很大进展，如人乳头状瘤病毒疫苗和前列腺癌疫苗已经投入大范围使用。然而，免疫疗法目前还无法根治所有癌症，不是因为方法不好，而是因为癌细胞具有多变性，不仅不同癌症有不同的表现，同种癌症在不同人身上也有不同的细胞特性。这种多变性使我们很难找到一种通用的抗癌疫苗，就像我们没有一种治疗感冒的通用疫苗一样。

人工智能可以帮助我们快速发现癌细胞表面蛋白质的特异片段，这些片段称为"新生抗原"。2020年，《自然·机器智能》杂志曾发表过一篇文章，利用深度学习模型快速分析大量的蛋白质质谱数据，从中识别出癌细胞中存在的独特蛋白质片段。如图6-6所示，将细胞的质谱数据作为输入，训练神经网络模型，可以预测细胞表面的蛋白质中可能是新生抗原的氨基酸序列。这种方法极大地提高了新生抗原识别的效率和准确性，使研究人员能够快速锁定癌细胞的弱点。

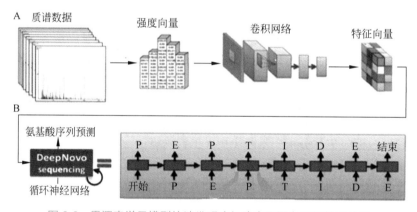

图6-6　用深度学习模型快速发现癌细胞表面蛋白质的特异片段

近年来，基于人工智能的癌症疫苗研究取得了长足进步。总结来说，人工智能在这一领域主要应用于：RNA和DNA测序及其免疫学分析、预测每种癌症的特异性和通用新生抗原、预测适合每位患者个性化疫苗的最佳肽段、预测新生抗原的存在及其对细胞表面受体的亲和力、预测癌症疫苗的免疫反应。

可以预期，随着人工智能技术的进步，快速的个性化癌症疫苗终将出现，人类战胜癌症的那一天在不远的将来终将到来。

6.2.2　人工智能设备增强

人工智能还可以提升传统显微镜的功能，使生物学研究更加高效和精准。传统显微镜有时受到图像分辨率和质量的限制，尤其是在需要观察微小细节时。人工智能技术通过深度学习算法能够将低分辨率、噪声较大的显微图像转换为高清晰度的图像。例如，美国得州农工大学的研究人员开发了GVTNet，这是一种基于深度学习的模型，能够从低质量的显微图像中去除噪声，生成高质量的图像，如图6-7所示。这种技术不仅降低了昂贵显微镜的依赖，还可以在不损伤样本的情况下获得更多细节。

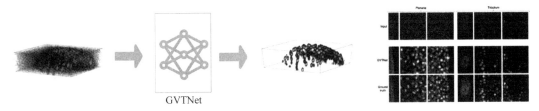

图 6-7　GVTNet 去掉噪声

人工智能增强显微镜还可以将不同类型的显微图像进行转换。例如，通过人工智能模型，可以将透射光显微镜生成的图像转化为荧光显微图像，而不需要实际使用荧光显微镜，如图 6-8 所示。这种能力在一些不适合进行荧光染色的样本中尤其有用。研究者利用人工智能的图像转换技术，极大地降低了经济和时间成本，便于在多种环境下进行灵活研究。

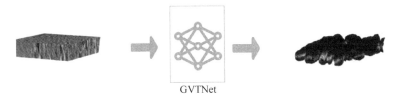

图 6-8　GVTNet 转换显微图像类型

人工智能的这种去噪和图像转换能力可以帮助一些贫困地区利用廉价设备完成更高精度的检验。例如，2023 年 12 月发表在《自然·生物工程》杂志上的一篇论文，报告了一种利用廉价光学显微图片进行早期癌症筛查的工作。文章指出很多贫困国家没有能力购买昂贵的医疗设备（图 6-9），使得很多精细的检验无法完成，造成医疗上的不公平。利用人工智能技术，医师可以将廉价设备得到的数据进行精细化，从而达到更好的检测能力。随着人工智能技术的进步，会有更多医疗设备重新焕发青春，极大提升世界各地的医疗水平。

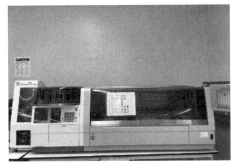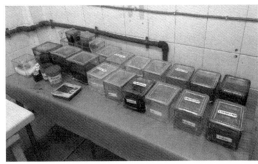

图 6-9　美国和莫桑比克的两个病理实验室对比

6.2.3　辅助健康设备

人工智能正在帮助科学家研制辅助健康设备，提高残障人士的生活质量，其中脑机接口设备很值得期待。

脑机接口（brain-computer interface，BCI）技术是指直接连接大脑与计算机或其他外

动画 - 脑
机接口

部设备的技术,通过采集并分析大脑的神经信号,将其转化为可以操作的指令。这项技术正在医疗健康领域展现出巨大的应用潜力,特别是在帮助患有严重神经损伤的患者恢复运动和沟通能力方面。这里将围绕 BCI 在医疗健康领域的主要应用及其最新进展,分析它在神经康复、心理健康管理,以及患者生活质量提升方面的突破。

例如,对于因脊髓损伤、中风或神经退行性疾病(如肌萎缩侧索硬化症 ALS)导致运动障碍的患者,脑机接口技术提供了一种创新的康复途径。通过在大脑皮层中植入或使用非侵入式电极采集大脑信号,BCI 可以将这些信号转化为操作命令,用于控制假肢、机械臂或外骨骼设备,帮助患者完成抓取、移动等动作。例如,一些研究团队成功地帮助四肢瘫痪的患者通过脑机接口控制机械臂,实现了自主抓取和放置物体的操作。这类技术不仅给瘫痪患者带来了生活上的便利,还为他们提供了重新获得部分运动能力的希望。

图 6-10 所示为一款称为 BrainGate 的 BCI 设备,失去肢体能力的患者正在通过植入大脑中的芯片控制机械手辅助进食。

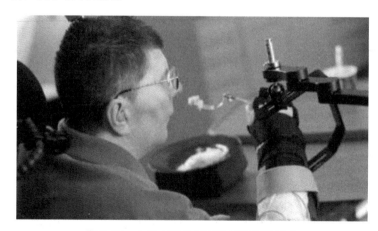

图 6-10 大脑中芯片控制机械手辅助进食

对于中风或其他原因导致语言功能丧失的患者,脑机接口正在成为一种新的沟通工具。例如,一些 BCI 系统能够采集患者脑中的语言相关神经信号,并将这些信号翻译为文本或语音,使失去语言功能的患者可以"说话"。这项技术对那些不能通过传统手段表达自己的人来说尤其重要,如渐冻人症患者,他们的肢体和语言能力逐渐丧失,通过脑机接口,他们依然可以与他人沟通。这类 BCI 系统的应用不仅提高了患者的生活质量,还为医生和家属了解患者的需求提供了重要的途径。

例如,《自然·机器智能》杂志在 2024 年 6 月发表了一篇文章,基于深度神经网络可以从皮层脑电图(electrocorticogram,ECoG)中恢复出语音。ECoG 是一种记录大脑皮层表面电活动的技术。与传统的 EEG(脑电图)不同,ECoG 是通过在大脑皮层直接放置电极进行信号采集,通常需要外科手术将电极阵列置于硬脑膜上。这种技术可以提供比 EEG 更高的空间和时间分辨率,因此能够更精确地捕捉到大脑的电活动模式。如图 6-11 所示,这种方法首先将 ECoG 信号转换成语音信号的参数,这些参数包括共振峰信息、基频信息等。这些参数再经过一个语音信号合成器,生成语音频谱,再经过逆傅里叶变换即可得到还原的声音。研究人员通过 48 位测试者的实验发现,ECoG 确实可以将简单的单词转换成可听懂的语音。

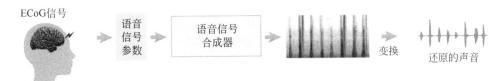

图 6-11　将 ECoG 信号转换成语音信号的参数

在未来，随着人工智能、材料科学和神经科学的进步，脑机接口在医疗健康中的应用前景将更加广阔，为患者带来更便捷和个性化的医疗服务。特别是在个性化治疗和智能康复设备方面，BCI 有望为患者提供针对性的辅助方案，极大地提升其生活质量。

人工智能的发展正在帮助人们研发出各种新的医疗手段和设备。除了本节中介绍的，还包括各种医疗影像设备（X 射线、CT、MRI 等），用于微创手术的腔镜手术机器人，用于缝合血管和神经的微型机器人，用于辅助中风病人恢复的智能康复设备等。在人工智能的加持下，这些设备可以显示更清晰的病灶图像甚至自动识别病灶位置，可以帮助医生完成更精细的手术，可以对病人进行有针对性的恢复训练。索尼集团和哈佛大学提出的一款由折纸结构启发的微型手术机器人 mini-RCM 如图 6-12 所示。可以想象，随着人工智能技术的进步，更多新颖的医疗手段和精密的医疗设备将被研制出来，成为对抗疾病的新武器。

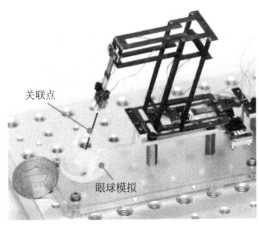
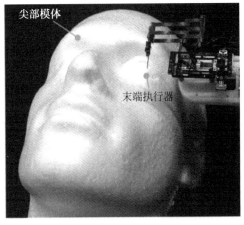

图 6-12　索尼集团和哈佛大学提出的一款由折纸结构启发的微型手术机器人 mini-RCM

6.3　人工智能与医疗大数据

 学习目标

知识目标：

（1）熟悉人工智能在疫情监测、疾病诊断、疫苗研发、公共卫生政策制定等方面的最新应用案例；

（2）了解人工智能在医疗大数据中的最新进展；

（3）了解数据隐私、安全、伦理等挑战。

能力目标：

（1）能够利用人工智能技术解决医疗领域中的实际问题，如疾病预测、治疗方案优化等；

（2）能够关注人工智能与医疗大数据领域的最新研究动态，提出新的应用思路和方法；

（3）能够辅助医学专家、数据科学家等共同推进医疗大数据的应用研究。

素质目标：

（1）具备科学思维，能够理性看待人工智能与医疗大数据的结合，理解其科学原理和应用价值；

（2）具备一定的人工智能伦理意识，遵循科学研究的伦理规范，尊重数据隐私和患者权益；

（3）具备较强的创新意识和探索精神，能够主动关注新技术、新方法在医疗大数据中的应用。

 重点难点

重点：人工智能在疫情监测与防控中的应用，人工智能在疾病诊断与疫苗研发中的应用，人工智能在公共卫生政策制定中的作用。

难点：人工智能与医疗大数据的结合，数据隐私、安全与伦理问题，创新意识和探索精神。

音频：典型案例6.3

典型案例

某医疗机构利用人工智能技术，对海量医疗大数据进行深度挖掘和分析，成功构建了一套疾病预测模型。该模型通过整合患者的病历记录、体检数据、生活习惯等多维度信息，能够精准预测患者未来患某种疾病的风险。例如，在心血管疾病预测方面，人工智能模型通过分析患者的血压、血脂、血糖等生理指标，以及家族病史、生活习惯等背景信息，能够提前数年预测患者的心血管疾病风险，为医生提供科学的干预建议，从而有效降低疾病的发病率和死亡率。

针对以上案例请思考：

（1）医疗大数据的哪些特征对人工智能模型的预测准确性至关重要？

（2）你认为人工智能与医疗大数据的融合应用，在未来医疗健康服务领域还有哪些潜在的创新点和挑战？

 关键词汇

大数据　电子健康　大数据分析　病史　药物靶点　临床数据

大数据的积累是现代医疗领域的一个显著特点。目前大量医院实现了信息化，所有医疗行为和患者的健康状况都被记录下来。这些记录具有明显的大数据特征：①对每个病人来说，所有记录是全过程的，而且包含影像、超声、生化检验等各种模态的数据。②对于医疗机构来说，所有医疗行为和运营过程（如多少病人，哪个年龄段，分布在哪个科室，用了什么药）都记录在案。③对于整个社会来说，各种和医疗卫生有关的行为，如研究机构的科研活动、药厂的生产活动、医院的医疗活动、保险公司的医疗理赔活动都会形成关联数据。不仅如此，目前医疗领域的国际合作已经非常成熟，哪个国家发生了医疗卫生事件马上会引发全球关注，在国际卫生组织的协调下共享数据，互相帮助。

重要的是，这些数据中包含大量信息，例如疾病和饮食习惯的关联、癌症患者的地区性分布、突发的群体性病毒感染等。然而，因为这些数据不论是总量还是复杂度，都远远超过了人类的处理能力。人工智能就像一个超级大脑，可以快速分析各种数据，为病人、医生、医疗单位甚至国家决策部门提供信息和建议。可以说，正因为有了人工智能，这些医疗数据才成为宝贵的资源。那些对抗癌症的有效方法或缓解疫情的合理政策，就隐藏在这些数据中，只有人工智能才能发现它们。我们从两个方面分析人工智能大数据在医疗方面的应用。

6.3.1　电子健康记录分析

随着信息技术的不断进步，电子健康记录（electronic health record，EHR）已经成为现代医疗系统中的关键组成部分。EHR 是一种数字化的患者健康信息管理方式，它涵盖了病历、诊断、治疗过程、药物使用、手术记录等各类医疗数据。近年来，随着穿戴式健康检测设备的普及，EHR 还可能包含各种实时检测数据，例如对心脏病人的心脏活动情况的实时检测，对糖尿病人的血糖的实时检测。因此，EHR 目前已经成为一种半结构化的，包含各种健康状态和治疗信息的复杂数据。这些数据不仅方便了医疗服务提供者对患者的管理与治疗（图 6-13），也为医疗领域的人工智能应用提供了丰富的素材和基础。人工智能借助大数据分析能力，可以从电子健康记录中挖掘出有价值的信息，提升医疗服务质量，推动个性化医疗、精准医疗等现代医学的进步。

1. 预测患者的健康状况与个性化医疗

电子健康记录包含了患者的历史健康数据、病史、基因信息、生活习惯、药物使用记录等丰富的内容，这些信息为人工智能算法提供了良好的分析基础。通过机器学习和深度学习等技术，人工智能可以分析患者大量的健康数据，从中提取规律并建立预测模型。例如，基于患者的病史和当前健康状况，人工智能能够预测其患上某些慢性病（如糖尿病、心脏病等）的风险，并采取相应的干预措施。这种预测能力为个性化医疗的实现奠定了基础。医生可以根据人工智能的预测结果，制定更加个性化的治疗方案，提前进行健康干预，避免病情恶化。

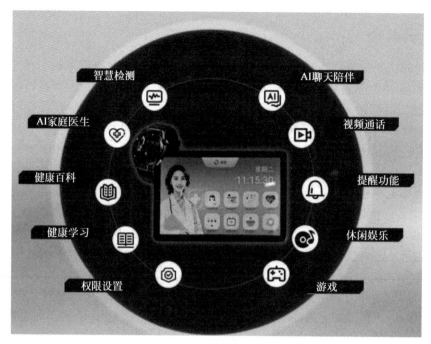

图 6-13　智能健康管理

2. 发现有效治疗方法并形成新的治疗方案

　　EHR 中的大量患者治疗记录为人工智能的学习提供了宝贵的材料。通过对这些数据的分析，人工智能可以发现潜在的有效治疗方案，甚至为未知的疾病提供治疗建议。人工智能可以通过比较不同患者的治疗反应，找出哪些药物、治疗方案或手术方式对特定病症最有效，进而帮助医生为患者选择最佳的治疗路径。

　　例如，人工智能可以分析一类癌症患者的治疗记录，发现某些药物的组合在特定的基因型患者中表现更好，从而为癌症的治疗提供新的方向。通过这种方式，人工智能不仅能够优化现有的治疗方案，还能推动新的治疗方法的出现，甚至为个性化治疗提供理论依据。

3. 公共卫生事件的预警与干预

　　除了个体层面的健康预测和治疗优化，EHR 的另一重要应用是公共卫生事件的预警和干预。通过对来自不同医院、诊所及健康管理平台的电子健康记录进行大规模数据挖掘，人工智能能够实时监测疾病的传播趋势，预测疫情暴发的可能性，并提供早期警报。

　　人工智能可以通过分析病人就诊记录、症状报告和检测结果，发现传染病的爆发迹象。例如，在流感季节，人工智能可以通过监测患者的就诊记录、症状出现时间、流行病学数据等，识别出流感疫情的早期迹象。对于传染病，人工智能还可以通过社交媒体、搜索引擎数据等非传统数据源，预测疾病的传播范围，从而为公共卫生部门提供预警，帮助制定快速响应的防控措施，如图 6-14 所示。

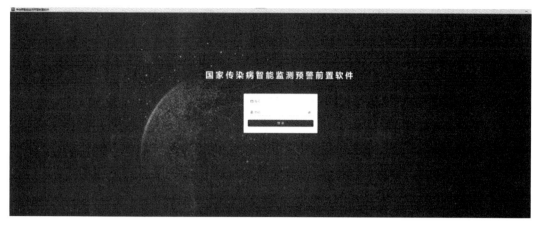

图 6-14　国家传染病智能监测预警

4. 其他应用方式

除了上述应用，人工智能在电子健康记录中的其他应用也日益增多，下面列举几种值得关注的方向。

（1）医疗资源优化配置：人工智能可以通过分析医院的患者就诊记录、医生的工作量和治疗效率，帮助医疗机构优化资源配置。例如，人工智能可以根据患者的病情和治疗需求，合理安排医生的诊疗时间和手术室的使用，减少医疗资源的浪费，提高医疗效率，如图 6-15 所示。

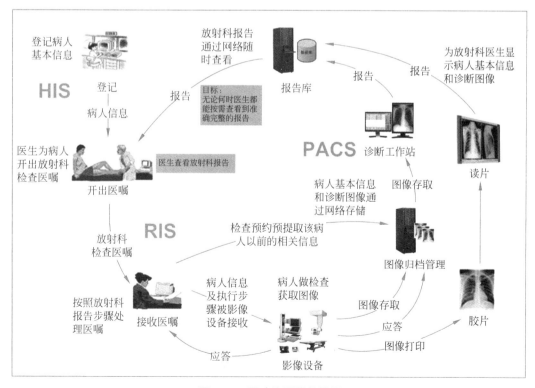

图 6-15　医疗资源优化配置

（2）临床决策支持：人工智能可以辅助医生在治疗过程中做出更科学的决策。通过实时分析患者的健康数据，人工智能能够为医生提供基于大量临床数据的决策建议，减少医疗决策中的主观性，提高治疗的精准度。例如，人工智能可以根据患者的基因数据和病历，推荐最合适的药物和治疗方案，避免错误用药和治疗失败。

（3）健康管理与疾病预防：人工智能不仅仅是在疾病发生后的治疗中发挥作用，还可以在健康管理和疾病预防中发挥重要作用。通过对 EHR 数据的分析，人工智能可以识别患者的健康风险，建议患者进行定期体检或调整生活方式，帮助早期发现疾病风险，减少慢性病的发生。

EHR 作为医疗信息化的重要组成部分，为人工智能在医疗领域的应用提供了坚实的数据基础。通过对 EHR 数据的深度挖掘和分析，人工智能可以在多个方面提升医疗服务的质量和效率。无论是健康预测、个性化治疗，还是公共卫生预警，人工智能都能为医疗行业带来显著的变革。随着人工智能技术的不断发展和 EHR 系统的不断完善，未来的医疗系统将更加智能化和个性化，极大地提升全球医疗健康水平。

6.3.2　人工智能与流行病学

流行病学是研究疾病在群体中分布、传播模式及其影响因素的科学，它在公共卫生管理、传染病控制、健康政策制定等方面发挥着至关重要的作用。近年来，随着人工智能（AI）技术的快速发展，其在流行病学中的应用也逐步扩大。通过人工智能对海量健康数据的分析和处理，流行病学家可以更快速、准确地发现疾病传播趋势，做出科学的公共卫生决策，从而更有效地控制疫情，减少对社会的影响。以下是人工智能在流行病学中几项主要贡献。

1. 疫情监测和早期预警

人工智能在流行病学中的首要贡献之一是疾病的监测和早期预警。通过对来自医院、诊所和卫生机构的电子健康记录、实时数据、环境数据、社交媒体信息等多种数据源的监测和分析，人工智能可以在疾病暴发的早期就检测出潜在的疫情。利用机器学习和自然语言处理技术，人工智能能够分析数以百万计的医疗报告、新闻报道、社交媒体动态等信息，识别出与特定疾病或症状相关的内容。人工智能可以基于历史流行病学数据建立传染病预测模型，从而在传染病暴发之前发出预警。

例如，人工智能系统 BlueDot 通过对全球多个数据源的分析，在 2019 年新冠病毒感染的早期，便检测到了异常的疫情信号并向相关部门发出警报，比世界卫生组织（WHO）正式发出疫情警报早了整整 9 天。

2. 疾病检测与诊断辅助

人工智能在疾病检测和诊断方面也起到了重要的辅助作用。传统的疾病检测方法可能需要较长时间才能得到结果，而人工智能技术可以通过图像识别、语音处理等方法快速分析病人样本，提高诊断效率。尤其是在传染病暴发期间，高效的检测手段对快速识别和隔离感染者至关重要。

例如，人工智能算法可以分析胸部 CT 扫描图像，从中检测出早期的新冠病毒迹象，这种图像分析方法相较人工检测更加快速。例如，2020 年发表在《自然·通讯》杂志上清华大学和华中理工大学的一篇文章，报告了一种基于 CT 图像的快速新冠检测系统，在和 5 位专业医师的对比实验中，人工智能不仅在精度上超过了所有医师，在速度上也快了两个数量级。图 6-16 所示为人工智能与人类医师在对比验证中，人工智能和人类医师出错的例子。

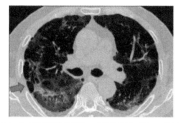
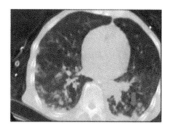

(a) 人类医师出错：COVID-19→CAP　　(b) 人类医师出错：influenza→COVID-19

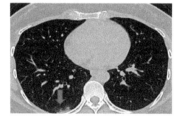
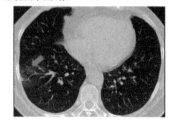

(c) AI出错：COVID-19→CAP　　　　　(d) AI出错：CAP→COVID-19

图 6-16　人工智能与人类医师在对比验证中，人工智能和人类医师出错的例子

3. 加速疫苗研发

人工智能还在疫苗和药物的研发过程中起到了加速作用。疫苗和药物研发通常是一个时间长、成本高的过程，但在疫情暴发期间快速研发有效的治疗手段至关重要。人工智能可以通过对蛋白质结构、基因组数据进行分析，帮助科学家发现潜在的药物靶点，从而缩短研发时间。

在新冠肺炎的疫苗研发过程中，人工智能技术被用来分析病毒的结构和基因信息，快速预测哪些蛋白质可能对免疫反应至关重要，从而确定疫苗的靶点。人工智能还可以通过模拟药物分子的作用方式，筛选出可能对病毒有抑制效果的化合物，减少实验室测试的工作量。此外，人工智能在优化药物剂量、制定个性化治疗方案等方面也有广泛应用。

4. 疫情传播模式分析与模拟

疫情的传播模式往往受到多个因素的影响，如地理位置、人口密度、社会活动、气候条件等。人工智能通过对这些因素的分析，能够生成更精确的传播模型。

2022 年 6 月，美国麻省理工学院和哈佛大学的科学家设计了一种称为"贝叶斯逻辑回归"的机器学习模型来预测不同类型新冠病毒的传染性。模型以基因序列的变异情况作为输入，同时将地区和时段作为条件变量，预测 3000 类病毒的传播速度。模型训练完成以后，可以得到每种病毒的增长率，也可以得到每个基因位变异的重要性。图 6-17 中的红色圆圈是贝叶斯逻辑回归模型发现的和传染性相关的变异点。

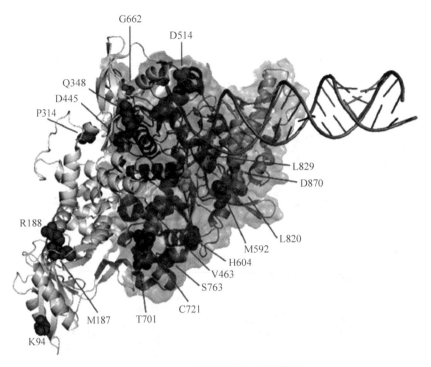

图 6-17　贝叶斯逻辑回归模型预测

5. 帮助制定公共卫生政策

在流行病学领域，人工智能不仅可以分析当前的疫情数据，还可以模拟不同的公共卫生政策对疫情的影响，帮助决策者制定更有效的防控措施。例如，人工智能可以通过建模，模拟疫苗接种率、社交限制措施、隔离政策等因素的变化对疫情传播的影响，从而为政策的调整提供科学依据。

人工智能的预测和分析可以帮助政策制定者了解不同干预措施的效果，评估政策实施的可行性，优化资源分配。例如，人工智能可以预测在特定区域加大疫苗接种力度的效果，从而使有限的疫苗资源得到最佳利用，保护更多人群免受感染。此外，人工智能还可以实时追踪政策执行效果，帮助政府根据疫情动态做出相应调整。

《科学进展》杂志在 2020 年 12 月发表了一篇文章，分析了美国在 2020 年 3 月 15 日—5 月 3 日所采取的疫情控制政策的结果，如图 6-18 所示。他们发现，如果政府的应对措施能早 1 周 ~2 周，也许很多悲剧都可以避免。

大数据是现代医学的基础特征，人工智能在医疗大数据时代正在大显身手。可以预期，未来关于个人和整个社会的数据会越来越丰富，人工智能可以从中发现更多有价值的规律，帮助我们发现疾病出现的蛛丝马迹，早防早治。同时，人工智能可以帮助我们设计更有效的治疗方法，阻断疾病传播。医疗领域的人工智能系统甚至可以与其他人工智能系统对接，统筹调度，建立更完善、智能的医疗健康体系。另一个重要问题是如何将我们现有的医学知识（如医疗指导手册）与大数据相结合，构建知识-数据相互配合的智能系统，提高各种决策系统的能力。

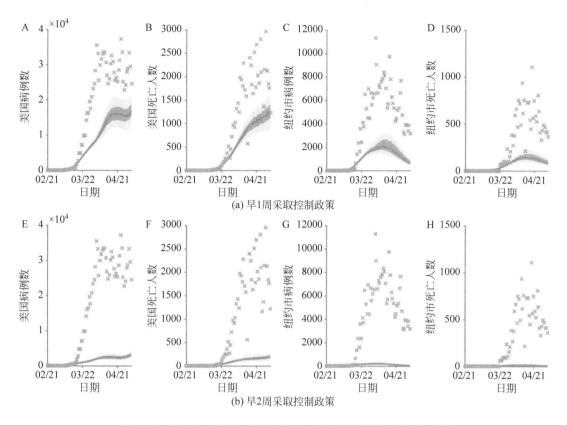

图 6-18 美国在 2020 年 3 月 15 日—5 月 3 日疫情控制结果分析

6.4 大模型与医疗健康

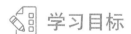 学习目标

知识目标：

（1）掌握大语言模型（如 ChatGPT）和生成式人工智能（如视频生成工具）的基本原理、技术特点和应用领域；

（2）熟悉大模型在患者支持与个性化健康沟通中的应用；

（3）了解大模型如何为患者提供预约安排、服药提醒、常见疾病信息查询等服务；

（4）了解大模型在医疗健康领域中的最新进展和潜在影响。

能力目标：

（1）能够指导患者使用大模型技术或工具，提高患者体验感和满意度；

（2）能够熟练地使用大模型工具，快速获取并分析医学数据，为临床决策提供支持；

（3）能够依据大模型提供的诊疗建议，结合患者实际情况，制订个性化的治疗方案。

素质目标：

（1）具有一定的创新意识和批判性思维能力；

（2）具有一定的伦理意识和社会责任感，确保大模型技术的应用符合伦理规范和社会价值；

（3）具有一定的社会责任感与使命感，在推动大模型与医疗健康结合方面发挥作用。

 重点难点

重点：大语言模型与生成式人工智能的基本原理，大模型在患者支持与个性化健康沟通中的应用，大模型在医疗健康领域的最新进展。

难点：大模型技术的熟练应用，个性化治疗方案的制定，伦理规范与社会价值。

音频：典
型案例6.4

典型案例

近年来，大模型技术（如 GPT 系列）在医疗健康领域展现出巨大潜力。以某医疗平台为例，其引入了一款基于大模型的智能诊断系统。该系统通过学习海量的医学文献和病例数据，能够模拟医生的诊断思维，对患者病情进行初步分析和判断。在实际应用中，患者可通过平台输入症状描述，系统即刻给出可能的疾病类型、建议的检查项目和初步的治疗方案，极大地提高了诊断效率和患者就医体验。

针对以上案例请思考：

（1）相较传统医疗诊断方式，基于大模型的智能诊断系统有哪些显著优势？

（2）结合本案例，你认为大模型技术在医疗健康服务领域还有哪些创新应用的可能性？

 关键词汇

大语言模型　生成式人工智能　临床决策支持　虚拟现实

知识准备

大语言模型（如 ChatGPT）和其他生成式人工智能（如 Sora 等视频生成工具）在医疗健康领域正在引发一场新的革命。虽然目前这场革命所造成的影响还有待评估，但可以确定的是大模型将极大改变当前的医疗模式。

6.4.1　患者支持与个性化健康沟通

大语言模型（large language models，LLMs）在患者沟通方面表现出色。ChatGPT 和类似的人工智能助手可以为患者提供预约安排、服药提醒和常见疾病信息查询等服务，提高患者的体验感和满意度。特别有意义的是，LLMs 通过处理患者历史记录和相关信息，可以更准确地回答患者的健康疑问，从而提高医疗服务质量。

视频生成模型也在这个方向上提供了更多可能性。通过视频生成技术，医疗机构能够为患者制作个性化的健康教育视频。这些视频可以根据患者的特定需求量身定制，解释复杂的医学术语或手术流程，从而提高患者的健康素养。这种视频形式对学习障碍患者和年长患者尤其有效，他们可以通过视觉化的展示，更好地理解治疗方案。

6.4.2　临床决策支持

大语言模型在临床决策中被广泛应用。ChatGPT 等模型能够快速处理并分析大量医学数据，帮助医生进行诊断、选择合适的治疗方案并了解最新的医学进展。不仅如此，它还可以实时分析患者数据，提供个性化、前瞻性的诊疗建议，减少误诊。

2023 年 4 月发表在《美国医学信息学会杂志》上的一篇论文，调查了医生对 ChatGPT 生成的诊疗建议的评价，如图 6-19 所示。他们用人类医生和 ChatGPT 分别生成了 29 个和 36 个诊疗建议，结果发现被评价最高的 20 个建议中，有 9 个是 ChatGPT 生成的。研究者发现，ChatGPT 生成的建议经常有很独特的视角，在可理解性、相关性、可用性方面都有较高的得分，但还需要人来进一步优化。

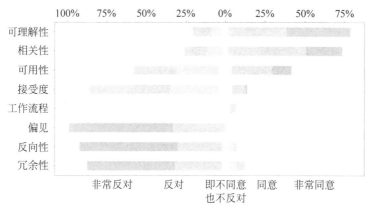

图 6-19　医生对 ChatGPT 生成的诊疗建议的评价调查

值得说明的是，ChatGPT 不仅可以以文字的方式与医生交流，辅助医疗决策，还可以直接读取医学影像图片，以提高决策精度。图 6-20 所示为利用 GPT-4 进行多模态医疗决策的例子。医生上传了一张脑部 CT 图片，并描述了病人的症状：视力模糊，并问 GPT，有可能是什么癌症？ GPT 进行了分析，认为有可能是胶质母细胞瘤，同时也建议应做进一步病理检测才能确定。

6.4.3　大模型辅助工具

大模型技术可以为残障人士提供辅助。典型的如 OpenAI 的 GPT-4o，通过流畅的语音和视觉能力，可以帮助视力缺陷或听障人士提供各种服务。

图 6-21 所示为一位盲人用手机中的 GPT-4o 导航，GPT-4o 可以实时观察周围的场景，通过语音将看到的播报出来，就像一双电子眼睛，极大方便了视障人士的出行。类似的技术也可以帮助听障人士将听到的声音生成文字或手语，或帮助失语病人将口唇运动还原成声音。

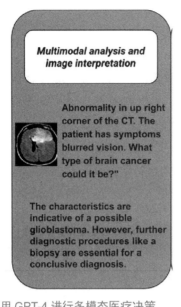

用户提问

GPT回答

图 6-20　利用 GPT-4 进行多模态医疗决策

图 6-21　一位盲人用手机中的 GPT-4o 导航

医用大模型的应用

6.4.4　医学研究与教学

　　大语言模型和视频生成模型也在推动医学研究。研究人员可以使用 ChatGPT 帮助快速查找相关的文献综述和数据分析，从而节省大量的研究时间并提高研究效率。ChatGPT 可以作为助教，帮助学生自学医学知识、评估学习结果、查找教学案例。视频生成模型可以制作虚拟实验视频，展示特定医学实验的步骤。这种视频化的展示不仅便于医学生学习，也有助于远程教育和在线培训，为那些难以获得实验机会的学员提供学习资源。

　　在实验室中，通过虚拟现实头戴设备和交互式手术台，如图 6-22 所示，允许学生在模拟的手术环境中进行实践操作。中央的全息投影展示了人体解剖结构，为学生提供了直观的解剖学参考。这种高科技教学环境旨在通过模拟真实的手术场景，提高学生的手术技能和团队协作能力，为未来的临床实践打下坚实基础。但它们无法完全复制实际操作中的触觉反馈和复杂性，可能限制学生获得全面的手术技能。

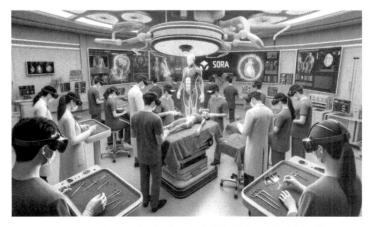

图 6-22　将 Sora 与虚拟现实技术相结合进行医疗教学

通过高科技互动设备提供沉浸式学习体验，以全息投影展示了人体解剖结构，如图 6-23 所示，周围配备多个触摸屏工作站，供学生进行互动学习和模拟操作。实验室的设计包括模拟人体各大系统的区域，如运动系统、循环系统、神经系统等，每个区域都有相应的模型和信息展示。允许学生在虚拟环境中进行解剖学习、手术模拟和病例分析，增强了实践技能和理论知识的结合，为医学教育提供了一个现代化、高科技的学习平台。但它无法完全模拟实际操作中的物理触感和复杂性。学生可能缺乏实际操作经验，这在某些需要精细手工技能的医学领域可能是一个缺点。

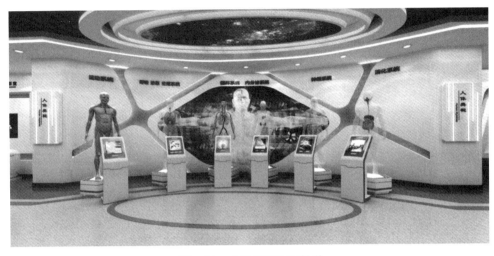

图 6-23　全息投影仿真教学

在医学影像教育培训领域，人工智能医学影像培训系统（图 6-24）通过整合理论授课、实战操作和互动交流，系统性地培训学员掌握医学影像人工智能的基础理论、技能应用与实战能力，使学员能够在保护数据安全的前提下，准确可靠地进行医学影像诊断，并通过专家指导和案例分析不断提升专业水平。但依旧缺乏高质量、大规模的医疗影像数据，可能影响培训效果和模型性能的提升。

H5 交互 -
口腔解剖
3D 可交互
实训系统

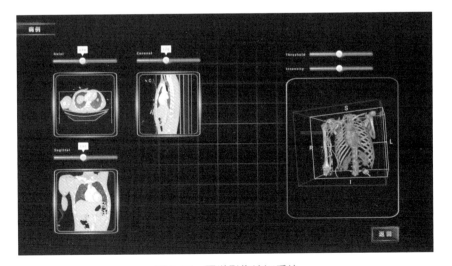

H5 交互 -
皮肤解剖
拼图游戏

图 6-24　医学影像培训系统

人工智能在手术模拟训练、智能辅助训练等方面也有很多应用，某高校与企业合作研发辅助手术进针练习系统，如图 6-25 所示，依赖人工智能算法、虚拟现实技术和力反馈机制，共同创造了一个高度逼真的虚拟手术环境，使操作者能够感受到真实手术中的触觉反馈和视觉体验。由于模拟真实感有限、算法偏差等问题，仍无法完全复制人体组织的复杂性和多样性对未来的研究提出挑战。

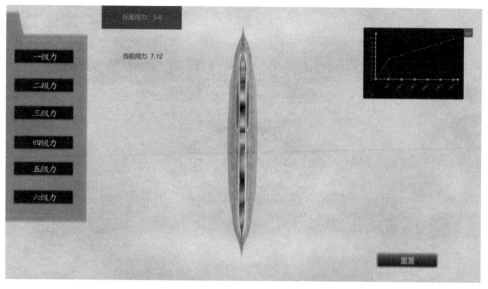

图 6-25　人工智能辅助手术进针练习

大模型技术方兴未艾，可以预期的是，随着大模型技术的发展，它会给医疗健康领域带来阶跃性进步。这是因为大模型总结了历史上积累的大量医学知识，比任何一位人类医师的经验都要丰富，这对于疾病诊断和治疗至关重要。例如，面对罕见病患者，大语言模型可以及时提醒可能的诊断方向，提示需要进行的检测，并随着证据的增加及时调整方向，直到确诊。这种深入思考的能力和全面判断病情的能力可以大幅减少人类医师主观判断的偏差，避免病情耽误。再如，未来大模型可能利用其强大的推理能力在手术前就推演出各种可能的场景，选择成功率最大的手术方案，甚至直接操作手术器械完成手术，极大提高手术的速度和安全性。

以上讨论了人工智能技术在医疗健康领域的应用前景。我们首先讨论了人工智能在基础研究领域的推动作用，特别讨论了在生物分子作用机制和基因组学上的革命性进展。这些成果在不久的将来会逐渐渗透到医疗健康领域，颠覆现有的医疗模式，推动我们进入预防性医疗、精准医疗、个性化医疗的新时代。我们讨论了人工智能推动新医疗手段的创新，集中讨论了人工智能在癌症疫苗试制和精密医疗设备上的应用。在人工智能的驱动下，未来会有更多强大的医疗手段被开发出来，现在看起来的很多不治之症将得到解决。其次，我们还讨论了人工智能与医疗大数据结合产生的强大推动力，特别是在 EHR 大数据分析和流行病学方面的巨大潜力。我们讨论了最近兴起的大模型技术，目前这一技术已经应用到医疗健康领域，但还很有限。大模型作为学习了大量医学知识的大脑，可能已经超过了任何一位人类专家。经过合理设计，大模型技术未来必然会对医疗模式产生颠覆性变革。最后，我们讨论了人工智能技术应用于医疗健康领域可能带来的伦理风险。然而，这些风险并不是拒绝人工智能的理由，而要以发展的眼光去对待，在技术进步和社会规范多个方面寻找合理的解决方案。可以相信，未来人工智能在医疗健康领域必将发挥越来越重要的作用，推动人类社会进入全民健康的新时代。

H5 交互 - 大模型与医疗健康主题互动研讨

📖 任务训练：人工智能在医疗领域的应用现场观摩

1. 任务目标

通过实地观摩与互动体验，直观感受人工智能在医疗领域的广泛应用及其重要性，深入了解人工智能融入医院服务的各个流程，体验人工智能在接诊、诊断、治疗到患者管理等各个环节的应用场景。

2. 任务准备

（1）选择观摩地点：与当地知名医院、医疗科技公司或医学评价中心等合作，确定观摩地点，确保能够较全面展示人工智能在医疗领域的应用，也可以选择校内智慧医疗实训中心。

（2）安全教育：提前对学生进行安全教育，确保观摩过程中的安全。

3. 任务实施

（1）实地观摩：组织学生前往医院、公司或实训中心，实地观摩人工智能在医疗领域的应用，如智能导医、智能诊断系统、手术机器人、远程医疗、智慧问诊等。

（2）互动体验：鼓励学生参与互动体验，如尝试使用智能医疗设备、与医疗机器人进行简单交流与互动等。

（3）专家讲解：邀请医院或公司的专家进行现场讲解，介绍人工智能在医疗领域的应用原理、优势及未来发展趋势。

4. 评价考核

（1）观摩报告（60%）：要求学生撰写观摩报告，详细记录观摩过程中的所见所闻，以及个人感悟和收获。

（2）小组讨论（20%）：进行小组讨论，分享各自在观摩过程中的发现和思考，促进思想碰撞和知识共享。

（3）教师评价（20%）：根据观摩报告和小组讨论情况，对学生的学习成果进行评价，给出相应的成绩和反馈。

5. 注意事项

（1）遵守规定：严格遵守医院、公司或实训中心的规章制度，尊重医护人员和患者。

（2）安全第一：注意个人安全，不随意触碰医疗设备，遵循安全操作规范。

（3）积极互动：鼓励学生积极参与互动体验，与专家进行沟通交流，提出自己的问题和见解。

🔬 模块小结

1. 内容概述

本模块深入探讨了人工智能在健康产业中的广泛应用及其发展潜力。从人工智能与早期疾病筛查及预测、个性化医疗、精准医学、公共卫生系统优化，到人工智能与医学交叉领域的研究前沿，我们全面了解了人工智能技术如何助力健康服务的提升和医疗体系的变革。具体涵盖了癌症早期筛查、慢性病预测、亚健康检测、个性化药物筛选、治疗方案推荐、中医体质分析、个人健康助理、精准诊断、基因信息分析、公共卫生政策制定与评估、传染病监测与预警、防控策略效果预测，以及人工智能在免疫疗法、基因疗法和新药研发等前沿领域的应用。

2. 应用场景与案例总结

（1）早期疾病筛查及预测：人工智能通过分析医学影像数据，成功在癌症早期筛查中取得显著效果，提高了疾病的早期发现率。

（2）个性化医疗：基于患者基因信息和病情，人工智能为每位患者提供了个性化的药物筛选和治疗方案，实现了精准医疗。

（3）精准医学：人工智能在病理诊断、影像诊断等领域的广泛应用，提高了诊断的准确率和效率，为患者提供了更加精准的治疗。

（4）公共卫生系统优化：人工智能在传染病监测、溯源和预警方面的应用，有效助力了公共卫生政策的制定与评估，为疫情防控提供了有力支持。

（5）医学交叉领域的研究前沿：人工智能与免疫疗法、基因疗法的结合，以及在新药研发中的应用，为医学领域带来了革命性的突破。

3. 学习思考与未来展望

（1）学习思考：通过本模块的学习，深刻认识人工智能在健康产业中的重要作用。然而，人工智能技术的发展也带来了数据隐私、伦理道德等问题，需要深入思考并寻求解决方案。

（2）未来展望：随着人工智能技术的不断进步和医疗数据的日益丰富，人工智能在健康产业中的应用将更加广泛且深入。未来，人工智能有望进一步提高疾病诊断的准确率，优化治疗方案，实现更加个性化的医疗服务。同时，人工智能与医学交叉领域的研究将不断突破，为攻克疾病难题提供新的思路和方法。

📋 习题思考

1. 单项选择题

（1）人工智能在基因组学中的主要应用不包括（　　　）。

　　A. 基因序列变异检测　　　　　　B. 基因 - 疾病关联分析

　　C. 基因编辑技术　　　　　　　　D. 基因组宽关联分析（GWA）

　　E. 基因表达调控研究

（2）脑机接口技术在医疗健康领域的主要应用不包括（　　）。

A. 帮助瘫痪患者恢复运动能力　　　　B. 作为沟通工具帮助失语患者表达

C. 直接治愈神经退行性疾病　　　　　D. 辅助中风病人恢复

E. 提升患者生活质量

（3）电子健康记录分析在医疗中的主要作用不包括（　　）。

A. 预测病人健康状况　　　　　　　　B. 发现有效治疗方法

C. 替代医生进行手术　　　　　　　　D. 公共卫生事件预警

E. 优化医疗资源配置

（4）人工智能在流行病学中的主要贡献不包括（　　）。

A. 疫情监测和早期预警　　　　　　　B. 疾病检测与诊断辅助

C. 提高疫苗接种率　　　　　　　　　D. 加速疫苗研发

E. 疫情传播模式分析与模拟

（5）大语言模型在医疗健康领域的主要应用不包括（　　）。

A. 患者预约安排　　　　　　　　　　B. 服药提醒

C. 手术操作　　　　　　　　　　　　D. 常见疾病信息查询

E. 提供个性化健康建议

（6）视频生成模型在医疗健康领域的主要应用不包括（　　）。

A. 制作个性化健康教育视频　　　　　B. 进行远程手术

C. 解释复杂医学术语　　　　　　　　D. 辅助视障人士出行

E. 展示医学实验步骤

（7）以下选项中不是人工智能在医疗决策支持中的挑战的是（　　）。

A. 缺乏可解释性　　　　　　　　　　B. 数据隐私保护

C. 提高诊断准确性　　　　　　　　　D. 归责问题

E. 计算资源消耗

（8）以下选项中不是人工智能在公共卫生事件预警中的作用的是（　　）。

A. 分析社交媒体信息　　　　　　　　B. 监测医院患者就诊记录

C. 预测股票价格　　　　　　　　　　D. 实时监测疾病传播趋势

E. 提供早期警报

（9）以下选项中不是人工智能在医学研究与教学中的作用的是（　　）。

A. 快速查找相关文献综述　　　　　　B. 制作虚拟实验视频

C. 评估学生学习结果　　　　　　　　D. 代替医生进行手术

E. 帮助学生自学医学知识

（10）人工智能在医疗大数据分析中面临的主要挑战不包括（　　）。

A. 数据隐私保护　　　　　　　　　　B. 数据标准化

C. 数据质量控制　　　　　　　　　　D. 数据存储成本

E. 数据来源单一

2. 论述题

（1）探讨人工智能在公共卫生事件预警中的作用，并分析其对公共卫生政策制定的影响。

（2）分析人工智能在医疗大数据分析中的优势与局限性，并探讨如何克服这些局限性。

H5 交互 -
模块 6 智
能测评

参 考 文 献

[1] 王东，马少平．图解人工智能 [M]．北京：清华大学出版社，2023．

[2] Wang M, Deng W. Deep face recognition: A survey[J]. Neurocomputing, 2021, 429: 215-244.

[3] Hangle Hu, Chunlei Cheng, Qing Ye, et al.. Enhancing traditional Chinese medicine diagnostics: Integrating ontological knowledge for multi-label symptom entity classification[J]. Mathematical Biosciences and Engineering, 2024, 21 (1).

[4] Chandak P, Huang K & Zitnik, M. Building a knowledge graph to enable precision medicine[J/OL]. Sci Data, 2023. https://doi.org/10. 1038/s41597-023-01960-3.

[5] Omran, Esraa & Nelson, David & Roumani, Ali. A Comparative Study to the Semantics of Ontology Chain-Based Data Access Control versus Conventional Methods in Healthcare Applications[J/OL]. Computer and Information Science, 2017. 10.1.10.5539/cis. v10n4p1.

[6] Becker AS, Mueller M, Stoffel E, et al.. Classification of breast cancer in ultrasound imaging using a generic deep learning analysis software: a pilot study[J]. Br J Radiol, 2018 (9): 1083.

[7] 杨胜利，赵杰．中国智能医学 [M]．郑州：河南科学技术出版社，2022．

[8] 沈剑峰．人工智能赋能健康中国 [M]．北京：中共中央党校出版社，2024．

[9] 洪林松．机器学习技术与实战：医学大数据深度应用 [M]．北京：机械工业出版社，2018．

[10] 万学红，卢雪峰．诊断学 [M]．北京：人民卫生出版社，2024．

[11] 付赛际，田英杰．医疗大数据与机器学习 [M]．北京：清华大学出版社，2023．

[12] 彼得·李，凯丽·戈德伯格，伊萨克·科恩．超越想象的 GPT 医疗 [M]．芦义，译．杭州：浙江科学技术出版社，2023．

[13] 机器人，AI 添翼医疗发展非侵入式手术时代将来临 [J]．智慧健康，2019（14）：61．

[14] 黄沙，何哲浩，王志田，等．人工智能时代机器人外科诊疗进展及展望 [J]．中国胸心血管外科临床，2019，26（3）：197-202．

[15] 朱捷，沈诞，刘启明，等．混合现实平台远程协作机器人微创手术 1 例报告 [J]．微创泌尿外科，2018，7（4）：278-281．

[16] Romina P, Pietro M, Guido P J L L . Technical skill assessment in minimally invasive surgery using artificial intelligence: a systematic review[J]. Surgical Endoscopy, 2023, 37 (10): 7412-7424.

[17] 中国医疗保健国际交流促进会胸外科分会．人工智能一体化三维重建应用于胸外科的中国专家共识．中国胸心血管外科临床，2023，30（5）：641-646．

[18] Lu L, Liu Y, Wang Y, et al.. Deep learning-based three-dimensional reconstruction for lung nodule detection and segmentation in CT images[J]. IEEE Transactions on Medical Imaging, 2021, 40 (11): 3136-3147.

[19] Ardila D, Kiraly A P, Bharadwaj S, et al.. End-to-end lung cancer screening with three-dimensional deep learning on low-dose chest CTs[J]. Nature Medicine, 2019, 25 (6): 954-961.

[20] 张宇波，谢晓东，赵鹏，等．三维重建在腹腔镜肝癌肝切除术中应用价值的 Meta 分析 [J]．中华肝脏外科手术学，2021（3）：263-268．

[21] 张雄杰．三维重建联合腹腔镜行肝精准切除治疗原发性肝癌疗效 [J]．中国现代普通外科进展，2019（10）：781-784．

[22] 梁霄．肝脏三维重建技术在腹腔镜肝切除术中的应用价值 [J]．中华消化外科，2019（5）：439-446．

[23] 李荣，孟晶，赵若春，等．2022 年新药研发发展态势 [J]．生命科学，2023，35（1）：80-87．

[24] 徐萍，许丽，杨若南，等．新药研发发展态势分析 [J]．中国科学院院刊，2024，39（5）：821-831．

[25] 孙雅婧，李春漾，曾筱茜．人工智能在新药研发领域中的应用 [J]．中国医药导报，2019，16（33）：162-166．

[26] 刘润哲，宋俊科，刘艾林，等．人工智能在基于配体和受体结构的药物筛选中的应用进展 [J]．药学

学报，2021，56（8）：2136-2145.

[27] 言方荣．人工智能在生物医药领域中的应用和进展 [J]. 中国药科大学学报，2023，54（3）：261-268.

[28] 许明．浅析人工智能在医学诊断和治疗中的应用 [J]. 介入放射学，2023，32（5）：524.

[29] 黄芳，杨红飞，朱迅．人工智能在新药发现中的应用进展 [J]. 药学进展，2021，45（7）：502-511.

[30] 肖非易，李雪，李睿，等．医疗人工智能技术评估与监管的国际经验及启示 [J]. 中国卫生质量管理，2023，30（7）：58-62.

[31] Han R, Yoon H, Kim G, et al.. Revolutionizing medicinal chemistry: The application of Artificial intelligence (AI) in Early Drug Discovery[J]. Pharmaceuticals, 2023, 16 (9): 1259.

[32] Yang, X. The applications of artificial intelligence in personalized medicine[J]. Applied and Computational Engineering. 2024, 71, 47-51.

[33] Schöning V, Khurana A, Karolak A. Editorial: Spotlight on artificial intelligence in experimental pharmacology and drug discovery[J]. Front. Pharmacol. 2023, 14: 1261141.

[34] 王东，利节，许莎．人工智能 [M]. 北京：清华大学出版社，2019.

[35] 曾迎春，曾玲晖．健康老龄化视域下智慧康养元宇宙的应用现状，挑战与对策 [J]. 护理学报，2023，30（14）：70-73.

[36] 陈沁，张军，杨冰香，等．国内外智慧护理服务模式的研究进展 [J]. 护理学报，2024，31（17）：17-21.

[37] 李智华，林于凯．人工智能应用与医院创新发展的研究 [J]. 中国卫生标准管理，2024，15（16）：19-22.

[38] 陈志平，孔蕴源，刘东丽．基于 5G+ 大数据的智能化助老助残就医大健康服务平台应用与研究 [J]. 江西科学，2024，42（04）：906-911.

[39] 王旭旭，刘雅丽．人工智能在护理领域的伦理风险研究进展 [J]. 护理研究，2024，38（14）：2567-2569.

[40] 陈冠林．人工智能缓解老年人孤独感的实践优势、冲突与优化 [J]. 中国老年学，2024，44（14）：3578-3583.

[41] 胡春雨，陈宗涛．真实世界数据和人工智能技术助力健康风险评估与管理 [J]. 健康体检与管理，2024，5（3）：308-312.

[42] 艾雨兵，何建荣．人工智能赋能养老服务场景应用研究 [J]. 科技视界，2024，14（9）：54-58.

[43] 罗山，刘继红．人工智能在养老护理中的应用与展望 [J]. 攀枝花学院学报，2024，41（3）：26-33.

[44] 钱娱．护理机器人的功能与应用 [J]. 当代护士（下旬刊），2024，31（4）：19-23.

[45] 才艳雪，左川，葛思彤，等．基于人工智能技术辅助老年失能患者的康复护理研究 [J]. 反射疗法与康复医学，2024，5（6）：103-107.

[46] 程洪，胡秀英．护理智能化催生康养新模式 [J]. 经济，2024（Z1）：20-23.

[47] 王晓萌．智能传播时代社交机器人在老年健康护理中的应用风险 [J]. 科技传播，2024，16（1）：15-18.

[48] 陈爱华．关于老龄化社会发展人工智能的几点思考 [C]. 中国老年学和老年医学学会 2023 年学术大会论文集，2023：5.

[49] 王娟娟，薛召，马锋，等．护理机器人的临床应用研究进展 [J]. 护理学报，2023，30（2）：39-43.

[50] 张容南．AI 护理机器人能够替代人类护理者吗？——来自关怀伦理学的建议 [J]. 哲学分析，2022，13（6）：98-109，192.

[51] 黎文娟，马泽洋，曾磊，等．国内外医疗机器人发展现状及趋势 [J]. 机器人产业，2022（6）：72-86.

[52] 陈俊任，曾瑜，张超，等．人工智能医学应用的文献传播的可视化研究 [J]. 中国循证医学，2021，21（8）：973-979.

[53] 赵显鹏．机器学习在医疗健康数据分析中的应用 [J]. 电子世界，2020（18）.

[54] 刘伯炎，王群，徐俐颖，等．人工智能技术在医药研发中的应用 [J]. 中国新药，2020，29（17）：1979-1986.

[55] 朱森华，章桦．人工智能技术在医学影像产业的应用与思考 [J]. 人工智能，2020（3）.

[56] 费文敏，李承旭，韩洋，等．人工智能在皮肤病诊断和评估中的作用 [J]. 中国数字医学，2021，

16（2）：1-6，11.

[57] 朱佳佳，徐杨．人工智能在医疗健康领域的应用研究 [J]．信息通信技术与政策，2018（4）．

[58] 冯筠，邢嘉琪，赵艾琦，等．人工智能在基础教育教学应用综述 [J]．计算机技术与发展，2021，31（2）：1-7.

[59] 郭正龙．医学影像技术的发展趋势：AI 辅助诊断和虚拟实境的融合 [EB/OL]．[2024-8-8]．https://web.cmc.hebtv.com/cms/rmt0336/0/0rmhlm/sydw/hbgbdsb/xfq/11580501.shtml

[60] 郑可国．医学影像学 [M]．北京：人民卫生出版社，2019.

[61] Junde Wu, Jiayuan Zhu, Yunli. Medical graph RAG: Towards safe medical large language model via graph retrieval-augmented generation. University of Oxford[J], 2024.

[62] Muskaan Jain, Disha Sheshanaraya, Srinivasan Parthiban. HeCiX: Integrating knowledge graphs and largelanguage models for biomedical research[j]. Prerana Sanjay Kulkarni, 202407.14030.

[63] Jacobsen S, Wood J, Knutti D, et al.. Utah/MIT dexterous hand: Work in progress[J]. The International Journal of Robotics Research, 1984, 3 (4): 21-50.

[64] Liu H, Butterfass J, Knoch S, et al.. A new control strategy for DLR's multisensory Articulated hand[J]. Control Systems, 1999, 19 (2): 47-54.

[65] Cameron S. Enhancing GJK: Computing mini-mum and penetration distances between convex polyhedra[C]. IEEE International Conference on Robotics and Automation, 1997: 3112-3117.

[66] 宋歌，王淼，高中宝，等．人工智能语音分析系统在帕金森病诊断中的一项探索性临床研究 [J]．中华老年心脑血管病，2020，22（5）：514-519.

[67] 刘伯炎，王群，徐俐颖，等．人工智能技术在医药研发中的应用 [J]．中国新药，2020（17）．

[68] 梅楠．人工智能技术在医学影像中的应用 [J]．家庭医药，2019（2）：78.

[69] 季冰，刘伶俐．人工智能在医学影像领域的应用与挑战 [J]．中国医学伦理学，2019，32（8）：981-985.

[70] 巩立鑫，黄迪，田接．基于 AI 和医疗大数据的影像组学研究及其临床应用 [J]，中华医学信息导报，2019，34（22）：22.

[71] 赵世华，田捷．人工智能：心血管医学影像突破性发展的必由之路 [J]．中华放射学，2019，53（4）：243-245.

[72] 李坤成．加强人工智能深入学习在医学影像学临床应用领域的研究 [J]．中国医学影像技术，2019，35（12）：1769-1770.

[73] 郎景和．大数据及人工智能时代的医学 [J]．中国妇幼健康研究，2019，30（1）：1-3.

[74] 李华才．略说人工智能在临床医疗应用实践的几点思考 [J]．中国数字医学，2018，13（10）：1.

[75] 于观贞，刘西洋，张彦春，等．人工智能在临床医学中的应用与思考 [J]．第二军医大学学报，2018，39（3）：358-365.

[76] 邓平基，吴静．人工神经网络在临床应用中的伦理思考 [J]．医学与哲学（临床决策论坛版），2009，30（9）：78-80.

[77] 杜燕平，毋建层．流程优化在医院门诊管理中的实践与改进 [J]．现代医院，2020，20（6）：827-829.

[78] 杨榆，刘志敏，浦娟，等．三甲公立医院优化门诊服务流程的研究综述 [J]．中国卫生产业，2019，16（10）：192-194.

[79] 王可欣，焦阳阳，吴子怡，等．公立医院智慧门诊一体化服务平台的探索与实践 [J]．中国医药导报，2023，20（22）：162-166.

[80] 谢梅源，何耀平，张焰林．医院智能分诊系统训练数据自动标注方法研究 [J]．微型电脑应用，2023，39（6）：42-45.

[81] 鲍琪琪，孙超仁．一种应用于智能分诊的改进朴素贝叶斯方法 [J]．现代医院，2024，24（3）：424-427.

[82] 董军，王欣，李军，等．临床决策支持系统的构建与应用 [J]．中国卫生质量管理，2016，23（3）：16-19.

[83] 陈安天，张新庆．医学人工智能辅助诊疗引发的伦理责任问题探讨 [J]．中国医学伦理学，2020，33（7）：803-808.

[84] 叶琳，罗铁清. 医疗数据治理综述 [J]. 计算机时代，2021（5）：10-12.

[85] 张汇哲. 人工智能在医疗领域的发展与挑战探析 [J]. 中国新通信，2019，21（4）：123-124.

[86] 许珏. 医院门诊基于"互联网 +"技术的流程优化与实现路径探索 [J]. 科学与信息化，2024（5）：49-51.

[87] 汤丰榕，张紫君，张新萍，等. 优化互联网医院门诊就医流程的设计与构建 [J]. 现代医院，2023，23（8）：1255-1257，1262.

[88] 李亿娟，陆柳雪，黄秋环，等. 基于互联网技术的远程会诊研究进展 [J]. 河南医学研究，2020，29（18）：3451-3454.

[89] 王禹尧，李礼安，缪家清，等. 某三甲医院互联网医院在线问诊运行现状研究 [J]. 现代医院，2021，21（11）：1770-1772.

[90] 陶博，崔瑾，王胤涛，等. 互联网医院体系中随访业务的应用 [J]. 中国数字医学，2021，16（3）：96-99.

[91] 文茂华，刘益丞，刘超，等. 基于信息技术的"互联网远程医疗健康"服务模式应用 [J]. 科学与信息化，2024（10）：177-179.

[92] 孙倩倩，周守君. 我国远程医疗的现状、问题及发展对策 [J]. 南京医科大学学报（社会科学版），2022，22（1）：25-30.

[93] 王楷，张伟. 远程医疗在应对突发公共医疗卫生事件中的应用探讨 [J]. 数字通信世界，2021（8）：183-184.

[94] 石晶金，胥婷，于广军. 互联网医疗在我国新型冠状病毒感染防控中的探索与实践 [J]. 中国卫生资源，2021，24（2）：208-212.

[95] 左秀然，王家刚，邢福工，等. 抗疫期间武汉火神山医院信息化应急建设经验与做法 [J]. 中国卫生信息管理，2021，18（1）：83-86.

[96] 张曙光，周丽君，姚兵，等. 远程医疗会诊在救治汶川地震伤员中的应用及体会 [J]. 医学研究生学报，2008（8）：855-857.

[97] 吕力军，张然，佟朝霞，等. 人工智能病案质控系统对病案质量和质控效率的影响 [J]. 中国病案，2024，25（5）：8-11.

[98] 史森中，刘洋，周超，等. 基于人工智能病案质控系统质控指标构建及效果评价 [J]. 中国病案，2024，25（3）：19-22.

[99] 蓝淳愉，陈笑泽，杨旭丽，等. 基于人工智能预警建设 VTE 防控体系 [J]. 软件，2021，42（8）：141-143.

[100] 蓝淳愉，曹磊. 基于人工智能的 VTE 管控平台建设 [J]. 中国卫生质量管理，2021，28（6）：79-84.

[101] 朱一新，刘云，王忠民，等. 基于人工智能的 VTE 评估管理平台建设与思考 [J]. 中国数字医学，2021，16（3）：42-46.

[102] 黄晓燕，许媛媛，周帅，等. 上海市级医院静脉血栓栓塞症信息监测平台建设实践 [J]. 中国卫生质量管理，2024，31（6）：5-8.

[103] 侯娜娜，沈亮，陆玉莹，等. 三级公立医院绩效考核背景下病案信息管理系统建设存在的问题与对策研究 [J]. 现代医院，2023，23（5）：717-719，722.

[104] Bigler ED. Neuroimaging as a biomarker in symptom validity and performance validity testing[J]. Brain Imaging Behav. 2015, 9 (3): 421-444.

[105] Lecun Y, Bengio Y, Hinton G. Deep learning [J]. Nature, 2015, 521 (7553): 436-444.

[106] 代顺，张蕾. 个性化冠状动脉 CT 血管造影的应用现状 [J]. 心血管病学进展，2019.

[107] Gudigar A, Nayak S, Samanth J, et al.. Recent trends in Artificial intelligence-assisted coronary atherosclerotic plaque characterization[J]. Int J Environ Res Public Health, 2021.

[108] Papadopoulou SL, Sachpekidis V, Kantartzi V, et al.. Clinical validation of an artificial intelligence-assisted algorithm for automated quantification of left ventricular ejection fraction in real time by a novel handheld ultrasound device[J]. Eur Heart J Digit Health, 2022.

[109] 龚敬，郝雯，彭卫军. 人工智能技术在乳腺影像学诊断中的应用现状与展望 [J]. 肿瘤影像学，2019.

[110] Poirier AC, Riaño Moreno RD, Takaindisa L, et al.. VIDIIA hunter diagnostic platform: a low-cost, smartphone connected, artificial intelligence-assisted COVID-19 rapid diagnostics approved for medical use in the UK[J]. Front Mol Biosci, 2023.

[111] Rohaim MA, Clayton E, Sahin I, et al.. Artificial intelligence-assisted loop mediated isothermal amplification (AI-LAMP) for rapid detection of SARS-CoV-2[J]. Viruses, 2020.

[112] Jiang X, Luo Y, He X, et al.. Development and validation of the diagnostic accuracy of artificial intelligence-assisted ultrasound in the classification of splenic trauma[J]. Ann Transl Med, 2022.

[113] Rahmouni H W, Ky B, Plappert T, et al.. Clinical utility of automated assessment of left ventricular ejection fraction using artificial intelligence-assisted border detection[J]. Am Heart J, 2008.

[114] Siebert JN, Hartley M A, Courvoisier D S, et al.. Deep learning diagnostic and severity-stratification for interstitial lung diseases and chronic obstructive pulmonary disease in digital lung auscultations and ultrasonography: Clinical protocol for an observational case-control study[J]. BMC Pulm Med, 2023.

[115] Motazedian P, Marbach J A, Prosperi-Porta G, et al.. Diagnostic accuracy of point-of-care ultrasound with artificial intelligence-assisted assessment of left ventricular ejection fraction[J]. NPJ Digit Med, 2023.

[116] Huang B, Xia B, Qian J, et al.. Artificial intelligence-assisted ultrasound diagnosis on infant developmental dysplasia of the hip under constrained computational resources[J]. J Ultrasound Med, 2023.

[117] Luo N, Zhong X, Su L, Cheng Z, et al.. Artificial intelligence-assisted dermatology diagnosis: From unimodal to multimodal[J]. Comput Biol Med, 2023.

[118] Kamulegeya L, Bwanika J, Okello M, et al., Using artificial intelligence on dermatology conditions in Uganda: A case for diversity in training data sets for machine learning[J]. Afr Health Sci, 2023.

[119] Rajpurkar P, Lungren M P. The Current and Future State of AI Interpretation of Medical Images[J]. N Engl J Med, 2023.

[120] 张伟. 达芬奇机器人手术系统——原理、系统组成及应用[J]. 中国医疗器械信息，2015，21（3）：24-25，33.

[121] 何少波，刘继超，李伍建，等. 增强现实技术在胫后动脉穿支皮瓣修复下肢软组织缺损中的应用[J]. 中国修复重建外科，2023，37（2）：185-188.

[122] Berger A, Choudhry O J, Kondziolka D. Augmented reality–assisted percutaneous rhizotomy for trigeminal neuralgia[J]. Operative Neurosurgery, 2023, 24 (6): 665-669.

[123] Chopra H, Munjal K, Arora S, et al.. Role of augmented reality in surgery[J]. International Journal of Surgery, 2024, 110 (5): 2526-2528.

[124] Hong-Zhi H, Xiao-Bo F, Zeng-Wu S, et al.. Application and Prospect of Mixed Reality Technology in Medical Field. [J]. Current medical science, 2019, 39 (1): 1-6.

[125] 岐艳芳. 医院病区护理智能化监控系统的研制与开发[D]. 西安：西安电子科技大学，2006.

[126] 朱湘军，彭永坚，任继光，等. 一种基于智慧病房的数据监控方法及装置：202410071072 [P] [2025-4-1].

[127] 杜彬，谈春荣，朱兴广，等. 住院病房中央监护系统的网络布局与维护维修[J]. 中国医学装备，2024，21（1）：214-217.

[128] 赵海鹏. 医院智慧病房建设的设计与实践探索[J]. 中国数字医学，2022，17（5）：16-20.

[129] 琚芬，赵晨光，袁华，等. 脑机接口在康复医学中的应用进展[J]. 中国康复，2017，32（6）：508-511.

[130] 倪国宁，黄琬婷，李根生，等. 下肢外骨骼机器人柔顺特性的研究进展[J]. 生物医学工程学，2019，36（1）：7.

[131] 卢雯，陈湘玉，史冬泉，等. 可穿戴设备在骨科康复护理领域中的应用综述[J]. 医学信息学，2022（3）：43.

[132] 丁逸苇，涂利娟，刘怡希，等. 可穿戴式下肢外骨骼康复机器人研究进展[J]. 机器人，2022，44（5）：11.

[133] 岳寿伟，徐舫舟，任晓民. 脑机接口框架下的人工智能在康复医学领域中的应用[J]. 中国康复医学，

2022，37（11）：1441-1444.

[134] 林金银，陆长峰，李越 . 人工智能在国内外老年护理领域发展情况对比分析及启示 [J]. 医学信息学，2023，44（8）：37-41.

[135] 刘伟，赵潇，傅扬 . 医疗机器人研究、应用现状及发展趋势 [J]. 中国医疗设备，2023，38（12）：170-175.

[136] 冯凯帝，蒿乐乐，李岩琪，等 . 智能化辅助诊疗设备的研究及应用进展 [J]. 中国医学装备，2024，21（2）：184-188.

[137] 徐建光，单春雷，敖丽娟，等 . 虚拟现实技术应用于认知功能康复的专家共识 [J]. 中国康复医学，2024，39（4）：461-470.

[138] Jumper J, Evans R, Pritzel A, et al.. Highly accurate protein structure prediction with AlphaFold[J]. Nature, 2021, 596 (7873): 583-589.

[139] Abramson J, Adler J, Dunger J. et al.. Accurate structure prediction of biomolecular interactions with AlphaFold 3[J]. Nature 630, 493-500 (2024). https://doi.org/10.1038/s41586-024-07487-w.

[140] Yu S, Wu J, Shao Y, et al.. A novel classification framework for genome-wide association study of whole brain MRI images using deep learning[J]. PLOS Computational Biology, 2024, 20 (10): e1012527.

[141] Wang Z, Xie Y. Ji S. Global voxel transformer networks for augmented microscopy[J]. Nat Mach Intell 3, 161-171 (2021).

[142] Richards-Kortum R, Lorenzoni C, Bagnato V S, et al.. Optical imaging for screening and early cancer diagnosis in low-resource settings[J]. Nature Reviews Bioengineering, 2024, 2 (1): 25-43.

[143] Chen X, Wang R, Khalilian-Gourtani A. et al.. A neural speech decoding framework leveraging deep learning and speech synthesis[J]. Nat Mach Intell 6, 467-480，2024.

[144] Suzuki H, Wood R J. Origami-inspired miniature manipulator for teleoperated microsurgery[J]. Nat Mach Intell 2, 437-446 (2020).

[145] Differential effects of intervention timing on COVID-19 spread in the United States[J]. Science Advances, 2020.

[146] Obermeyer F, Jankowiak M, Barkas N, et al.. Analysis of 6. 4 million SARS-CoV-2 genomes identifies mutations associated with fitness[J]. Science, 2022, 376 (6599): 1327-1332.

[147] Cory Stieg, How this Canadian start-up spotted coronavirus before everyone else knew about it[WB], CNBC, 2020/3/6, https://www.cnbc.com/2020/03/03/bluedot-used-artificial-intelligence-to-predict-coronavirus-spread.html.

[148] Jin C, Chen W, Cao Y. et al.. Development and evaluation of an artificial intelligence system for COVID-19 diagnosis[J]. Nat Commun, 2020.

[149] Lee H. The rise of ChatGPT: Exploring its potential in medical education[J]. Anatomical sciences education, 2024, 17 (5): 926-931.

[150] Liu S, Wright A P, Patterson B L, et al.. Using AI-generated suggestions from ChatGPT to optimize clinical decision support[J]. Journal of the American Medical Informatics Association, 2023, 30 (7): 1237-1245.

[151] Hu M, Qian J, Pan S, et al.. Advancing medical imaging with language models: featuring a spotlight on ChatGPT[J]. Physics in Medicine & Biology, 2024, 69 (10): 10TR01.

[152] Waisberg E, Ong J, Masalkhi M, et al.. OpenAI's Sora in ophthalmology: revolutionary generative AI in eye health[J]. Eye, 2024: 1-2.

[153] Mohamed A A, Lucke-Wold B. Text-to-video generative artificial intelligence: Sora in neurosurgery[J]. Neurosurgical Review, 2024, 47 (1): 272.

[154] Khan R A, Jawaid M, Khan A R, et al.. ChatGPT-Reshaping medical education and clinical management[J]. Pakistan journal of medical sciences, 2023, 39 (2): 605.

[155] Rao A, Pang M, Kim J, et al.. Assessing the utility of ChatGPT throughout the entire clinical workflow: Development and usability study[J]. Journal of Medical Internet Research, 2023, 25: e48659.

附录　关键词汇解释

A

人工智能（artificial intelligence，AI），是用计算机模拟人类智能行为的科学，这里的"智能行为"是我们可以观察到的智能的表现，包括感知、动作、推理、学习、规划、决策、想象、创造、情感等。

通用人工智能（artificial general intelligence，AGI），是指具有高效的学习和泛化能力，能够根据所处的复杂动态环境自主产生并完成任务的通用人工智能体。它具备自主的感知、认知、决策、学习、执行和社会协作等能力，且符合人类情感、伦理与道德观念。通用人工智能旨在实现人工智能的广泛应用，能够理解、学习、推理、解决问题、进行创造性思考等，并可以在各种领域和任务中表现出色。

人工智能伦理（AI Ethics），是指在人工智能系统的设计、开发、部署和应用过程中，需要遵循的道德、法律和社会规范。其核心议题包括隐私保护、数据安全、算法公平性、责任归属以及对就业和社会结构的影响。

人工智能生成内容（artificial intelligence generated content，AIGC），是指利用人工智能技术自动生成文本、图像、音频、视频等内容的技术。其特点包括高效性、个性化和可定制化。在健康服务领域，AIGC 可用于医疗知识普及、健康咨询和个性化健康管理。

人工智能素养（artificial intelligence literacy，AI Literacy），是指个体在智能时代应具备的与人工智能相关的知识、技能和态度。其核心内容包括理解人工智能的基本原理和应用场景、批判性评估 AI 技术的能力、与 AI 系统有效协作的能力、在专业领域（如健康服务）中应用 AI 技术的能力。

增强现实（augmented reality，AR），是一种将虚拟信息叠加到现实世界中的技术，用户可通过智能设备（如手机、平板电脑等）感知虚实结合的场景。在医疗领域，AR 技术广泛应用于手术导航、患者教育和康复训练等场景。

智能体（Agent），是指能够感知环境并采取行动以实现特定目标的实体，可以是软件、硬件或系统。其核心特征包括自主性、适应性和交互能力。智能体广泛应用于自动化系统、机器人、虚拟助手等领域。

影像伪影（Artifacts），是指在医学影像中，由于设备性能、操作技术或物理现象等因素导致的非真实影像。伪影可能干扰诊断，需通过技术手段识别和消除。

增材制造（3D 打印）（additive manufacturing，3D Printing），是一种通过逐层添加材料制造三维物体的技术。在健康服务领域，3D 打印广泛应用于个性化医疗器械、康复辅助器具和生物打印等方面。

算法（algorithm），是指解决特定问题的一系列清晰指令，能够对特定输入在有限时间内产生所需输出。其核心特征包括明确性、有限性和有效性。

算法偏见（algorithmic bias），是指由于数据或算法设计问题，导致人工智能系统在决策过程中产生不公平或歧视性结果的现象。

神经网络（artificial neural network，ANN），是一种模仿生物神经网络结构的计算模型，通过调整节点之间的连接关系处理信息。其广泛应用于图像识别、语音识别和自然语言处理等领域，分为浅层和深层神经网络，后者在处理复杂任务时表现更优。

自动编码器（autoencoder），是一种无监督学习的神经网络模型，用于学习数据的有效表示。

人工智能安全（AI security），是指确保人工智能系统在设计、开发和应用过程中安全性和可靠性的技术与方法。

人工智能芯片（AI chip），是指专门设计用于高效执行人工智能计算任务的处理器芯片。

人工智能平台（AI platform），是指提供人工智能开发、部署和管理功能的综合性技术平台。

人工智能加速器（AI accelerator），是指用于加速人工智能计算任务的硬件设备或软件优化技术。

对抗性攻击（adversarial attacks），是指通过精心设计的输入数据欺骗机器学习模型，导致其产生错误输出的技术。

可解释性 AI（explainable AI，XAI），是指通过技术手段使人工智能系统的决策过程更加透明和可理解。

辅助诊断（aided diagnosis，AD），是指利用人工智能和大数据技术分析患者的临床数据、影像资料等信息，为医生提供诊断建议，以提高诊断准确性和效率。

B

大数据（big data），是指规模巨大、类型多样、增长迅速且价值密度低的数据集合。其核心特征包括数据量大（volume）、速度快（velocity）、类型多（variety）、价值密度低（value）和真实性（veracity）。大数据在人工智能模型训练和优化中具有重要作用。

大数据分析（big data analysis），是指对规模巨大、类型多样、增长迅速的数据集合进行分析，以揭示其中的模式、趋势和关联关系，从而提取有价值的信息和知识。其核心特征包括数据量大、速度快、类型多、价值密度低和真实性。在健康服务领域，大数据分析广泛应用于疾病预测、患者行为分析和医疗资源优化等场景。

生物识别技术（biometric recognition technology，BRT），是指通过个体的生理特征（如指纹、面部特征、虹膜等）或行为特征（如步态、声音等）进行身份识别的技术。在健康服务领域，生物识别技术广泛应用于患者身份验证、门禁管理和医疗数据安全等场景。

脑电波控制（brain computer interface control，BCI），是指通过监测和分析个体的脑电波信号，实现与计算机或智能设备交互的技术。在健康服务领域，BCI 技术广泛应用于神经康复、辅助残障人士和脑疾病治疗等场景。

生物信息学（bioinformatics），是指利用计算机科学和信息技术研究生物数据的学科，涵盖生物信息的获取、存储、分析、解释和应用。其广泛应用于基因组学、蛋白质组学和代谢组学等领域，是现代生物学研究的重要工具。

脑机接口（brain machine interface，BCI），是指通过解码大脑的电生理信号，实现大脑与外部设备之间直接信息交换的技术。其广泛应用于医疗康复、辅助残障人士、游戏和人机交互等领域。

区块链（blockchain），是一种基于分布式账本技术的去中心化数据库，通过密码学方法将数据块安全连接成链条，确保数据不可篡改和删除。其核心特征包括去中心化、透明性和安全性，广泛应用于金融、供应链、医疗和不动产等领域。

仿生学（bionics），是指通过模仿生物系统的结构、功能和原理，设计和制造人工系统或技术的学科。其目标是将生物体的优异特性应用于工程技术，以创造高效、智能和环保的人工系统。

基底细胞癌（basal cell carcinoma，BCC），是一种起源于皮肤基底细胞的恶性肿瘤。其特点是生长缓慢、恶性程度较低，通常局限于皮肤表层，具有局部破坏性但很少发生转移的特点。

C

计算机视觉（computer vision，CV），是指通过计算机技术对图像或视频数据进行处理、分析和理解，以实现对视觉信息的建模和解释。其核心任务包括图像分类、目标检测、图像分割和场景理解等。

算力（computing power），是指计算机设备或数据中心处理信息的能力，涵盖硬件（如CPU、GPU、TPU等处理器）、软件算法和网络架构的综合性能。算力是数字化时代的重要驱动力，直接影响人工智能、大数据分析等技术的效率。

批判性思维（critical thinking），是指通过理性分析和反思，对信息、观点和论证进行深入评估和推理的能力。在人工智能与健康服务领域，批判性思维有助于评估技术有效性、识别潜在风险并提出改进建议。

计算机数据（computer data），是指在计算机系统中存储、处理和传输的信息，包括文本、图像、音频和视频等。在健康服务领域，计算机数据是医疗信息化和智能化的基础，对提升医疗服务效率和质量至关重要。

卷积神经网络（convolutional neural networks，CNN），是一种深度学习模型，通过卷积和池化操作提取特征，用于图像、视频和语音等数据的分类和识别。其广泛应用于行为识别、语音识别、自然语言处理和视频分析等领域。

计算机辅助诊断系统（computer aided diagnosis，CAD），是指利用计算机图像处理技术对医学影像进行分析和处理，辅助医生进行疾病诊断的系统。

增强超声（contrast enhanced ultrasound，CEUS），是一种通过注入超声对比增强剂，提高脏器或病变组织显示效果的技术。其特点是提高诊断准确性和敏感性，有助于发现微小病变和鉴别病变性质。

CT（computed tomography，CT），是一种通过X射线对人体进行断层扫描，获取内部结构图像的医学影像技术。

云计算（cloud computing），是指通过互联网提供按需访问的计算资源（如服务器、存储和数据库）的服务模式。其核心优势包括资源弹性、成本效益和高可用性。

中国专家共识（chinese expert consensus，CEC），是指由中国医学专家针对特定领域或疾病制定的指导性意见，旨在促进临床实践的规范化和标准化。

临床数据（clinical data），是指在医疗实践中收集的患者健康状况和治疗过程信息。其是医疗研究和决策的重要依据。

慢性病管理（chronic disease management，CDM），是指对慢性非传染性疾病及其风险因素进行定期检测、连续监测和综合干预的过程。其目标是控制病情进展，提高患者生活质量。

临床诊断（clinical diagnosis），是指医生根据患者的病史、症状、体征及实验室检查结果，对疾病做出的初步判断。其是制订治疗计划和疾病管理的基础。

临床护理监测（clinical nursing monitoring，CNM），是指对住院患者进行持续、系统的观察和记录，包括生命体征监测、病情变化评估和药物反应观察等。其目的是及时发现异常情况，确保患者安全。

临床决策支持系统（clinical decision support system，CDSS），是指利用知识库和人工智能技术，为医生提供疾病诊断、治疗、风险预测和合理用药等决策支持的计算机系统。

跨模态检索（cross modal retrieval，CMR），是指能够跨越文本、图像、音频等不同模态进行信息检索的技术。在健康服务领域，其可用于辅助医生快速检索相关病例和研究报告。

D

深度学习（deep learning），是指通过多层神经网络模拟人脑认知能力，对复杂数据进行分类、分析和预测的技术。其广泛应用于图像识别、自然语言处理和语音识别等领域。

分布式存储（distributed storage），是指将数据分散存储在多个独立节点上，以提高存储可靠性和性能的技术。其核心优势包括高可用性、可扩展性和容错能力。

灵巧手（dexterous robotic hands），是指能够模拟人类手部精细操作能力的机器人手。其配备多种传感器和执行器，广泛应用于辅助手术和康复治疗等场景。

数字孪生技术（digital twin technology，DT），是指通过创建物理对象的虚拟模型来模拟其实际运行的技术。其在健康服务领域应用于医疗设备模拟和患者健康预测等场景。

数字化放射摄影（digital radiography，DR），是指一种先进的数字X射线成像技术，具有高分辨率和低辐射剂量的特点。其广泛应用于胸片、骨片等医学影像诊断。

疾病诊断（disease diagnosis，DD），是指医生根据患者病史、症状、体征及实验室检查结果确定疾病的过程。其是制订治疗计划和疾病管理的基础。

人口信息（demographic information，DI），是指关于人口数量、结构、分布和迁移等方面的数据与信息。其在医疗领域用于了解患者社会背景和流行病学特征，支持公共卫生政策制定。

诊疗流程（diagnosisand treatment process，DTP），是指从患者就诊到治疗结束的全过程。其包括挂号、诊断、治疗和康复等环节，是医疗服务的基础框架。

诊疗规范（diagnosisand treatment norms，DTN），是指医疗机构和医护人员在诊疗过程中应遵循的标准和规定。其目标是确保医疗服务的规范性和安全性。

数据共享（data sharing，DS），是指在保障数据安全和个人隐私的前提下，实现医疗数据在不同机构、医护人员和患者之间的共享和交换。其目标是提高医疗服务的协同性和连续性。

数据安全（data security），是指保护数据免受未经授权访问、泄露、修改、损坏或丢失的措施和策略。其在人工智能与健康服务领域尤为重要，涉及患者隐私和医疗系统稳定性。

数据规范（data standards，DS），是指对数据的格式、结构、命名和编码等进行统一规定。其目标是确保数据的准确性和可比性，为数据分析提供基础。

数据治理（data governance，DG），是指对数据进行规划、组织、控制和使用的活动。其目标是确保数据质量、安全和合规性，支持数据驱动决策。

数据挖掘（data mining，DM），是指从大量数据中提取有用信息和知识的技术。其广泛应用于商业分析、医疗研究和金融预测等领域。

药物筛选（drug screening，DS），是指在药物开发过程中对候选化合物进行药理活性、生物活性及药用价值评估的过程。其包括高通量筛选和虚拟药物筛选等方法。

药物靶点（drug target，DT），是指药物在体内直接作用并产生药效的生物分子。其包括受体、酶、离子通道和核酸等，是新药研发的关键环节。

检测与报警（detection and alarm，DA），是指基于传感器网络监测特定参数或事件，并在异常时自动触发警报的系统。其在医疗健康领域用于确保设备安全和患者生命体征监测。

E

具身智能（embodied intelligence，EI），是指智能体通过与物理环境的交互实现感知、决策和行动的能力。其核心特征包括环境感知、自主规划和实时交互，被认为是实现人工智能与物理世界深度融合的重要方向。

电子皮肤（electronic skin，Eskin），是一种模仿人类皮肤感知功能的柔性电子系统，能够检测触摸、温度、压力等多种刺激。其广泛应用于医疗、机器人技术和穿戴设备领域，为用户提供自然、直观的交互体验。

伦理责任（ethical responsibility，ER），是指医护人员和医疗机构在医疗活动中应遵循的道德准则与职业操守。其核心包括确保医疗服务的公正性、尊重患者权利和维护医疗行业的良好形象。

电子健康（electronic health，EHealth），是指利用互联网、移动通信等现代信息技术提供远程医疗、健康信息管理和健康教育等服务。其目标是提高医疗服务的可及性和便利性，满足公众健康需求。

电子健康记录（electronic health records，EHR），是指以电子形式存储和管理的个人健康信息，涵盖医疗历史、诊断结果和治疗方案等多模态数据。

电子病历（electronic medical record，EMR），是指医疗机构以电子化方式创建、保存和使用的临床诊疗信息集成系统。其涵盖门诊和住院患者的诊疗记录，是医疗信息化的重要组成部分。

美国食品药品监督管理局（foodand drug administration，FDA），是负责监管美国药品、食品、医疗器械等产品安全和质量的政府机构。

专注性超声评估（focused assessmentwith sonography for trauma，FAST），是一种用于创伤患者的快速超声检查方法，主要用于检测胸腹腔内游离液体（如血液或腹水），以评估内脏损伤情况。

养老护理机器人（elderly care robot，ECR），是专门为老年人提供护理服务的机器人，具备日常生活协助、健康监测和心理支持等功能。其目标是减轻护理负担，提升老年人生活质量。

肌电信号识别（electromyography signal recognition，EMGR），是指通过分析肌肉活动产生的电信号识别动作意图或肌肉状态的技术。其广泛应用于假肢控制和康复评估等领域。

情感识别（emotion recognition，ER），是指通过分析语言、面部表情和肢体语言等信息识别个体情感状态的技术。其在健康服务领域可用于患者情绪监测和心理干预。

F

联邦学习（federated learning），是一种分布式机器学习方法，允许多个设备或服务器在本地数据上协同训练模型，而无须将数据集中存储。其核心优势是保护数据隐私的同时实现模型优化。

功能替代（functional replacement，FR），是指利用人工装置或技术手段，替代或补偿人体受损或缺失的功能。在健康服务领域，功能替代常用于帮助残疾人、老年人或疾病患者恢复或提高生活自理能力。

5G/4G（fifth generation mobile communication technology/fourth generation mobile communication technology），是移动通信技术的代数。5G作为新一代蜂窝移动通信技术，相比4G具有更高的传输速度、更低的延迟和更大的连接容量，其为人工智能和健康服务提供了更强大的网络支持。

G

生成对抗网络（generative adversarial networks，GAN），是一种由生成器和判别器组成的深度学习模型，通过对抗训练生成逼真的数据样本。其广泛应用于图像生成、数据增强和风格迁移等领域。

生成式人工智能（generative artificial intelligence，GAI 或 generative AI），是指利用计算机算法和数据生成新内容的人工智能技术。其能够生成文本、图像、音频和视频等多种类型的数据，广泛应用于自然语言处理、计算机视觉和数据挖掘等领域。

图神经网络（graph neural network，GNN），是一种用于处理图结构数据的深度学习模型，通过将节点和边的信息编码为低维向量，实现图数据的分析与预测。其广泛应用于社交网络分析、推荐系统和生物信息学等领域。

H

人机交互（human computer interaction，HCI），是指研究人与计算机系统之间交互方式、技术和方法的学科。其目标是优化用户体验，提高系统的可用性和效率。

人形机器人（humanoid robot），是一种模仿人类外观和行为的机器人，具有与人类相似的身体结构。其设计使其能够在人类环境中自如移动和操作物体，广泛应用于医疗、服务和教育等领域。

人文关怀（humanistic care），是指在医疗和健康服务过程中，关注患者的情感需求、尊重其尊严和价值，并提供以患者为中心的个性化护理服务。在人工智能与健康服务领域，人文关怀强调技术与情感需求的结合，以提升医疗服务的质量。

人机融合（human machine integration），是指人类与机器系统之间的紧密协作，以实现共同目标。在健康服务领域，其应用于智能辅助系统、远程医疗和机器人手术等场景，旨在提升医疗服务的效率和质量。

居家康复（home rehabilitation，HR），是指在专业指导下，患者在家中进行的康复治疗过程。其通过个性化康复计划和辅助设备，促进患者功能恢复，提高他们的生活质量。人工智能技术的应用使其更加智能化和高效。

健康教育指导（health education and guidance，HEG），是指医护人员向患者提供疾病预防、健康生活方式和自我管理等方面的知识和建议。其目标是提高患者的健康意识和自我保健能力。

医院信息系统（hospital information system，HIS），是指用于医院管理和临床信息数字化处理与传输的综合系统。

高光谱成像（hyperspectral imaging，HSI），是一种在多个连续光谱波段上同时成像的技术，能够获取丰富的光谱信息。其广泛应用于目标物体的精细分类和识别。

I

智能监测（intelligent monitoring，IM），是指通过传感器技术、物联网和数据分析算法对特定对象或环境进行实时、连续和精确监控的技术。其在健康服务领域应用于生命体征跟踪、疾病预警和治疗效果评估。

集成电路（integrated circuit，IC），是指通过半导体工艺将多个电子元件集成在一起的微型电子器件。其具有体积小、重量轻和寿命长等优点，是电子设备的核心部件。

ICU（intensive care unit，ICU），是指为重症或昏迷患者提供隔离场所和设备的重症加强护理病房。其提供综合治疗和优质护理服务。

智能客服（intelligent customer service），是指利用人工智能技术提供客户服务，解决用户问题的系统。

智能医疗（intelligent healthcare），是指利用人工智能技术辅助医生进行诊断和治疗的系统。

智能推荐（intelligent recommendation），是指利用人工智能技术为用户推荐相关内容的系统。

图像识别（image recognition），是指利用计算机技术对图像进行处理、分析和理解，以识别目标和对象的技术。

智能康复辅具（intelligent rehabilitation assistive device，IRAD），是指利用传感器、人工智能和虚拟现实等技术设计的康复训练设备。其能够提供个性化康复方案，提高康复效果。

物联网（internet of things，IoT），是指通过信息传感设备将物品与互联网连接，实现智能化识别、定位、跟踪和管理的网络。其在健康服务领域应用于远程医疗监护和智能设备管理。

K

知识图谱（knowledge graph），是一种结构化的语义知识库，通过"实体关系实体"三元组描述概念及其相互关系。其广泛应用于医疗健康、教育和环境保护等领域。

L

大模型（large model），是指具有大量参数的深度学习模型，能够处理复杂的任务。其通过大规模数据训练，具备更强的泛化能力和任务适应性。

大型语言模型（large language model，LLM），是指通过大规模语料数据预训练的深度学习模型，能够理解和生成自然语言。其核心功能包括文本生成、语言理解和问答系统，广泛应用于医疗对话系统、病历摘要生成和健康知识问答等场景。

腹腔镜（laparoscope，LAP），是一种带有微型摄像头的医疗器械，用于微创腹腔镜手术。其通过在腹部开小孔插入器械，利用摄像头传输图像进行手术操作。

M

机器学习（machine learning），是指通过算法和统计模型使计算机系统自动学习与改进性能的技术。其核心目标是从数据中提取规律并用于预测和决策。

混合现实（mixed reality，MR），是指结合虚拟现实（VR）和增强现实（AR）技术，将虚拟世界与现实世界融合的可视化环境。其广泛应用于医疗、教育和工业等领域。

元学习（meta iearning），是指通过学习如何学习的方法，使模型能够快速适应新任务。其核心目标是提高模型的泛化能力和任务适应性。

元宇宙（metaverse），是指由多个 3D 虚拟世界组成的共享空间，用户可在其中进行社交、娱乐和工作等活动。

机器视觉（machine vision），是指利用计算机技术模拟人类视觉功能，进行测量和判断的技术。其广泛应用于工业、农业、医药和航天等领域，是实现自动化和智能化的重要手段。

机器嗅觉（machine olfaction），是指通过化学传感器阵列和模式识别算法模拟生物嗅觉功能的技术。其广泛应用于食品安全和医疗诊断等领域。

医用大模型（medical large model），是指基于大规模医疗数据训练的人工智能模型，用于诊断辅助、治疗规划和药物研发等。其通过模拟医学知识和专家经验，提升医疗服务的效率和准确性。

医疗决策（medical decision making，MDM），是指医生基于患者信息和临床经验制定诊断与治疗方案的过程。人工智能技术为医疗决策提供精确和个性化的支持。

分子模拟（molecular simulation，MS），是指利用计算机技术模拟分子结构和行为的方法。其广泛应用于材料科学、化学和生物学等领域，为新药研发提供理论支持。

运动辅助（motion assistance，MA），是指利用机器人、外骨骼和智能穿戴设备为患者提供运动支持和康复训练的技术。其目标是帮助患者恢复运动能力，改善生活质量。

医疗资源（medical resources，MR），是指用于提供医疗服务的要素，包括医疗设施、设备、人员、药品和技术等。

医疗数据（medical data，MD），是指在医疗活动中产生的信息，包括病历、检查结果和诊断信息等。其是医疗决策和科学研究的重要依据。

医疗质量与效率（medical quality and efficiency，MQE），是指医疗服务满足患者需求的程度和提供服务的速度与效果。其是医疗服务优化的重要目标。

病历信息管理（medical record information management，MRIM），是指对医疗文档和信息进行收集、整理、存储和保护的过程。其确保病历的完整性、准确性和安全性，为临床决策提供支持。

病史（medical history，MH），是指患者既往健康状况和疾病经历的记录。其包括个人基本信息、既往疾病和家族史等，是诊断和治疗的重要依据。

混合现实（mixed reality，MR），是指结合虚拟现实和增强现实技术，允许用户与虚拟世界交互。其在医疗领域应用于手术模拟和康复训练。

数理逻辑（mathematical logic，ML），是指用数学方法研究逻辑或形式逻辑的学科。其是数学和逻辑学的重要分支。

多模态交互（multimodal interaction，MMI），是指通过多种感官通道和交互方式实现与计算机或智能设备的交互。其在健康服务领域用于提升用户体验和交互效率。

沉浸式体验（mersive experience），是指通过虚拟现实（VR）和增强现实（AR）技术为用户创造身临其境的感觉。其在健康服务领域应用于疼痛管理和康复训练。

机器学习模型（machine learning model，ML），是指通过机器学习算法构建的模型，能够从数据中学习规律并用于预测和决策。其是人工智能领域的重要组成部分。

磁共振成像（magnetic resonance imaging，MRI），是指利用强磁场和射频脉冲激发氢原子核产生信号，生成人体内部结构图像的技术。

多学科诊疗团队（multidisciplinary team，MDT），是指由多学科专家组成的团队，共同制定诊疗方案。

医共体（medical community，MC），是指由多个医疗机构组成的联合体，通过资源共享和协同发展提高区域医疗服务效能。其目标是优化资源配置，提升基层服务能力。

N

自然语言处理（natural language processing，NLP），是指通过计算机模型理解、生成和处理自然语言的技术。其核心任务包括文本分类、情感分析、机器翻译和问答系统等。

自然语言生成（natural language generation，NLG），是指计算机自动生成符合语法和语义规则的自然语言文本的技术。其在健康服务领域应用于医疗报告生成、健康建议等场景。

神经网络（neural networks），是指模拟人脑神经系统结构和功能的数学模型。其用于模式识别、分类和预测等任务。

护理康养（nursing and rehabilitation care，NRC），是指为需要长期护理和康复的患者提供的综合性服务。其包括日常生活照料、医疗护理、康复训练和心理支持，旨在提高患者生活质量和社会适应能力。

新药合成（new drug synthesis，NDS），是指通过化学合成或生物技术手段制备具有新结构和新药理作用的药物。其涉及药物分子设计、合成路径优化和化合物表征等环节。

NCCN 指南（national comprehensive cancer network guidelines，NCCN guidelines），是由美国国家综合癌症网络发布的癌症诊断、治疗和预防的临床实践指南。

NMPA 三类证（national medical products administration class Ⅲ certificate，NMPA class Ⅲ），是指中国国家药品监督管理局颁发的高风险医疗器械注册证。其确保医疗器械的安全性和有效性符合国家标准。

O

在线学习（online learning），是指在数据流中连续进行学习的方法。其适用于动态数据环境，能够实时更新模型。

源机器学习框架（open source machine learning framework），是指提供算法、工具和库的软件系统，用于构建和训练机器学习模型。其开源特性允许用户自由使用和修改代码。

P

精准监测（precision monitoring，PM），是指利用传感器、大数据分析和人工智能算法对特定对象或环境进行高精度、实时监测的技术。其在健康服务领域应用于生命体征、疾病进展和药物反应的监测。

个性化康复（personalized rehabilitation，PR），是指根据患者具体情况和需求定制的康复计划和方案。其利用人工智能和大数据技术进行精准监测和评估，提供个性化康复指导。

患者隐私（patient privacy，PP），是指患者在医疗服务过程中享有的个人信息和隐私权益。保护患者隐私是医疗机构和医务人员的法定义务。

术前规划系统（preoperative planning system，PPS），是指利用计算机和医学成像技术对手术方案进行模拟和优化的系统。其帮助医生制订合理和安全的手术计划。

个性化医疗方案（personalized medical treatment plan，PMTP），是指基于患者个体特征定制的治疗方案。其目标是提高治疗效果，减少副作用，实现精准医疗。

患者信息追踪（patient information tracking，PIT），是指对患者诊疗过程中的相关信息进行实时跟踪和记录。其帮助医护人员及时掌握患者健康状况并调整治疗方案。

预检分诊（pre-examination and triage，PET），是指患者在就医前由医护人员进行初步检查和评估，并根据病情分配诊疗资源。其目标是优化资源配置，提高诊疗效率。

PACS 系统（picture archiving and communication System，PACS），是指用于医学影像数字化存储、传输和管理的系统。

隐私多方计算（private multi party computation，MPC），是指允许多个参与者在保护输入数据隐私的前提下进行联合计算的技术。其广泛应用于金融、医疗和数据市场等领域。

Q

量子计算（quantum computing），是指利用量子力学原理进行信息处理的计算方式。其具有并行计算能力，适用于复杂问题的求解。

量子加密（quantum cryptography，QC），是指利用量子力学原理保证信息传输安全的技术。其在健康服务领域用于保护患者隐私和医疗数据安全。

R

强化学习（reinforcement learning），是指智能体通过与环境的交互学习策略，以最大化累积奖励。其核心是通过试错和反馈机制优化决策。

机器人技术（robotics），是指研究、设计、制造和应用机器人的科学技术。其涵盖机械、电子、计算机和人工智能等多个领域。

检索增强生成（retrieval augmented generation，RAG），是一种结合信息检索与文本生成的模型架构，通过检索外部知识库增强生成能力。其在健康服务领域用于医疗文献摘要和疾病诊断辅助决策。

远程监测（remote monitoring，RM），是指利用现代通信技术对远距离设备或个体状态进行实时监控。其在医疗健康服务中用于患者健康状况的持续跟踪和治疗方案的调整。

循环神经网络（recurrent neural network，RNN），是一种用于处理序列数据的神经网络架构，通过循环连接记忆历史信息。其广泛应用于时间序列分析和自然语言处理等领域。

S

语音识别（speech recognition），是指将人类语音转换为文本的技术。其广泛应用于语音助手、智能客服和医疗记录等场景。

语义分析（semantic analysis），是指对文本的深层含义进行分析和理解的技术。其应用于情感分析、问答系统和机器翻译等领域。

情感分析（sentiment analysis），是指对文本的情感倾向进行分析和判断的技术。其广泛应用于社交媒体分析、客户反馈和医疗情感监测等领域。

半监督学习（semisupervised learning），是指结合少量有标签数据和大量无标签数据进行学习的方法。其适用于数据标注成本较高的场景。

技能图谱（skill graph），是指描述个体或组织技能及其相互关系的图表或知识库。其侧重于技能领域的知识表示和应用。

手术机器人（surgical robot，SR），是指集成了机器人、计算机和医学成像技术的医疗设备。其在医生的控制下进行高精度、微创手术，提高手术的安全性和效率。

手术导航系统（surgical navigation system，SNS），是指利用医学影像和计算机图形学技术为手术提供实时定位和导航支持的系统。其提高了手术的精确性和安全性。

智慧管理（smart management，SM），是指利用人工智能、大数据和物联网等技术对医疗资源、流程和信息进行智能化管理。其目标是提升医疗服务效率和质量。

智慧医疗（smart healthcare，SHC），是指利用物联网、大数据、云计算和人工智能等技术实现医疗服务的智能化、个性化和高效化。其涵盖预防、诊断、治疗和康复全链条。

智能语音识别与合成（speech recognition and synthesis，SRS），是指将语音转换为文本或指令以及将文本转换为语音的技术。其在健康服务领域应用于语音助手和智能客服等场景。

群体智能（swarm intelligence，SI），是指通过模拟群体生物行为实现复杂任务求解的智能系统。其在健康服务领域用于优化资源分配和提高服务效率。

T

迁移学习（transfer learning），是指将在一个任务上学到的知识迁移到其他相关任务上的学习方法。其适用于数据稀缺或任务相似的场景。

中医药图谱（traditional chinese medicine atlas，TCMA），是指记录和展示中医药知识、理论和实践经验的图谱资料。其涵盖中药材、方剂、针灸和推拿等内容，助力中医药传承和推广。

远程监护（telemedicine monitoring，TM），是指利用互联网和移动通信技术对患者进行远程医疗监测和健康管理。其提高了医疗服务的可及性和效率。

远程诊疗（telemedicine，TM），是指利用互联网和视频会议等技术实现医生与患者的远程咨询、诊断和治疗。其提高了医疗服务的可及性和便利性。

三维重建（three dimensional reconstruction，3D reconstruction），是指通过计算机视觉和图形学技术从二维图像或数据中恢复三维物体的几何形状和空间位置。其在医疗领域应用于医学影像分析和手术规划。

胸外科结节（thoracic surgical nodules，TSN），是指位于胸腔内的结节状病变，如肺结节和纵隔结节。其性质需通过临床诊断和进一步检查确定。

3D（three dimensional，3D），是指具有长、宽、高三个维度的图形。其广泛应用于医疗、游戏和设计等领域。

transformer 架构，是一种深度学习模型架构，通过自注意力机制处理序列数据。其广泛应用于自然语言处理任务，如机器翻译和文本生成。

U

无监督学习（unsupervised learning），是指在没有标签数据的情况下进行学习的方法。其适用于数据聚类和降维等任务。

V

虚拟现实（virtual reality，VR），是指通过计算机生成的三维图像和声音模拟环境的技术。其在医疗领域应用于手术模拟、康复训练和心理治疗。

W

可穿戴设备（wearable device，WD），是指可直接佩戴在身体上，集数据采集、传输和处理功能于一体的电子设备。其用于记录心率、血压和睡眠质量等生理数据，支持健康管理。

智能穿戴设备（wearable smart devices，WSD），是指通过传感器、处理器等技术实现健康监测、通信和娱乐功能的可穿戴设备。其在健康服务领域广泛应用于心率监测、血压测量和睡眠分析等场景。

X

X 射线（X ray），是一种具有穿透能力的电磁波。其广泛应用于医学影像诊断，常见应用包括胸片、骨片和牙科影像等。